鑫雨霏霏

节气好食

鑫雨霏霏 著

中信出版集团 | 北京

图书在版编目（CIP）数据

节气好食 / 鑫雨霏霏著. -- 北京：中信出版社，
2020.6
ISBN 978-7-5217-1388-6

I. ①节… II. ①鑫… III ①二十四节气－关系－食
物养生 IV. ①R247.1

中国版本图书馆 CIP 数据核字（2020）第 021474 号

节气好食

著　　者：鑫雨霏霏
出版发行：中信出版集团股份有限公司
（北京市朝阳区惠新东街甲 4 号富盛大厦 2 座　邮编　100029）
承 印 者：北京尚唐印刷包装有限公司

开　　本：787mm × 1092mm　1/16　　印　　张：15.5　　字　　数：160 千字
版　　次：2020 年 6 月第 1 版　　印　　次：2020 年 6 月第 1 次印刷
广告经营许可证：京朝工商广字第 8087 号
书　　号：ISBN 978-7-5217-1388-6
定　　价：79.00 元

文前说明

①素食分为纯素、蛋素、奶素。

②烹饪时间不计泡发和预先处理时间。

③1杯=235毫升，1大勺=15毫升，1小勺=5毫升，1/2小勺=2.5毫升，1/4小勺=1.25毫升。

推荐序一

适时而食，方得至味！

以往我们在冬天之后渐渐迎来春天的脚步。而这个冬天，中国乃至世界，都在企盼春天来临，企盼往后的日子。以往的饭局、聚会、外卖变成一日三餐自采自做的家宴。全民动手参与，企盼能够通过学习练就一手做菜的好手艺。正当其时，《节气好食》面世了，满足了人们渴望的春日苏醒，渴望的健康饭食，渴望的温馨生活。亲手为家人和自己准备一桌顺口、放心的家宴，这是当今的奢侈。《节气好食》一书，具有广泛性、民族性、养生知识性，追求鲜活，诠释了原汁原味原色的饮食标准。应季、应地的时令菜肴最具有鲜活属性，鑫雨霏霏以匠心精神从浩瀚的餐饮文明中精选每个节气的代表性菜肴，以匠人技艺传授操作技法，简明易学，深入浅出地为读者写下这一部养生、食疗指南。

老话常讲“不时不食，顺时而食”，这大概就是最早流行的中华传统养生文化了。按照《黄帝内经》，一年四季的气候变化是春生、夏长、秋收、冬藏。节气如此，动植物生长规律如此，人之生物律动亦是如此。人存于世，顺应四时，顺时而食，能够实现人与自然的和谐、心态与身体的和谐，这便是当下流行、养生、健康的饮食之道。

四季更替，节气复始，本就是一个包含着复杂变化却又规律的轮回。无论是外在气候的改变，还是食入脏腑的影响，饮食顺应节气的变化而改变，都是更符合自然规律的一种表现。本书按春、夏、秋、冬将二十四节气分为四部分，针对每个季节中的六个节气，分别就饮食习俗、食物功效等方面进行分析，并分享了具体的养生食谱和烹饪技法，为读者们在不同的节气中安排日常饮食提供了一本实用攻略。春季清润，夏季去火，秋季滋补，冬季养生，用料讲求天然，烹饪讲究适食，而且文字精练、配图绝美，帮助读者轻松收获会吃会做新技能。

时下瞬息万变，生活节奏裹挟着我们越走越快，一日三餐下厨煮食往往变成了奢侈。不如从二十四节气开始，给自己一个慢下来的理由，跟随鑫雨霏霏《节气好食》的步伐，踏上时令美食的探寻之旅，发现一个民族满满的精致感与祝福，都蕴涵在那随节气变化而变化的吃食之中了。

生活点滴，一呼一吸，一餐一饮，用心品尝美食，用心感受生活。祝贺《节气好食》出版发行，它将是每一个美食爱好者的必备食谱，是每一个温馨家庭的福音，预祝《节气好食》一书成为餐饮人、家庭厨娘的必备好物。

湯庆顺
中国烹饪协会副会长
北京餐饮行业协会会长
高级注册评审员

推荐序二

民俗节气与饮食的极致结合

近日，鑫雨霏霏拿来一部有关二十四节气的新作《节气好食》请我作序，欣然接受邀请。此书可谓条理有序，以一年四季作为四个大版块，清晰划分二十四节气，加之番外篇对传统节日的详述，使本书的内容更加丰富。

在二十四节气中又有“节气”和“中气”之分，从第一个节气立春起，凡排在单数位的为节气，而排在双数位的为中气。农历十二个月里的中气作为十二个月的标志，没有中气的月份就是闰月。每个节气开始的日期在阳历里变化不大，最多相差一两天。这也正是因为节气和阳历一样，都是按照地球一年绕太阳公转一周作为依据的，所以对应在阳历的每个月就各有一个节气（简称“节”）与一个中气（简称“气”），统称为节气，其歌诀如下：

春雨惊春清谷天，夏满芒夏暑相连，
秋处露秋寒霜降，冬雪雪冬小大寒。
每月两节不变更，最多相差一两天，
上半年来六廿一，下半年来八廿三。

几千年来，我国劳动人民在长期的农业生产实践中积累和掌握了农事季节与气候变化规律的丰富经验，总结开创立了二十四节气的运用。

据史料记载，春秋时代我国就已有二分、二至。二分为春分、秋分，二至为夏至、冬至。战国后期《吕氏春秋·十二月纪》中已有了立春、春分、立夏、夏至、立秋、秋分、立冬、冬至这八个节气的名称。这八个节气虽然只占二十四节气的三分之一，却是二十四节气相当重要的节点，可以说，这八个节气，预示着季节的转换，是节气的划分点。

从饮食规律及养生方面来看，讲究适时当令，不同的节气对应着不同的食材，这就涉及人们日常生活的诸多方面。

本书将民俗节气与饮食相结合，内容简洁、清晰，图文结合，精致丰富，贴合生活，详略得当。近年来，本书作者鑫雨霏霏在美食探索、写作等方面已取得多方认可，作为好友，我为她高兴。本书读者开卷定能获益良多。

再次感谢鑫雨霏霏的邀约。

北京民俗美食家

非物质文化遗产“蜜供姜”第五代传人

秋

冬

目录

春

夏

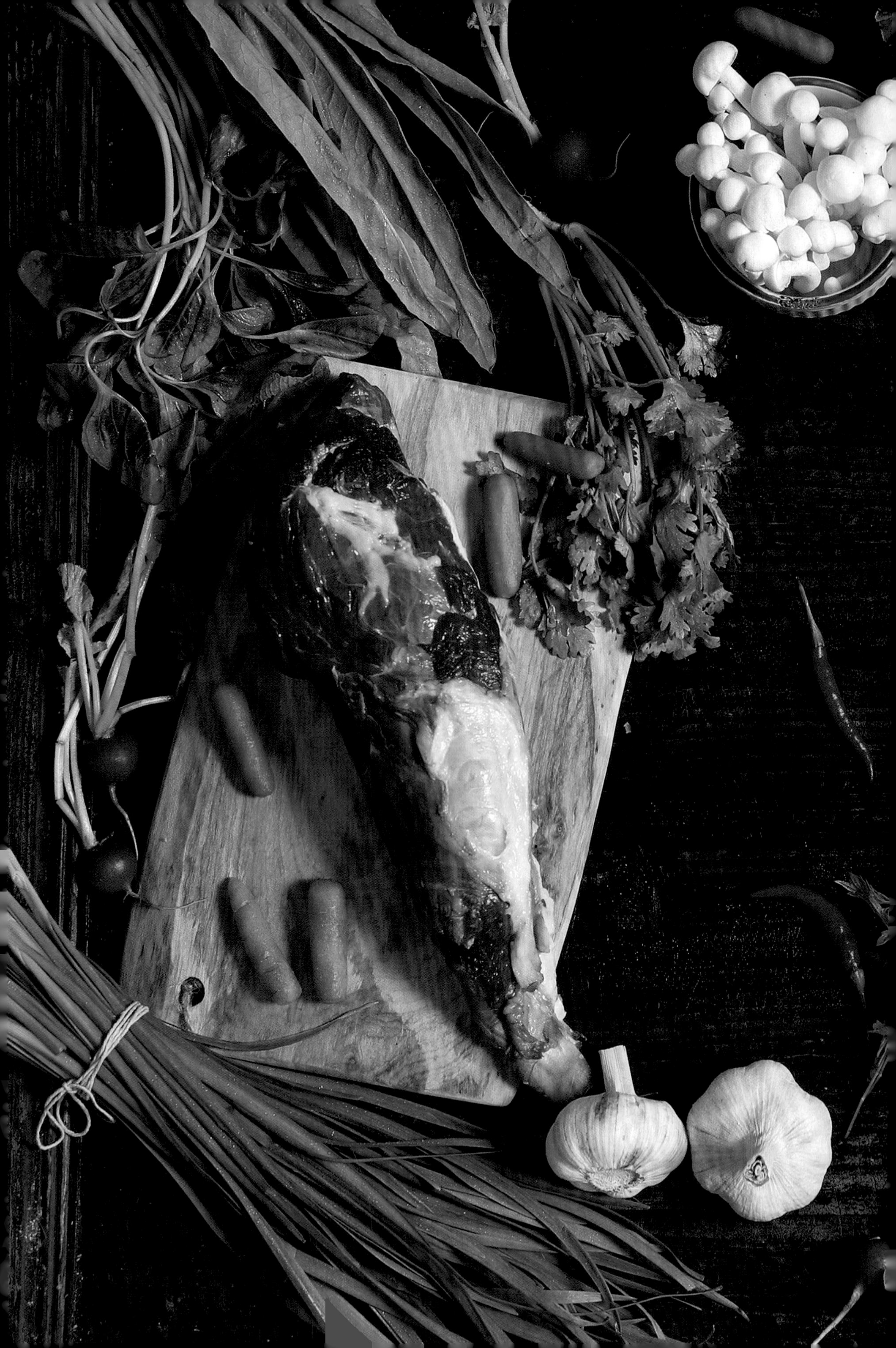

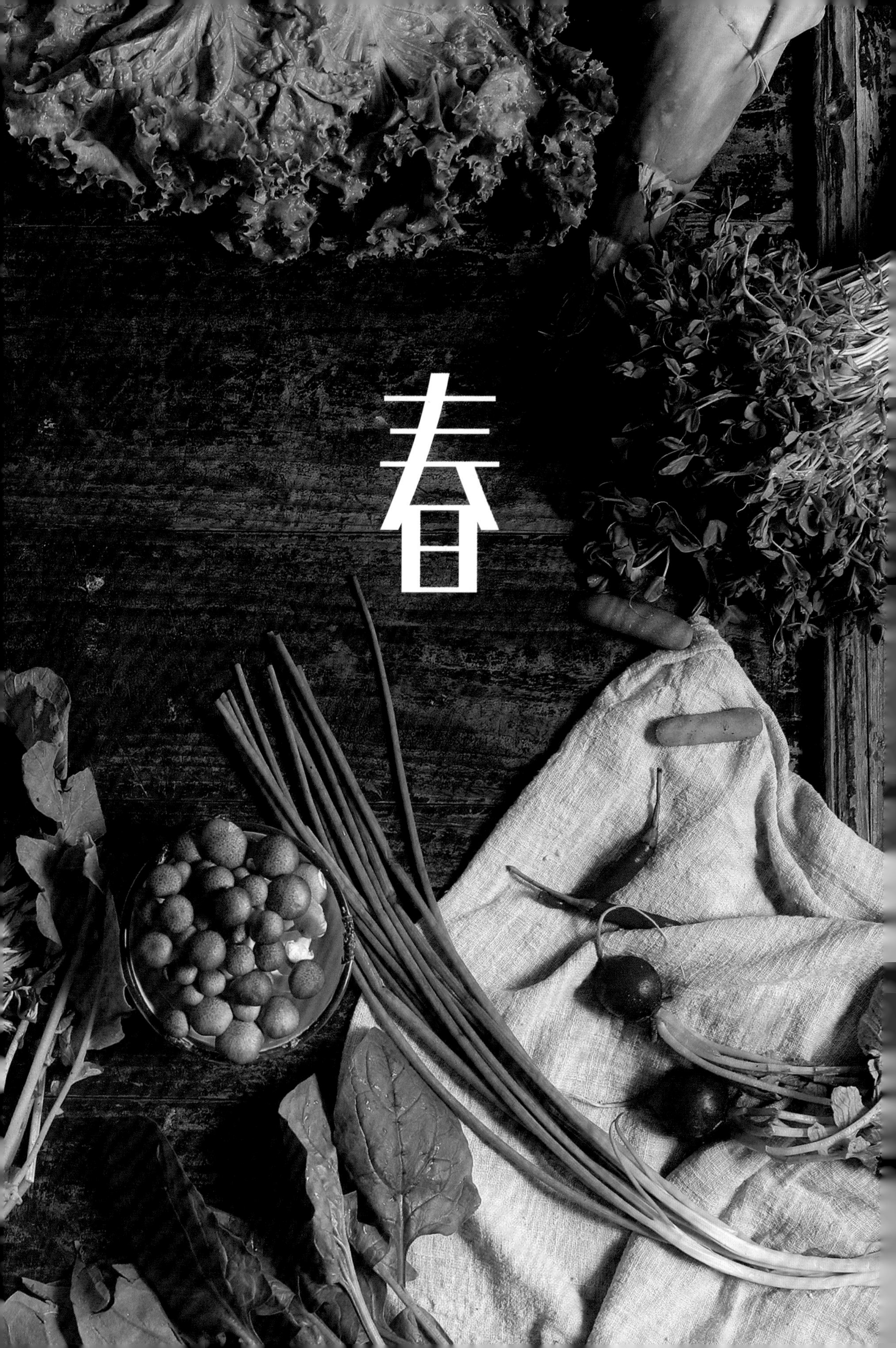
春

『挑菜踏青都过却，杨柳风轻，摆动秋千索。』

立春

公历二月三日至二月五日

写这篇《立春》时，北京已经转秋，为了回想对春天的感觉，我重温了一遍顾长卫的电影《立春》。电影里，透过夜间的火车窗玻璃，主角王彩玲说的那段话，仿佛涵纳了我关于春天的所有感触。

我想每个人的心里都有许多梦想的种子，每年立春来临之际，乍暖还寒，这些梦想的种子们便开始迫不及待地萌芽。它们或许已经胎死腹中，或许已经生根发芽长成了茂密的森林。但我想这些种子仍然是你心中最柔软的关于春天的存在。

所幸的是，2019 年春天我给自己种下的种子已慢慢发芽，这本书也如约和大家相见。我准备了春韭牛肉和春卷这两道“春意十足”的菜，以韭菜为主要食材烹饪属于春天的恣意生长的味道。

大约从六朝开始，人们在立春日食萝卜、韭菜、春饼、生菜等，并称之为“春盘”。明代更是在立春日举行盛大的迎春仪式，皇帝赐春饼，无论贵贱都嚼萝卜，这也被称为“咬春”。

立春伊始，愿你不负春光，愿你不负梦想。

推荐食材

牛肉补脾胃、宜气血、强筋骨，韭菜是春季食物中最为应季的蔬菜，民间有“二月韭”之说，初春吃韭菜，既补肾温阳，又益肝健胃。

饮食要点

护肝养阳，宜食辛温、甘润散发之物，不宜食酸。

春韭牛肉

烹饪时间：约330分钟

无麸质 无坚果 无乳制品

制作材料

主料：

牛腱子1个

韭菜100克

香菜10克

辅料：

葱10克

大蒜2头

小米椒4克

桂皮1块

八角5~6个

花椒3~40粒

丁香3~4个

草果2个

肉豆蔻2个

白芷3~4个

香叶3片

甘草2克

陈皮3克

小茴香1克

冰糖5~6颗

盐3克

老抽10毫升

黄豆酱油15毫升

水1 000毫升

调料：

香油5毫升

糖10克

辣椒油15毫升

醋10毫升

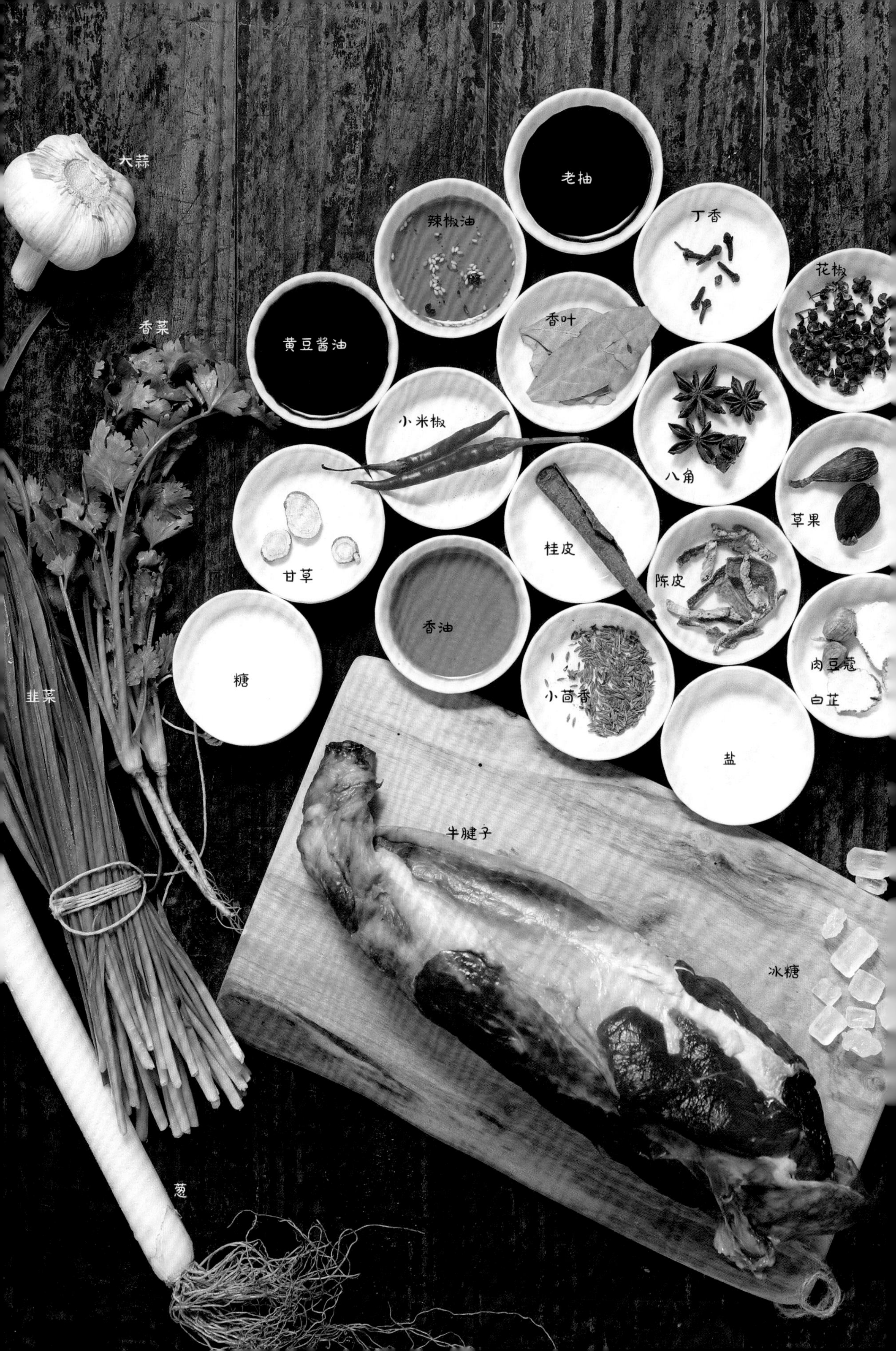
大蒜
老抽
辣椒油
丁香
花椒
香菜
香叶
黄豆酱油
小米椒
八角
草果
甘草
桂皮
陈皮
香油
糖
韭菜
小茴香
肉豆蔻
白芷
盐
牛腱子
冰糖
葱

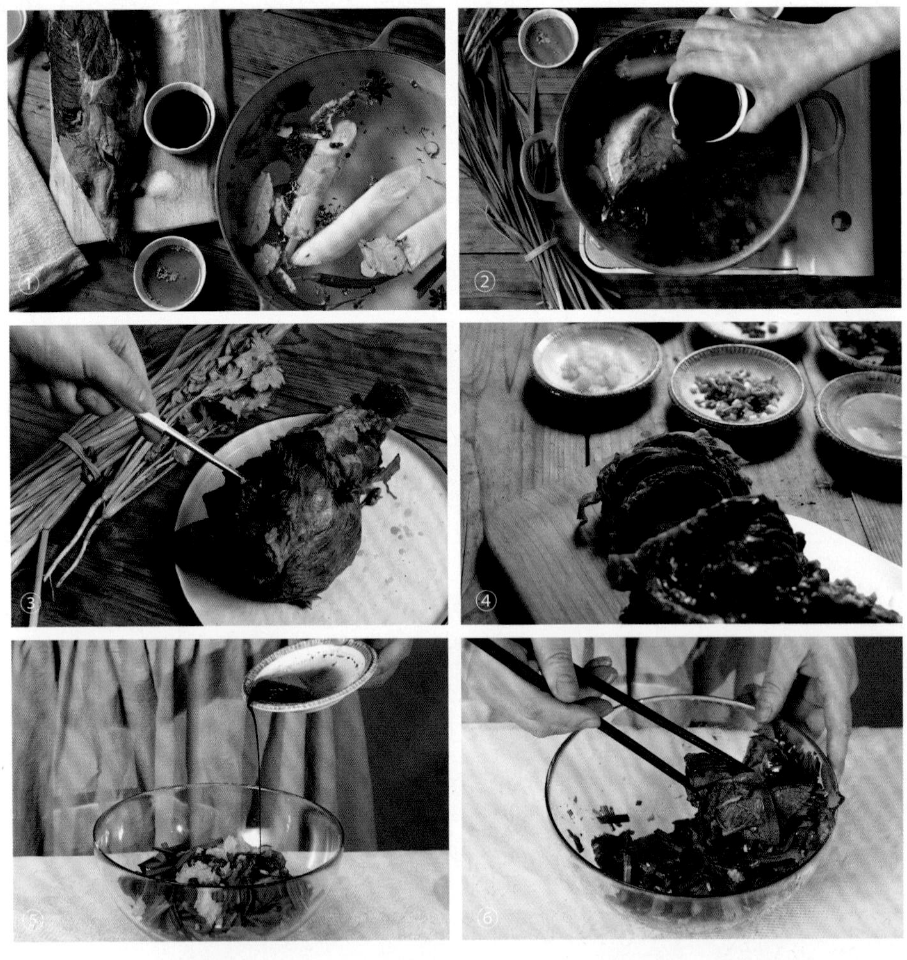

制作方法

1. 将牛腱子洗净后晾干。

2. 把除了老抽、黄豆酱油、盐和油以外的各种调料放进锅中，并加入冷水。

3. 大火把水烧开后，放入肉。

4. 等水再开时，倒入老抽，放盐调味，转小火炖 1.5 小时（中途别开锅盖）。到点后关火，先焖 1 小时，再开小火炖 1 小时。炖到筷子插进肉里有一点费劲，但能把肉提起来时正好，关火利用余温焖到自然凉。

5. 捞出后放入冰箱冷藏 2 小时，切成厚 0.2 厘米左右的薄片。

6. 韭菜和香菜洗净、沥干，切成小段。

7. 葱切成葱花，蒜切成蒜末，小米椒切成小粒。

8. 小料和调料混合均匀，倒在牛肉片上。

9. 加入韭菜段和香菜段拌匀。

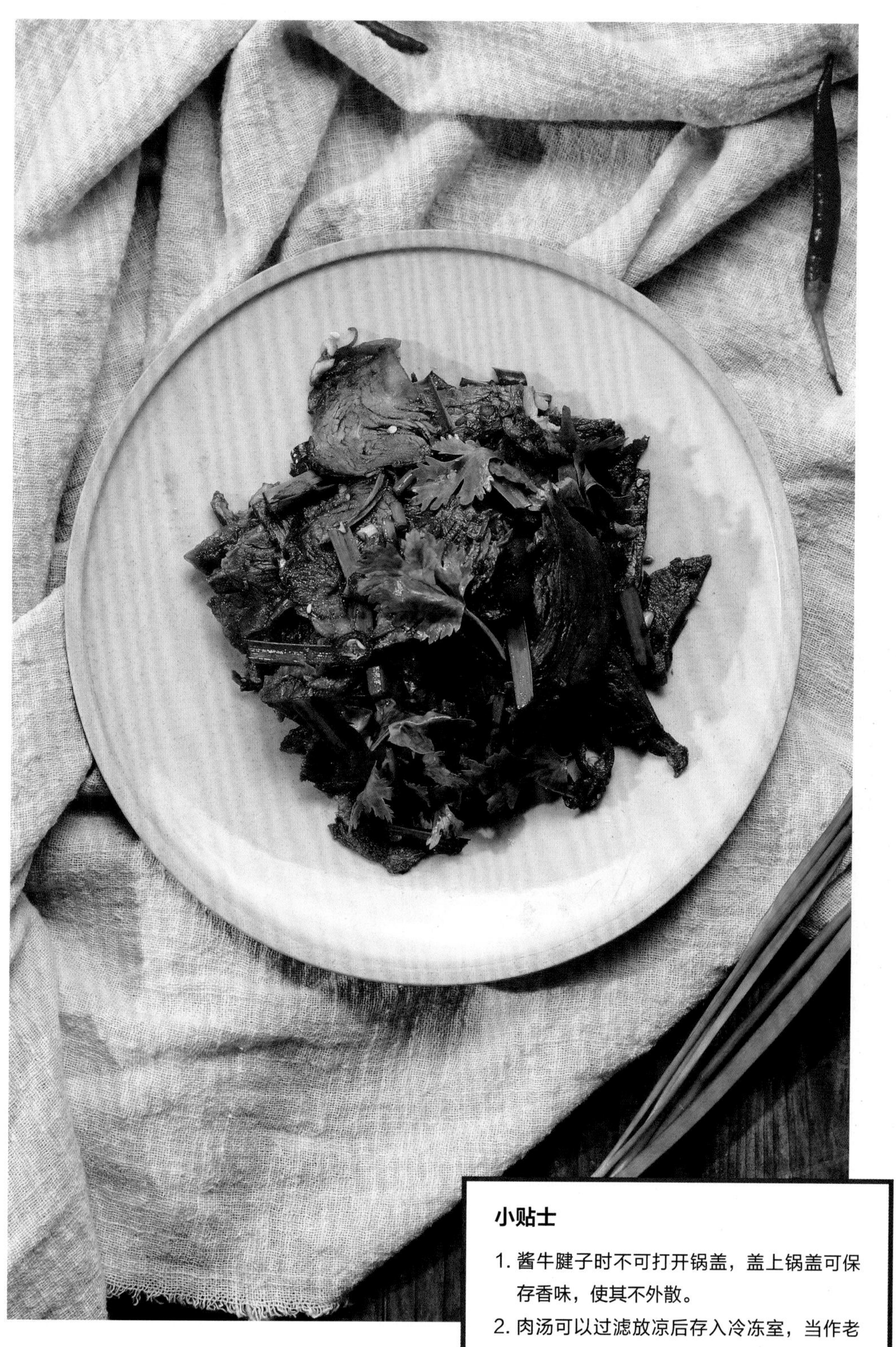

小贴士

1. 酱牛腱子时不可打开锅盖，盖上锅盖可保存香味，使其不外散。
2. 肉汤可以过滤放凉后存入冷冻室，当作老汤，下次加一些调料和水还可以继续酱牛肉。

春卷

烹饪时间：约 20 分钟

无坚果　无乳制品　蛋奶素

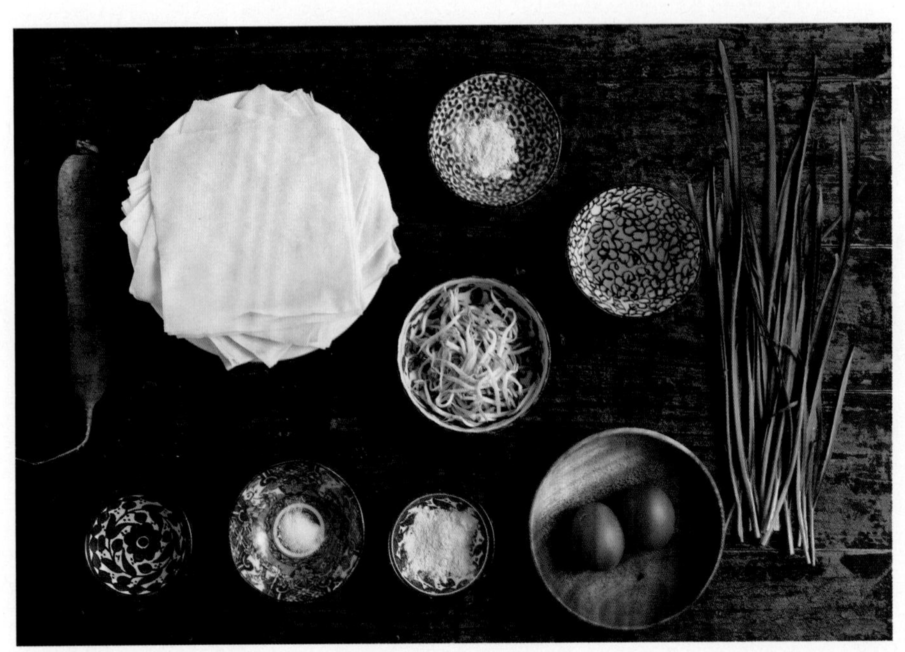

制作材料

主料：

韭菜 100 克

绿豆芽 100 克

胡萝卜 100 克

鸡蛋 3 个

辅料：

春卷皮 10 张

面粉 20 克

水 20 毫升

调料：

橄榄油 10 毫升

盐 2 克

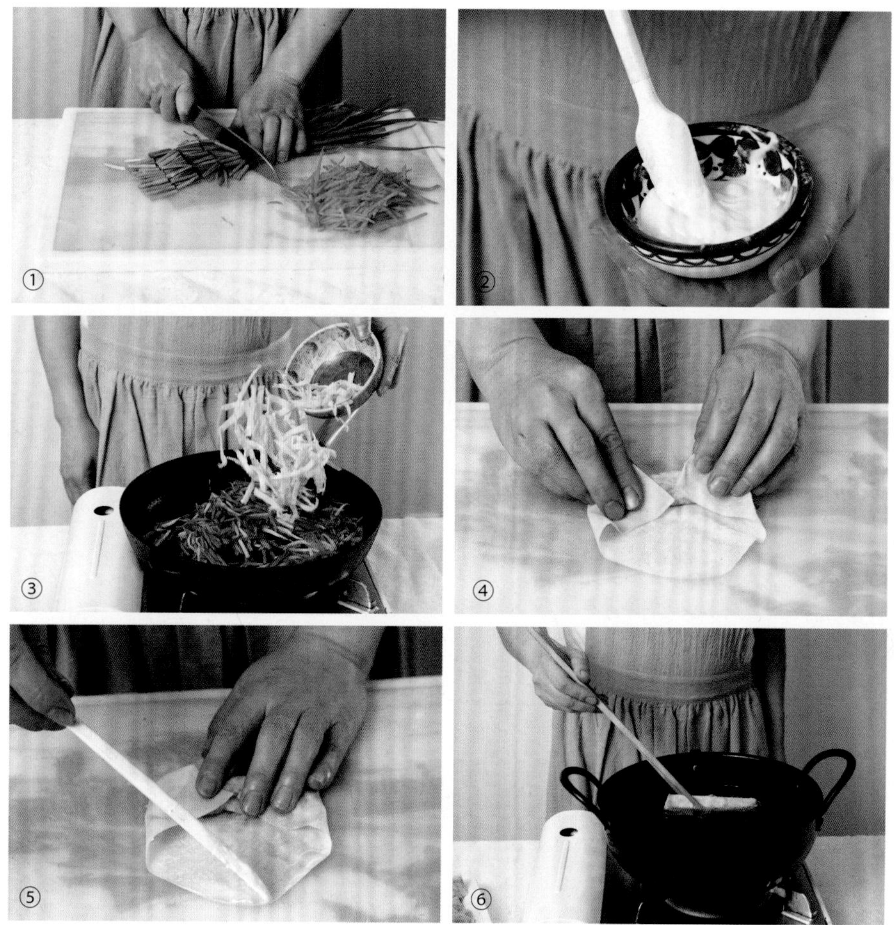

制作方法

1. 韭菜、绿豆芽、胡萝卜洗干净，沥干水。韭菜切段，胡萝卜切成细丝，鸡蛋打散加入 0.5 克盐搅拌均匀。
2. 锅内放油，将鸡蛋液倒入锅内摊成薄饼。
3. 将鸡蛋饼切成细丝。
4. 面粉加水搅成均匀的面糊。
5. 锅内放油，先放入胡萝卜、绿豆芽翻炒，然后放入韭菜、鸡蛋丝，加盐翻炒均匀，出锅。
6. 春卷皮摊开包入炒好的馅料。
7. 封口处用面糊抹一下黏合，包好备用。
8. 锅内放油，油温升至六成热时，放入包好的春卷炸至酥脆，春卷皮呈金黄色时即可装盘。

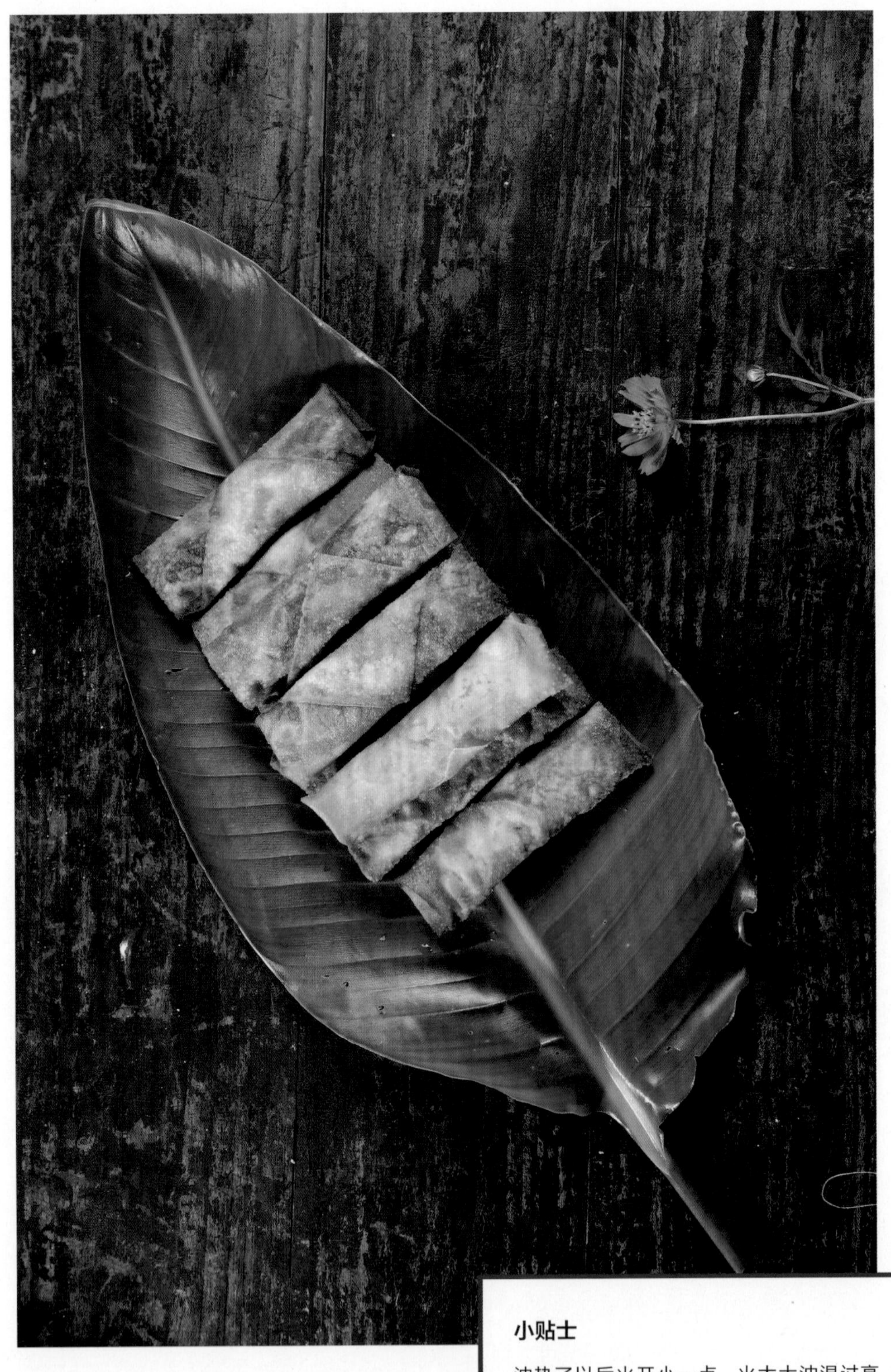

小贴士

油热了以后火开小一点，火太大油温过高，春卷容易焦。

雨水

公历二月十八日至二月二十日

“春雨初生，春林初盛，春风十里，不如你。”冯唐的这首小诗，大概满足了很多人对于春雨的美好想象。“且东风既解冻，则散而为雨矣。”润如酥的细雨飘下，唤醒沉睡的生命，万物萌动，春天才真正来临。

雨水节气过后，天气回暖，阳气也开始生发，因此雨水时节宜养阳气、养脾胃。古语有：“春七十二日，省酸增甘，以养脾气。”意即应多食甜，少食酸养脾胃，早睡早起养阳气。

关于雨水时节的食补，我给大家推荐蜂蜜黄油烤粗粮和冰糖雪莲子桃胶炖木瓜，雨水多食谷杂粮有助于碳水化合物的吸收，而蜂蜜则有助于肠道消化滋养。山药、红薯蒸到八分熟，然后抹上一层黄油，放入烤箱中烘烤，融化在山药和红薯中的黄油开始释放出迷人的香气，隔着烤箱都能闻到，出炉之后再淋上一层蜂蜜，香甜得让人幸福。冰糖雪莲子桃胶炖木瓜则是非常养颜美容的一道小食，加入了桃胶、木瓜等滋润的食材，春天伊始，便要跟春日一样“美如画”。

推荐食材

红薯、山药、土豆等优质碳水化合物，有助于肠道消化的蜂蜜，应季的豌豆尖、菜薹等绿色蔬菜，银耳、桃胶、木瓜等滋润食物也很适宜。

饮食要点

忌辛辣，少油腻，防止上火；少生冷，多吃五谷杂粮，护脾胃。

蜂蜜黄油烤粗粮

烹饪时间：约 45 分钟

无麸质　无坚果　纯素

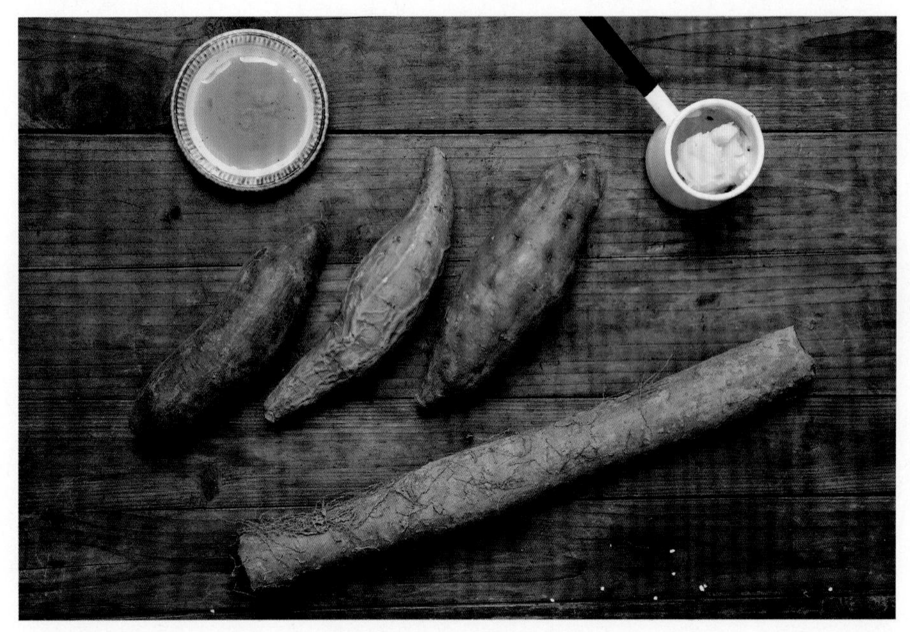

制作材料

主料：	调料：
山药 1 根	蜂蜜 50 毫升
红薯 1 个	黄油 60 克
紫薯 1 个	
板栗薯 1 个	

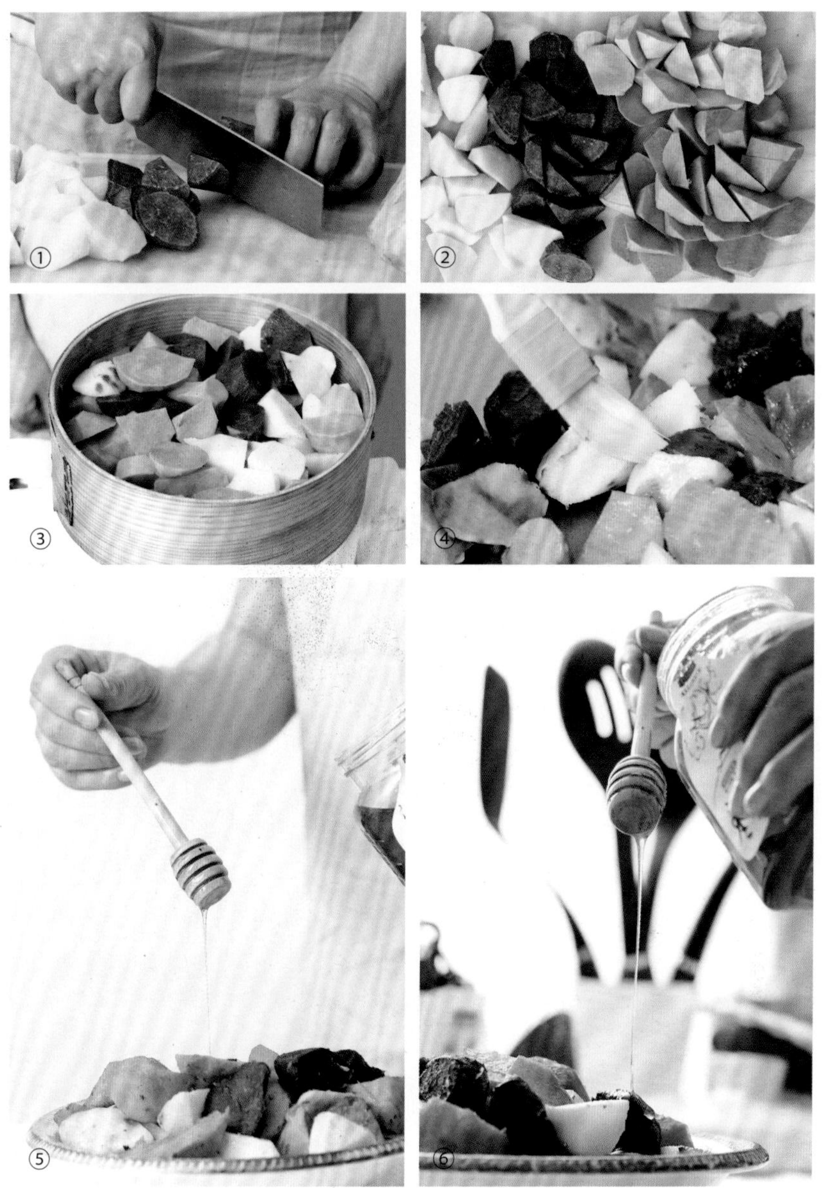

制作方法

1. 红薯、板栗薯、紫薯、山药洗净去皮，切成大小均匀的滚刀块。

2. 首先蒸半个小时，让食材到八分熟。

3. 黄油加热融化。烤盘铺上锡纸，抹上黄油，然后放入蒸好的山药红薯块，用刷子在食物表面均匀涂抹一层黄油。

4. 烤箱上下火 200 摄氏度提前预热，放入山药、红薯等食材烘烤 10 分钟。

5. 烤好之后淋上一些蜂蜜即可食用。

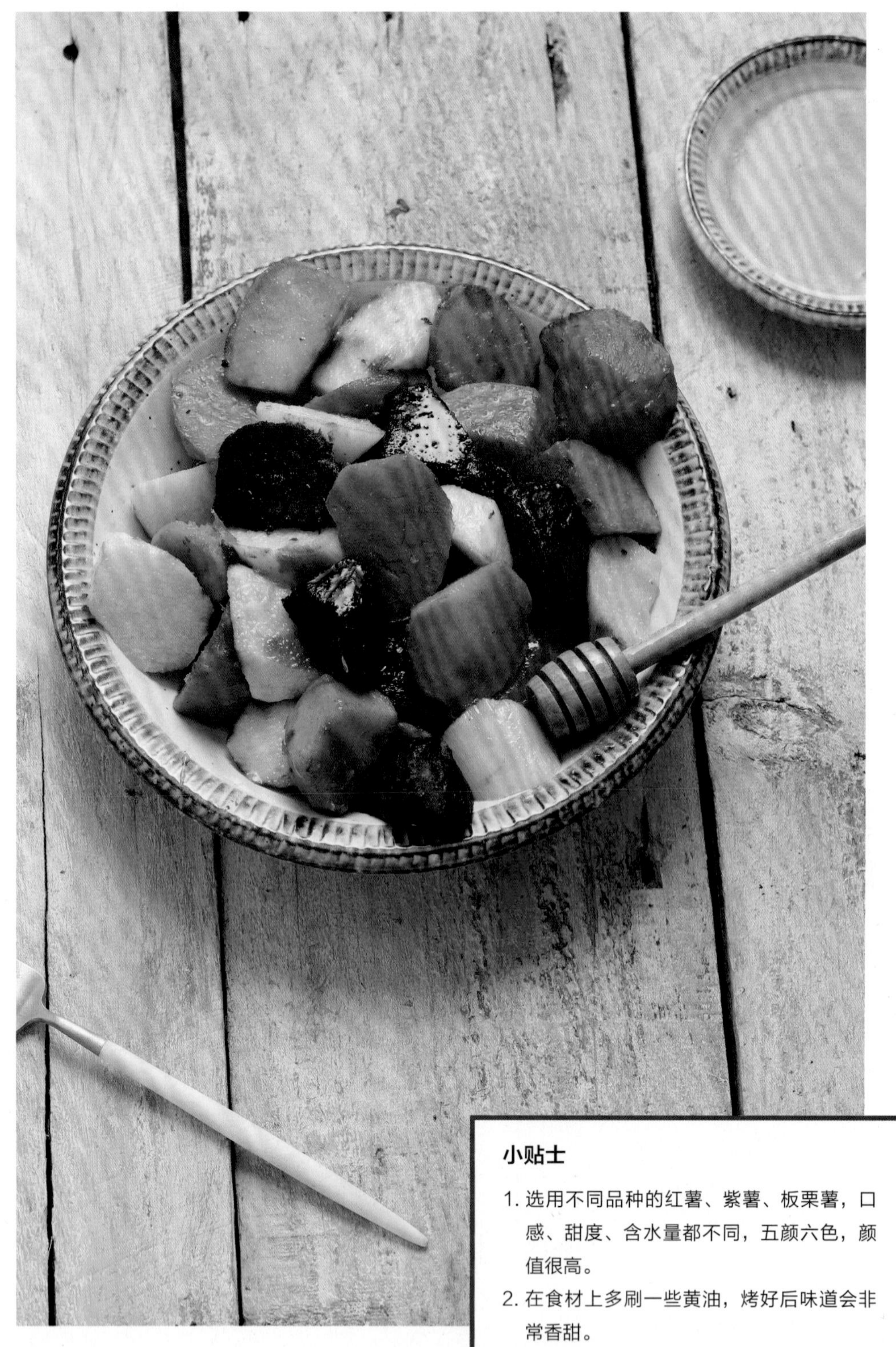

小贴士

1. 选用不同品种的红薯、紫薯、板栗薯，口感、甜度、含水量都不同，五颜六色，颜值很高。
2. 在食材上多刷一些黄油，烤好后味道会非常香甜。
3. 蒸好的山药红薯要用猛火快烤，烤到表面微微焦黄，口感更加美妙。

冰糖雪莲子桃胶炖木瓜

烹饪时间：约 40 分钟（不含食材泡发时间）

无麸质　无坚果　无乳制品　纯素

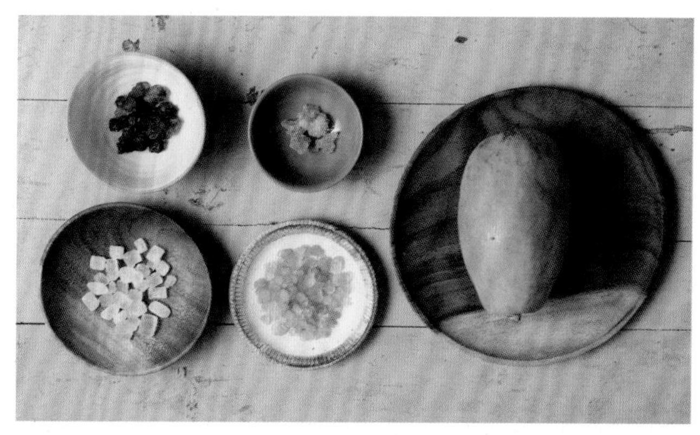

制作材料

主料：

木瓜 1 个

桃胶 15 克

雪莲子 10 克

雪燕 5 克

调料：

冰糖 20 克

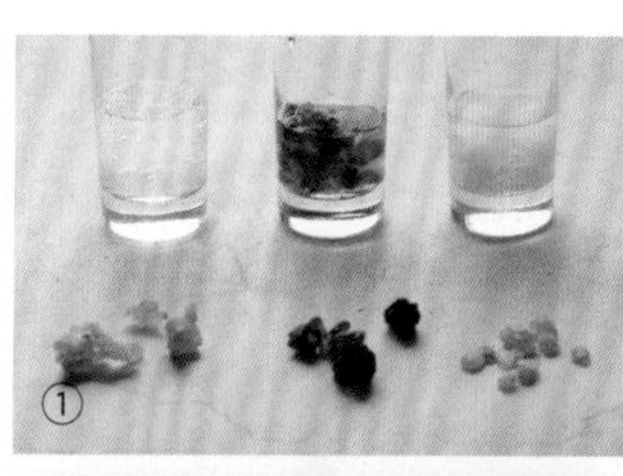
①

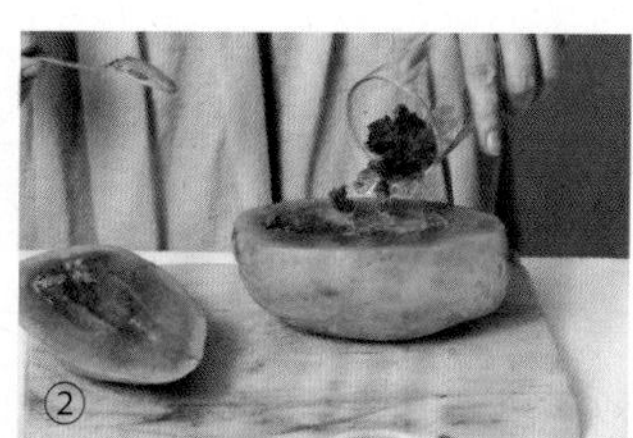
②

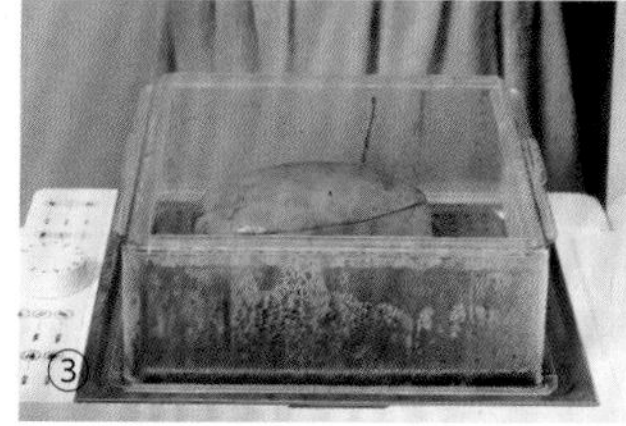
③

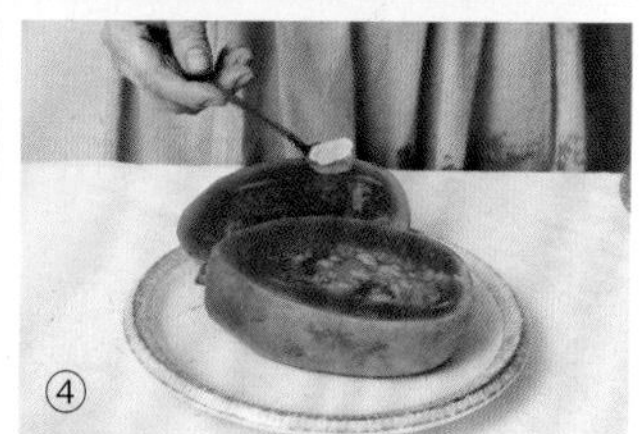
④

制作方法

1. 桃胶、雪燕、雪莲子洗净，泡水发 12 小时左右。桃胶、雪燕的体积大概能涨大 10 倍。泡软后再仔细将桃胶表面的黑色杂质去除，用清水反复清洗后，掰成均匀的小块。
2. 木瓜洗净，横向切掉上面的 1/3，挖掉籽备用。
3. 将泡发好的雪燕、桃胶、雪莲子放入木瓜，倒入清水。
4. 盖上木瓜盖，隔水蒸 30 分钟。
5. 熟后再放冰糖炖 2 分钟，至冰糖融化即可。

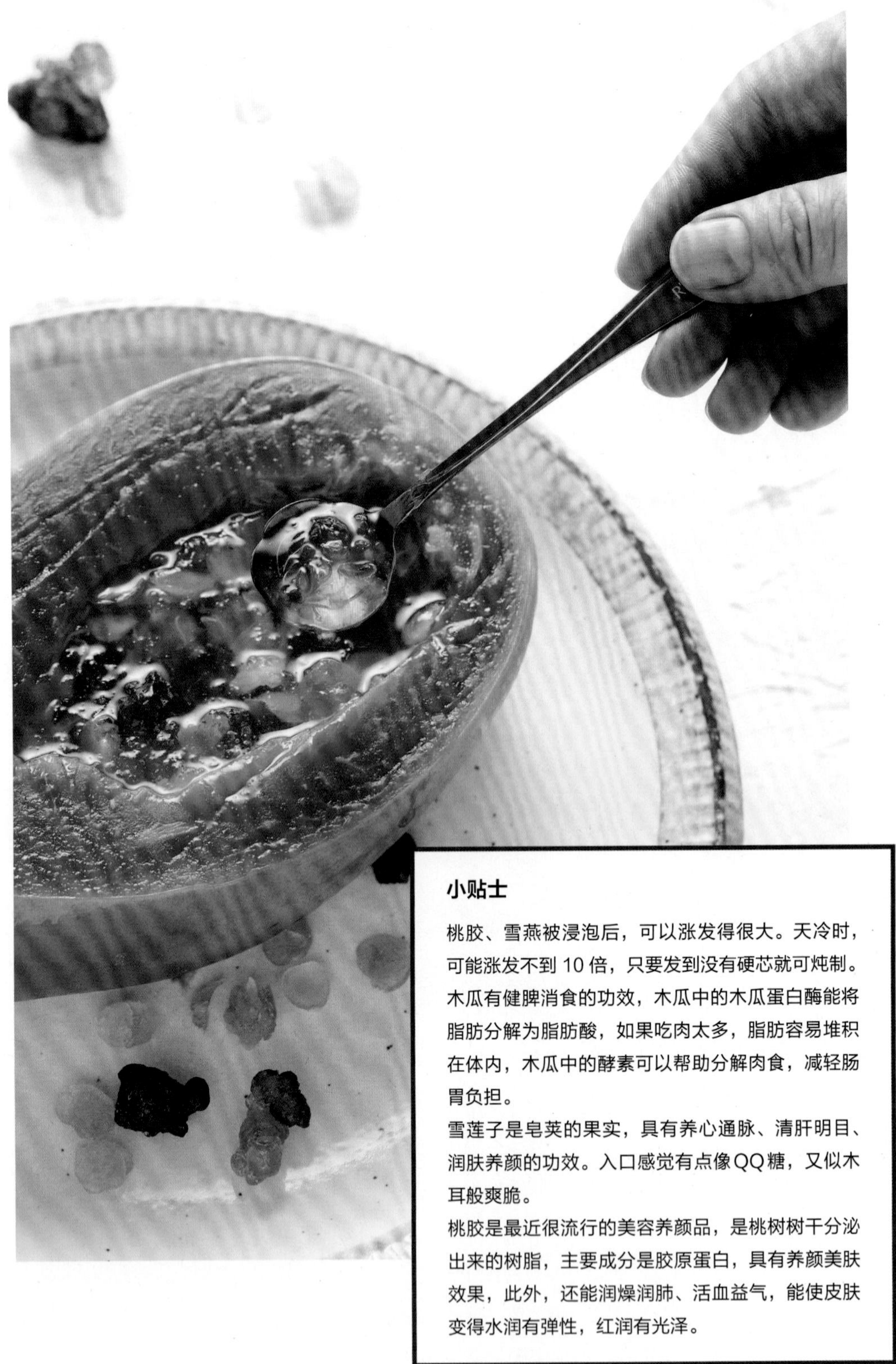

小贴士

桃胶、雪燕被浸泡后，可以涨发得很大。天冷时，可能涨发不到 10 倍，只要发到没有硬芯就可炖制。木瓜有健脾消食的功效，木瓜中的木瓜蛋白酶能将脂肪分解为脂肪酸，如果吃肉太多，脂肪容易堆积在体内，木瓜中的酵素可以帮助分解肉食，减轻肠胃负担。

雪莲子是皂荚的果实，具有养心通脉、清肝明目、润肤养颜的功效。入口感觉有点像QQ糖，又似木耳般爽脆。

桃胶是最近很流行的美容养颜品，是桃树树干分泌出来的树脂，主要成分是胶原蛋白，具有养颜美肤效果，此外，还能润燥润肺、活血益气，能使皮肤变得水润有弹性，红润有光泽。

惊蛰

公历三月五日至三月七日

在二十四节气中，我最喜欢的名字便是惊蛰。天气开始慢慢回暖，春天的第一声雷，惊醒蛰伏于地下冬眠的昆虫，它们纷纷“破”土而出。惊蛰到，雨水带来朵朵春花，桃花红，梨花白，黄鹂歌唱燕归来，而人们则开始忙着春耕，多么繁忙而热闹的一个节气呀。只可惜居住在城市里的我们往往体会不到节气带来的微妙变化。

惊蛰是一年中第一次阳气大动的时节，人体内火急升，所以可以多吃一些清淡的、对肠胃蠕动有助益的高纤维蔬菜，比如荠菜、春笋等。

惊蛰过后，莜麦菜和春笋正当季，或许你可以试试看这道莜麦菜春笋炒虾仁。选用最嫩绿清香的荠菜春笋，搭配肥硕的虾仁，莜麦菜、春笋和虾的味道相辅相成，色泽也非常“春意盎然”，在春日里品味这样一道美味真是惬意啊。另一道菜则准备了比较西式的“墨西哥春卷”，加入了胡萝卜和生菜，颜色非常“春天”，当然味道也很不错。

推荐食材

春笋、荠菜、生菜、莜麦菜、胡萝卜等富含维生素的新鲜蔬菜，和蛋白丰富的牛奶、鸡蛋、虾仁，有助于提高身体抵抗力，抵御病毒入侵。

饮食要点

宜清淡，多吃甘甜碱性食物，高蛋白多维生素食物，养肝健脾胃。

莜麦菜春笋炒虾仁

烹饪时间：约 10 分钟

无麸质　无坚果　无乳制品

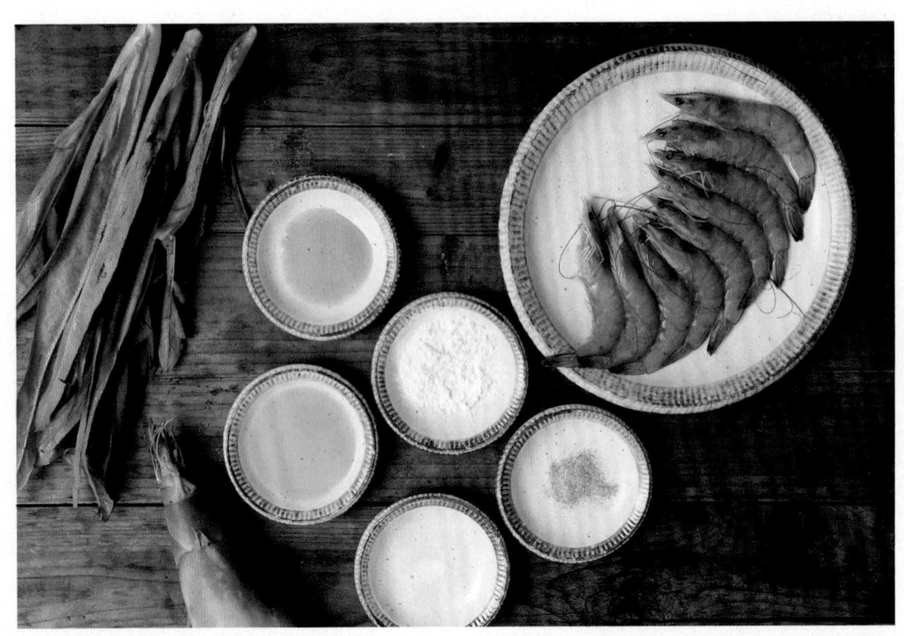

制作材料

主料：

鲜虾 9 只

辅料：

春笋 3 根

莜麦菜 3 根

调料：

淀粉 5 克

盐 1 克

白胡椒粉 2 克

香油 5 毫升

橄榄油 15 毫升

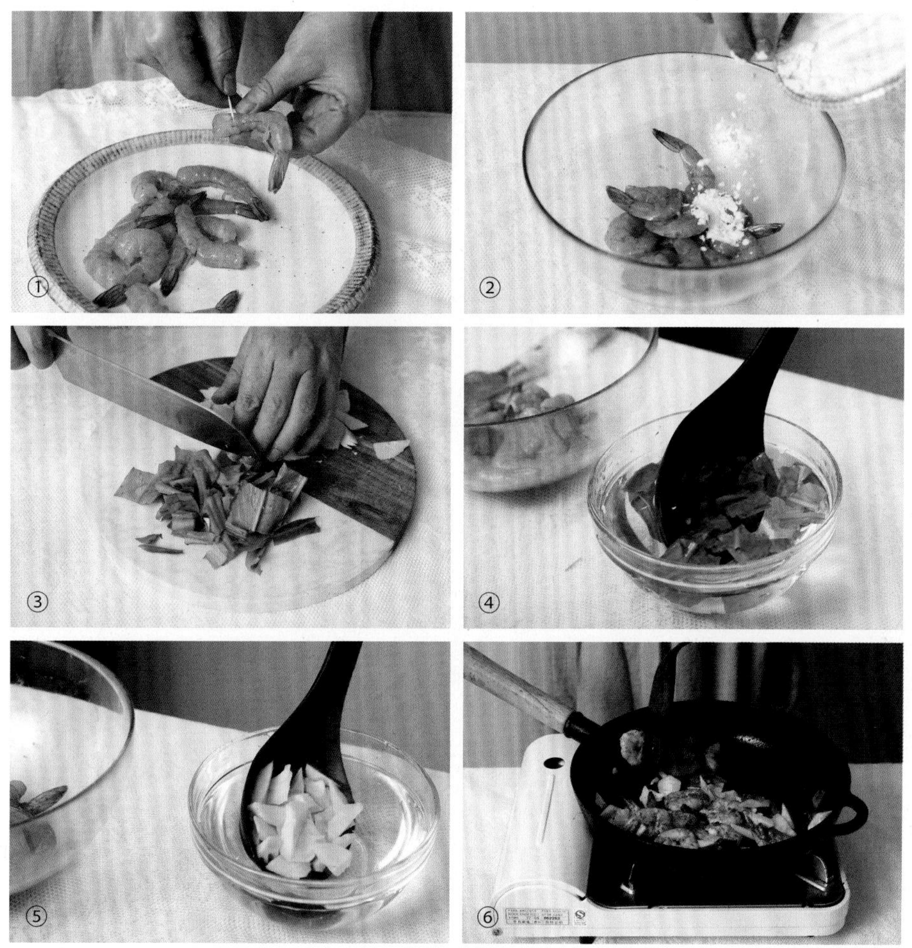

制作方法

1. 鲜虾取虾仁，留着虾尾不剪掉。
2. 虾仁里面放入盐、香油、白胡椒，搅拌上劲儿后，放入冰箱冷藏腌制 1 个小时，入味后，加淀粉抓匀。
3. 春笋去除外皮，切成小块，莜麦菜切碎。
4. 莜麦菜在沸水中焯一下，马上放入冰水中冷却。
5. 春笋块在沸水中焯一下，煮几分钟，去除春笋中的土腥味。
6. 热锅凉油，将虾仁放入锅中爆炒。
7. 放入春笋片和莜麦菜叶翻炒。
8. 放入盐，大火翻炒一分钟就可以出锅了。

笋和虾仁的香气相辅相成，软嫩的虾仁和清脆的春笋形成鲜明的对比。在春日里享受如此美食真是件惬意的事情。我在品尝时，不禁想起了李商隐“嫩箨香苞初出林，於陵论价重如金”的诗句。

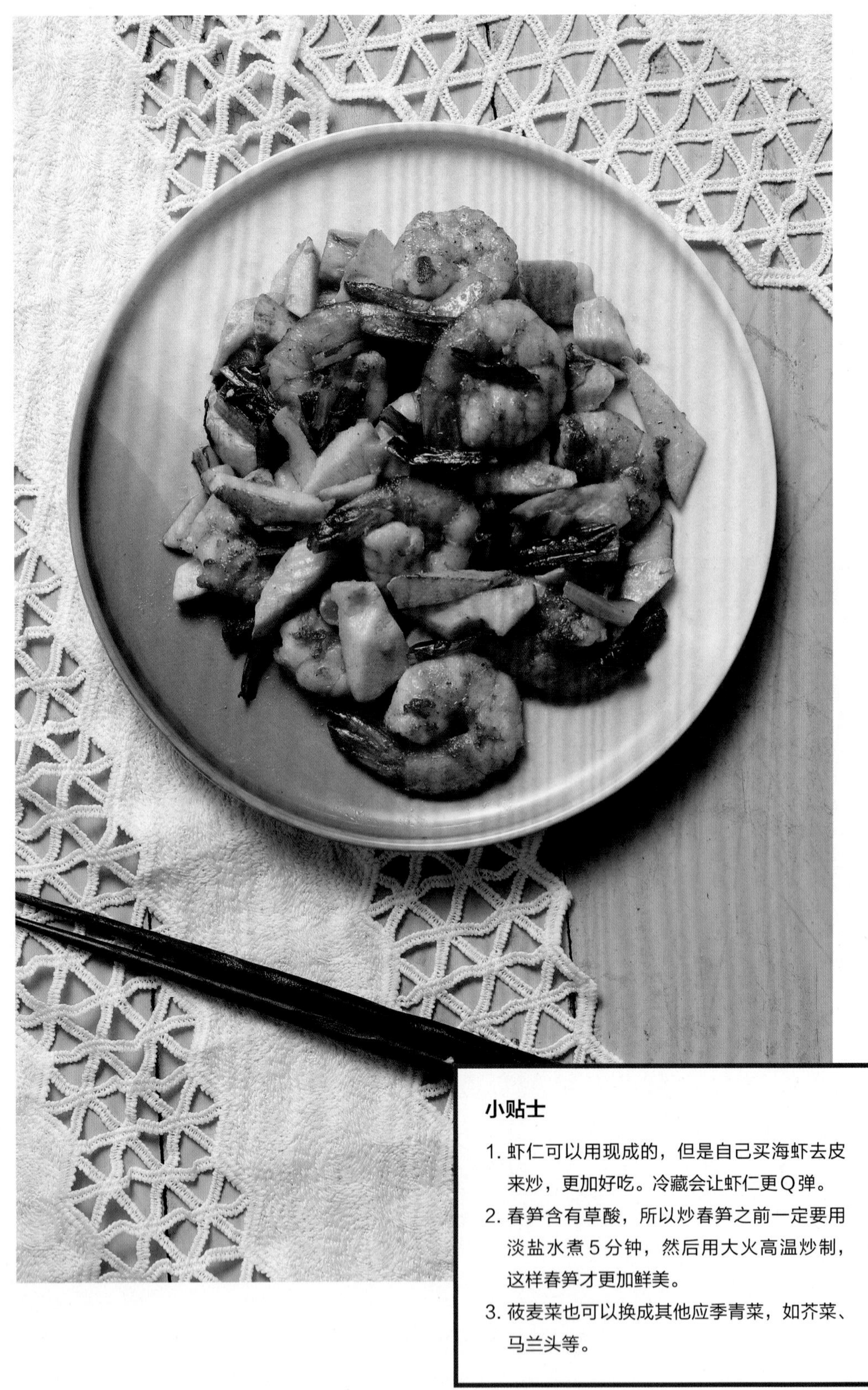

小贴士

1. 虾仁可以用现成的，但是自己买海虾去皮来炒，更加好吃。冷藏会让虾仁更Q弹。
2. 春笋含有草酸，所以炒春笋之前一定要用淡盐水煮5分钟，然后用大火高温炒制，这样春笋才更加鲜美。
3. 莜麦菜也可以换成其他应季青菜，如芥菜、马兰头等。

墨西哥春卷

烹饪时间：约30分钟

无坚果　无乳制品

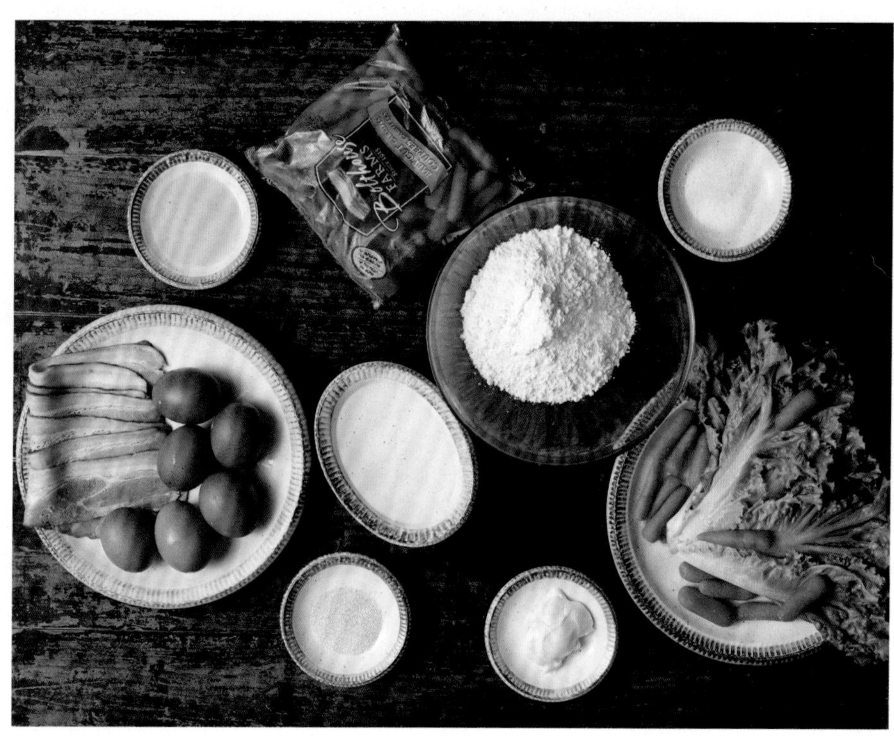

制作材料

主料：

中筋面粉200克

辅料：

酵母3克

盐4克

橄榄油9毫升

水120毫升

鸡蛋6个

培根6片

胡萝卜一袋

生菜6片

调料：

蛋黄酱30克

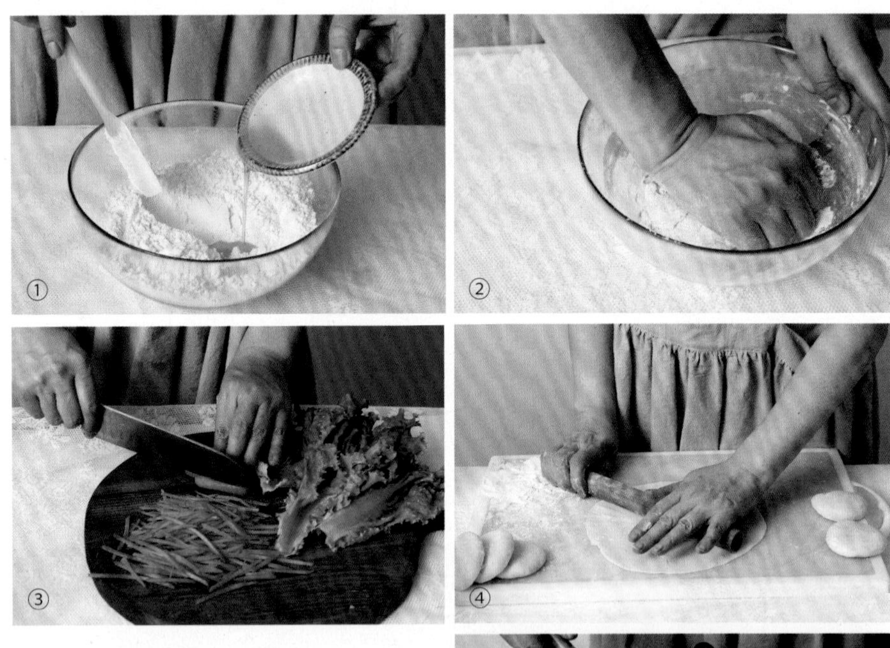

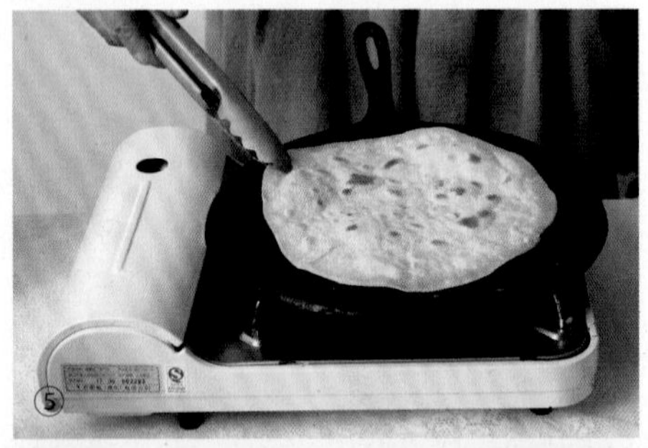

制作方法

1. 面粉中倒入酵母、盐混合。
2. 盆内倒入油，慢慢倒入水，和成一个面团。盖上盖静置 10 分钟。
3. 静置的时候将所有的菜洗净、沥干水备用，胡萝卜切成细丝。
4. 面团搓条下剂，分成六等份（每个 56 克左右），将其压成小的圆饼，再静置 10 分钟。
5. 案板上撒上干粉防粘，将圆饼擀成 8 寸左右的薄饼，要尽量擀得圆一点，薄一点。
6. 中火烧热平底锅，不放油，放入饼皮，40 秒左右饼皮会有小气泡鼓起（具体时间要看灶具的火力和锅的传热性），快速翻面，10 秒左右就可以出锅。摆成一摞，烙完最后一张后扣个盘子，防止风干。
7. 将鸡蛋打散摊成薄饼。
8. 培根煎熟备用。
9. 一层肉一层蛋一层菜组装，在有鸡蛋的那一层抹上沙拉酱。如果想做成O形卷，要多装菜并借助保鲜膜、擀面杖卷起。

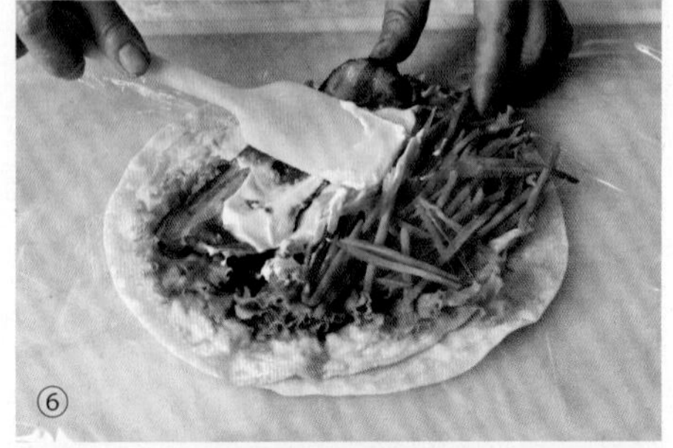

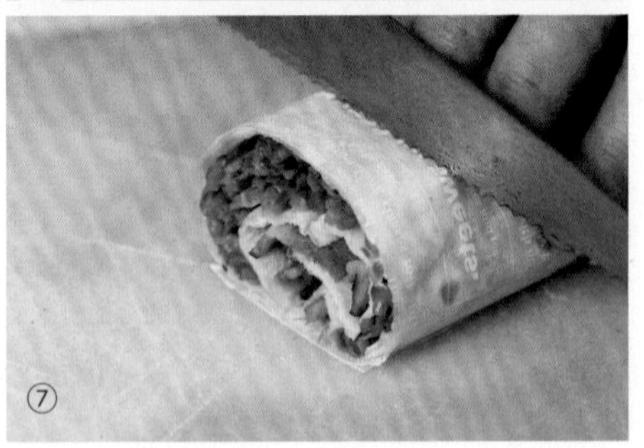

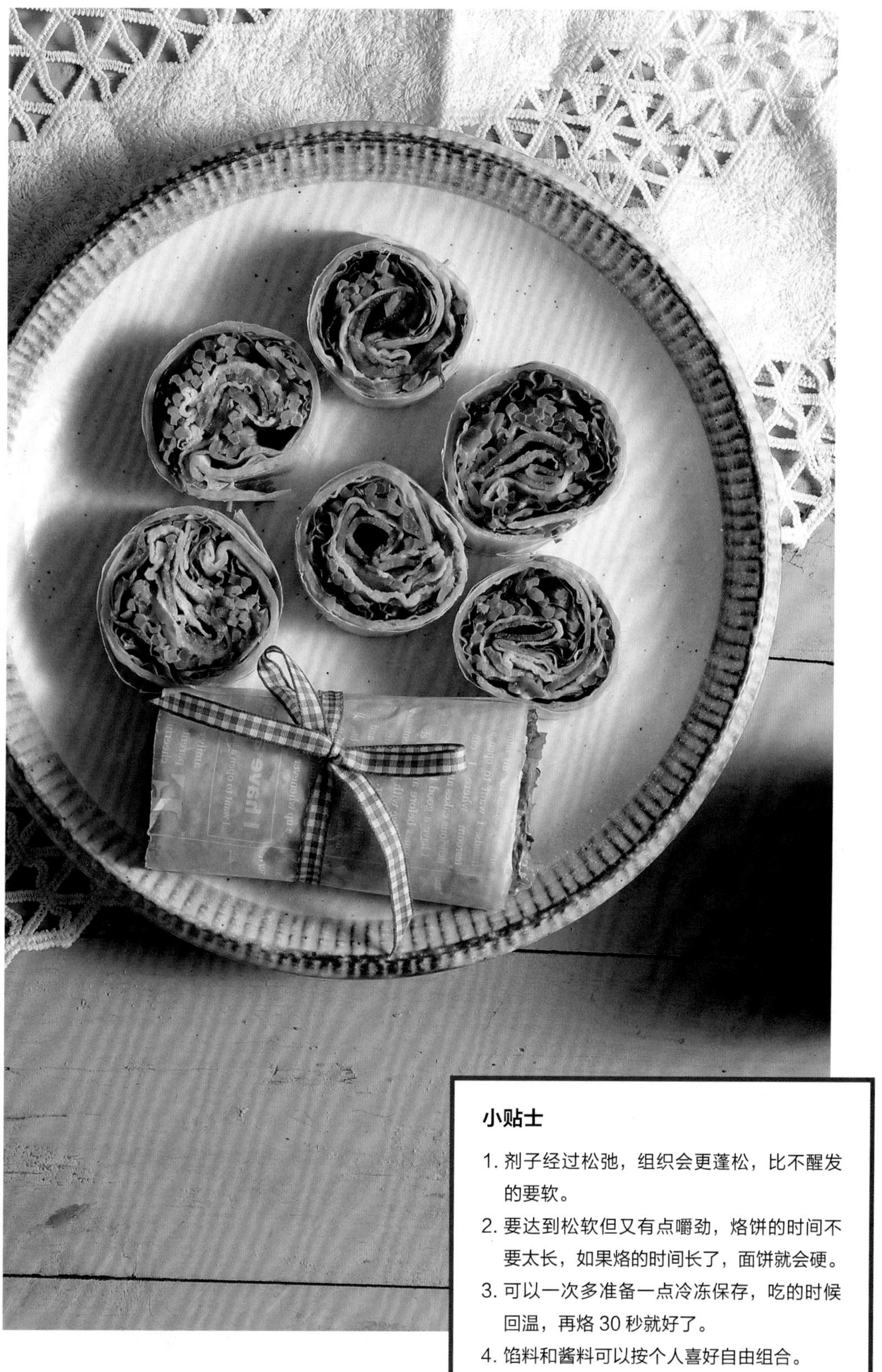

小贴士

1. 剂子经过松弛，组织会更蓬松，比不醒发的要软。
2. 要达到松软但又有点嚼劲，烙饼的时间不要太长，如果烙的时间长了，面饼就会硬。
3. 可以一次多准备一点冷冻保存，吃的时候回温，再烙 30 秒就好了。
4. 馅料和酱料可以按个人喜好自由组合。

春分

公历三月十九日至三月二十二日

每至春分，我就特别羡慕古人。古代物质条件或许比较贫乏，但精神享受却不落后。春花烂漫，城里乡下，亭台楼宇，处处都是一派生机。帝王在春分时节举行祭祀仪式，而平民百姓则开始热闹的踏青活动。放风筝、簪花饮酒……作为一名美食爱好者，我最羡慕的春日活动莫过于野外挑野菜啦！

“挑菜踏青都过却，杨柳风轻，摆动秋千索。”唐宋时期，从宫廷到民间，挑菜更是风靡一时，甚至白居易、欧阳修也都乐此不疲。春光无限好，约上三五好友，到城外踏青、挑菜，采摘春季最嫩的野菜做成美味的佳肴，然后饮酒作诗，古人的这种生活也许就是我们眼里的诗和远方吧。

如今，很多野菜也慢慢进入了菜市场或者超市，变得更加日常，比如马齿苋、蕨菜、荠菜、马兰头等等，或许我们没办法像古人一样，在春花浪漫的时节约上好友去直接感受大自然的馈赠，但学会做一道野菜料理又何尝不是专属于春天的一种仪式感呢？

推荐食材

春分吃春菜，喝春汤，苋菜清热富含蛋白，菠菜、马兰头、豆苗、莴笋、圆白菜等也是宜食的应季蔬菜。菠菜性凉，最宜养肝。

饮食要点

疏肝解郁，避免烦躁，健脾益肾，忌过咸生冷刺激食物。

菠菜意面

烹饪时间：约 20 分钟

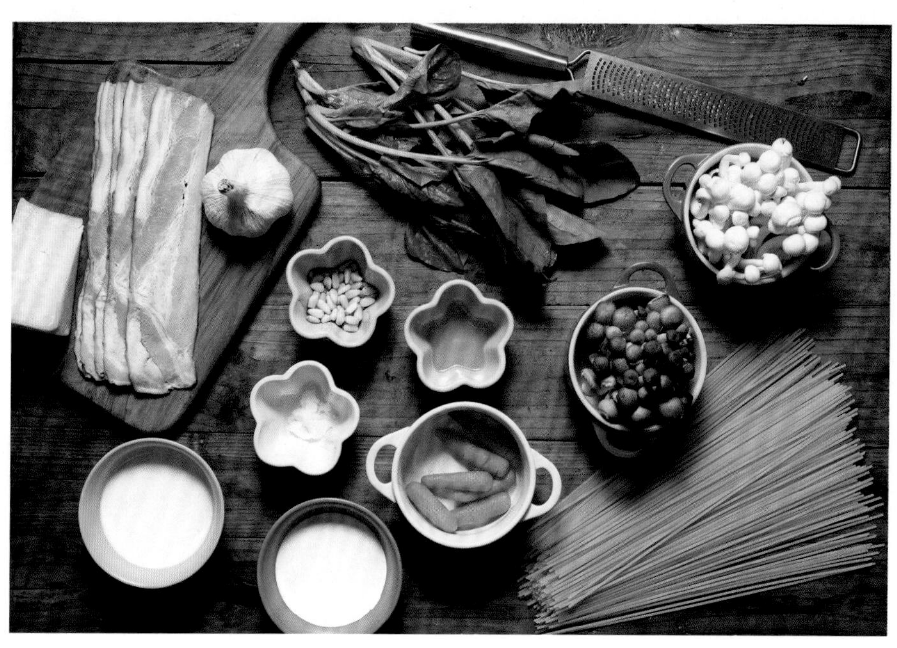

制作材料

主料：

菠菜 300 克

意大利面 150 克

辅料：

培根 5 片

松子 30 克

蟹味菇 80 克

淡奶油 40 毫升

牛奶 60 毫升

迷你胡萝卜 6 根

蒜 1 头

调料：

橄榄油 30 毫升

帕尔马芝士 10 克

盐 2 克

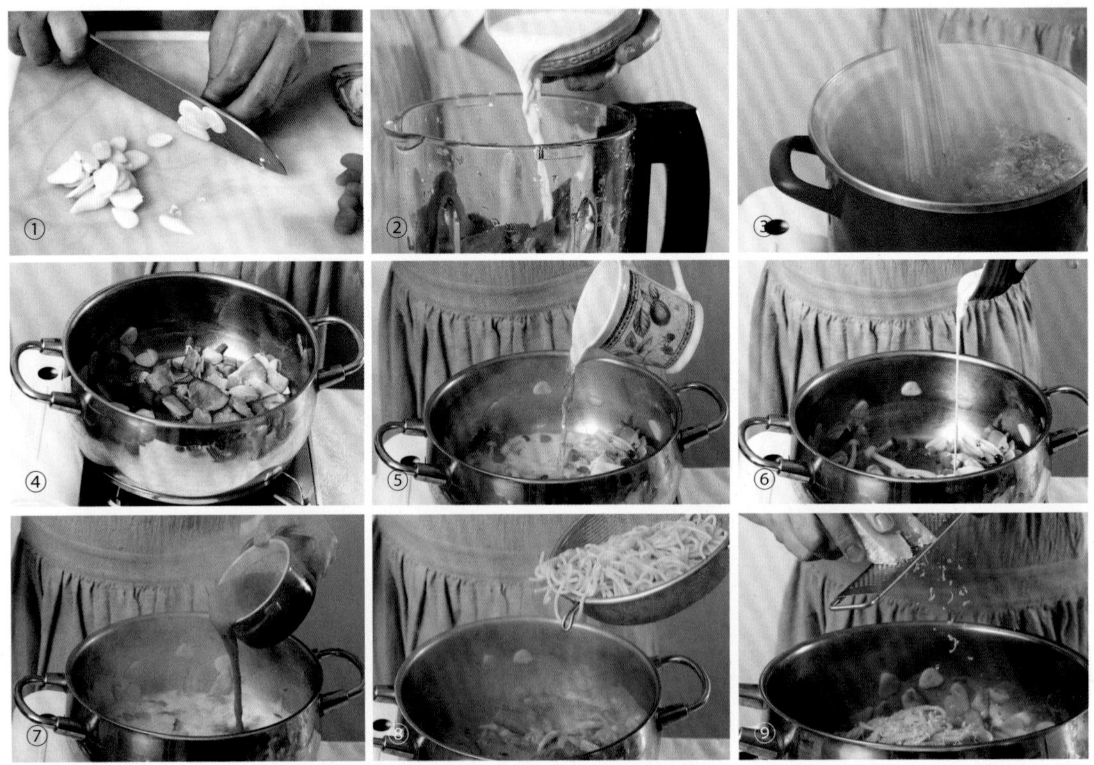

制作方法

1. 蒜去皮，切成薄片。培根切大片，小胡萝卜、蘑菇和菠菜清洗干净备用。
2. 菠菜放入破壁机内，加牛奶打成泥状。
3. 将意面煮熟（煮制时间比包装上的建议用时少 1 分钟）。
4. 煮面的时候炒酱汁，锅内放适量橄榄油将蒜爆香，放入培根、松子翻炒。
5. 芝士丝与蘑菇、胡萝卜一同翻炒均匀。
6. 放水和淡奶油炖，倒入菠菜泥，并加适量盐稍微炖煮一下。
7. 最后大火收一下汁，放入煮好的意面翻炒拌匀。
8. 撒帕尔马芝士屑就可以出锅啦。

软弹可口的意大利面，混合了各种食材和淡奶油的香气，碧绿的色泽刺激着你的眼睛，可口的味道冲击着你的味蕾，包你食欲大振，小朋友也会吃上一大份，完全不知道里面加的是平时最不爱的菠菜哦。

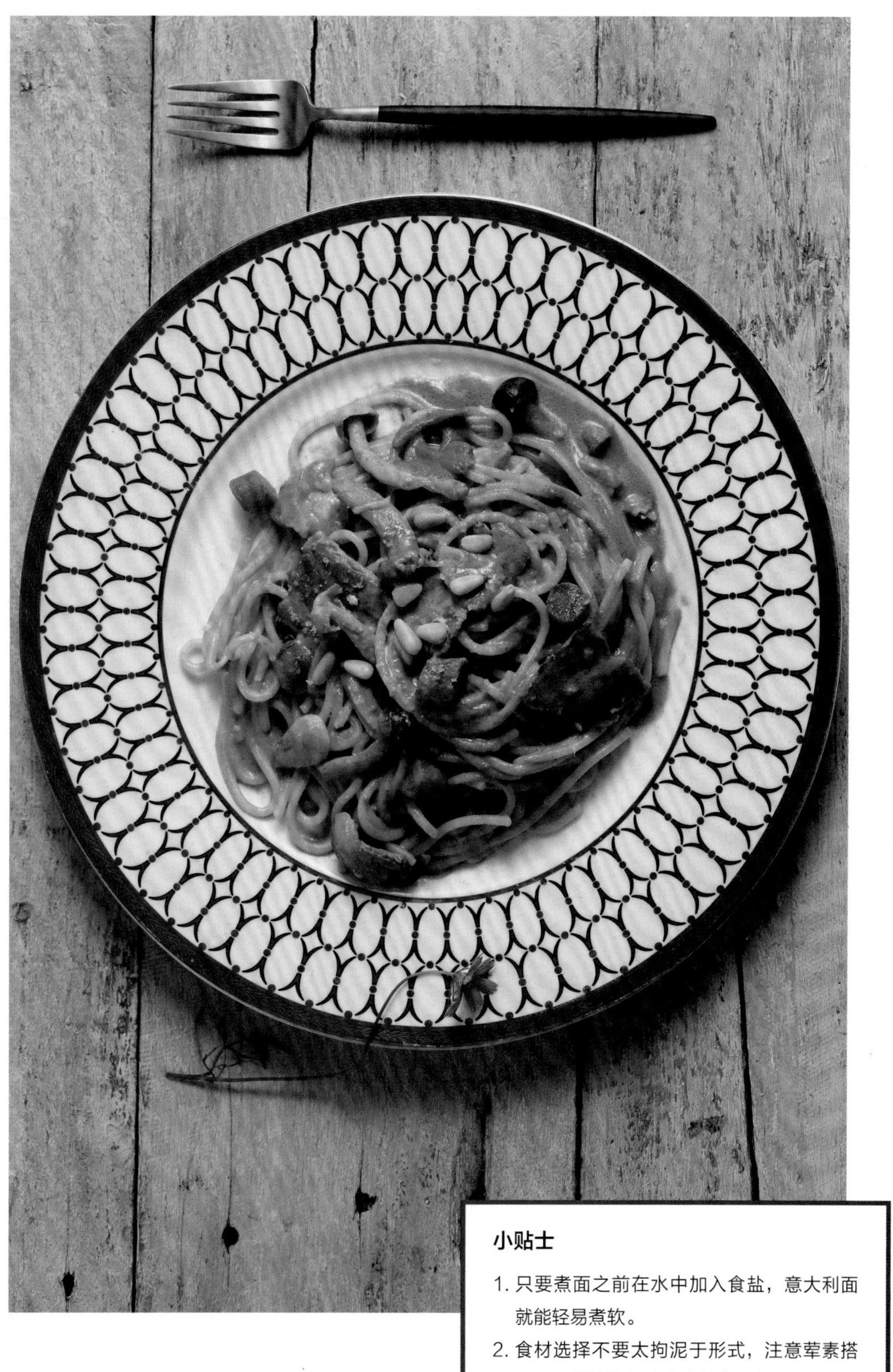

小贴士

1. 只要煮面之前在水中加入食盐，意大利面就能轻易煮软。
2. 食材选择不要太拘泥于形式，注意荤素搭配，只要是你喜欢的食材均可加入。

苋菜鱼

烹饪时间：约 10 分钟

无坚果　无乳制品

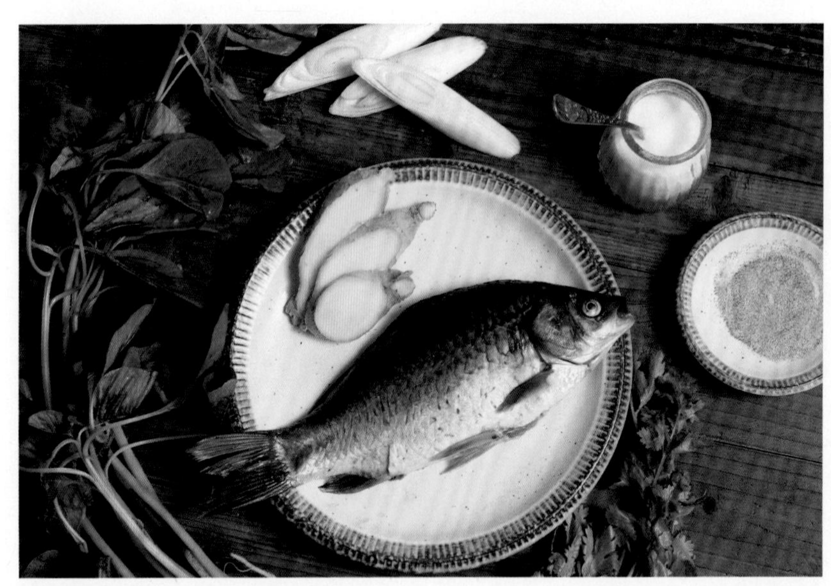

制作材料

主料：	辅料：	调料：
鲫鱼 1 条	姜 1 块	白胡椒 2 克
苋菜 250 克	葱 1 节	盐 3 克
	香菜 10 克	

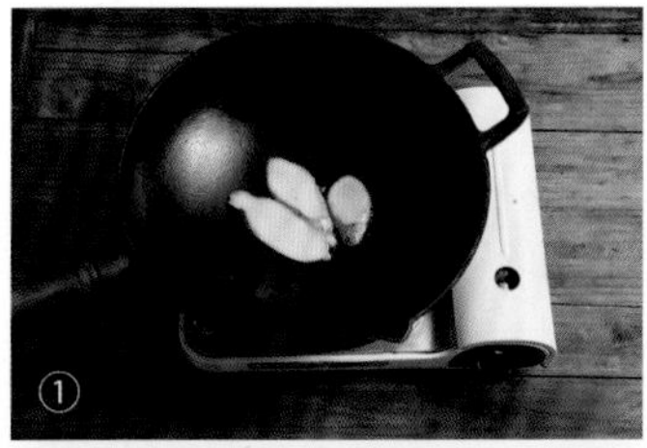

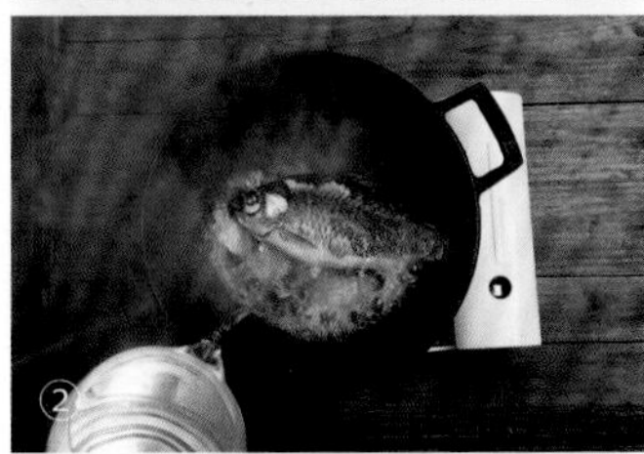

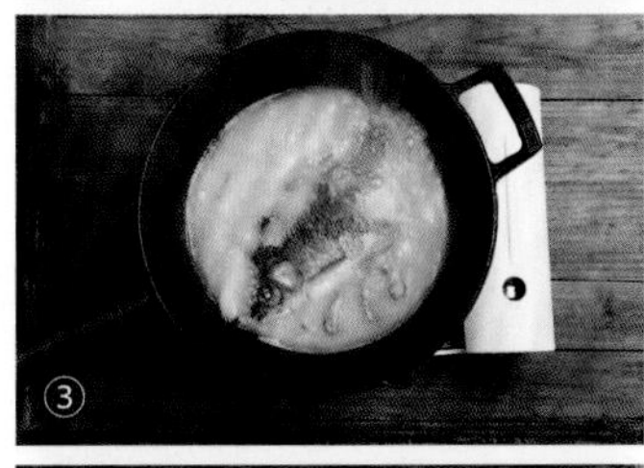

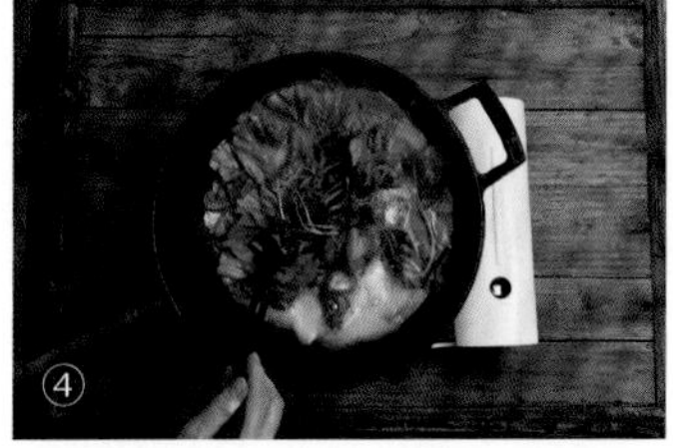

制作方法

1. 苋菜切段，葱姜切丝，鲫鱼收拾干净、擦干水。
2. 冷锅冷油，下姜丝爆香。
3. 鲫鱼放入锅内煎到两面金黄。
4. 倒入热水，汤煮成奶白色。
5. 放入葱丝，盖上锅盖煮 15 分钟。
6. 倒入苋菜段，盖上锅盖煮 2 分钟。
7. 加入白胡椒粉、盐调味。
8. 加入香菜和葱即可出锅。

小贴士

1. 鱼要煎至金黄，煎透才会煮出奶白色的汤。
2. 水一定要加开水，一次性加足所需水量，不可中途加水。
3. 鱼汤要中火加盖煮制。

只要做到以上几点，就可以做出无腥味的鱼汤。

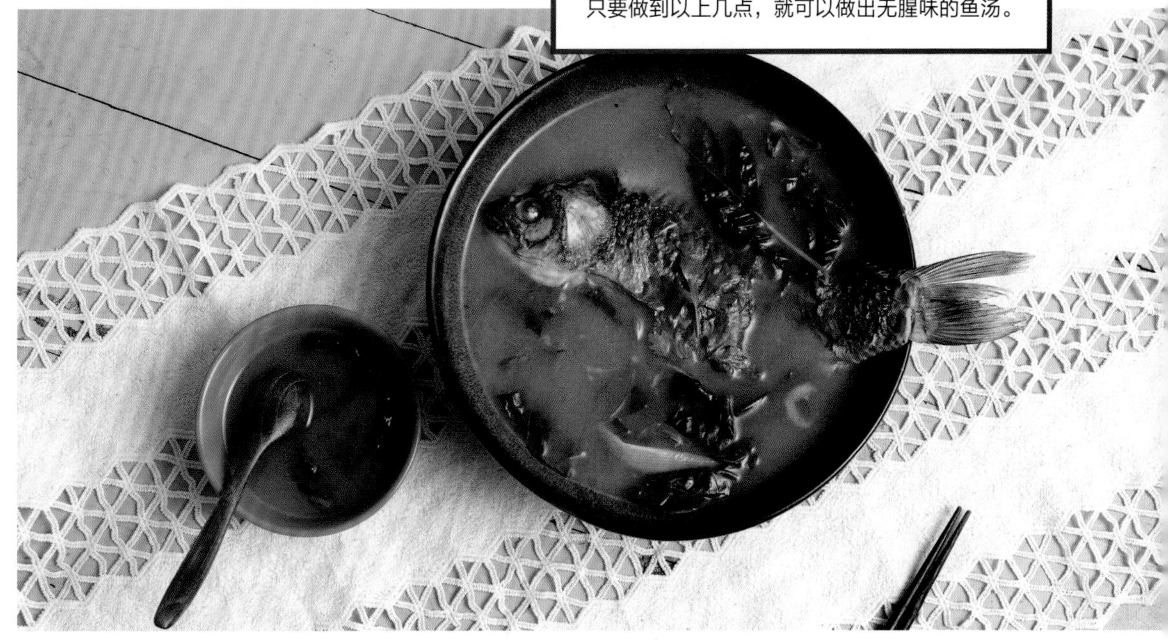

清明

公历四月四日至四月六日

“清明时节雨纷纷，路上行人欲断魂。借问酒家何处有？牧童遥指杏花村。”提到清明节，很多人或许会立刻默念出杜牧的这首诗。诗中所呈现的氛围大概是很多人对清明节最深刻的印象。

清明最早仅是一个节气而已，后慢慢演变成纪念祖先的传统节日。我国地大物博，每个地方因文化不同又有着不同的清明习俗，比如江南一带就保留着吃青团的习俗。

有一年清明我去杭州旅游，早起拐进一家面包店，就看到展示架上圆圆糯糯的青色的团子在向我招手。于是忍不住买了一个，吃起来有点像麻薯，却有一种清淡而悠长的青草香气，从此我就爱上了青团。此后每年的春天，我都会购入新鲜的艾草，煮熟之后榨汁，再用新鲜的艾草汁拌入糯米中。食青团，更享受做青团的过程，让人仿佛置身于古时烟雨蒙蒙的江南。

如今由于网络的影响，青团慢慢变成大众认知度很高的江南特色小吃，每到春天很多商家都会推出不同口味的青团，大有一种“百花齐放”的热闹。而我最爱的是在黄山屯溪老街吃到的霉干菜馅儿以及大众接受度最高的咸蛋黄馅儿的青团。

清明时节给大家分享的另一道美食是菠菜山药泥。在众多蔬菜之中，最适宜养肝的非菠菜莫属了。菠菜性甘凉，有滋阴平肝、助消化等功效，对春季里因肝阴不足引起的高血压、头痛、目眩和贫血等有比较好的缓解作用，清明时节菠菜正当季，此刻的菠菜生长旺盛，也最美味。山药味甘入脾，能调理脾胃、抵御湿气。这道菠菜山药泥，我特意做成了心形，底部是翠绿的菠菜，上层是山药泥，菠菜的口感和山药相辅相成，是颜值与口感并存的一道美味。

推荐食材

山药补脾养胃，生津益肺；艾草性味苦，祛除体内寒气、抗菌消炎。

饮食要点

养肝脾，避免辛辣寒凉的食物，慢性病人忌发物，清明多雨，避寒湿邪气。

咸蛋黄肉松青团

烹饪时间：约 40 分钟

无坚果

民间也有在清明节悬挂艾草的习俗，挂在门口驱邪祈福，以求家人多福安康。用烘干的艾草制作的艾灸，中国自古就有流传，点燃艾灸熏香，能祛除体内寒气，尤其对于女性来说非常适用。艾草是药也是菜，手脚冰凉的天敌，女性多食用可以手暖脚暖，远离宫寒。

制作材料

主料：

艾草 250 克

蛋黄 6 个

肉松 300 克

艾草汁 250 克

辅料：

糯米粉 203 克

黏米粉 98 克

澄面 90 克

调料：

糖粉 45 克

油 30 毫升

沙拉酱 40 克

热水（澄面用）60 毫升

温水（糯米粉黏米粉用）195 毫升

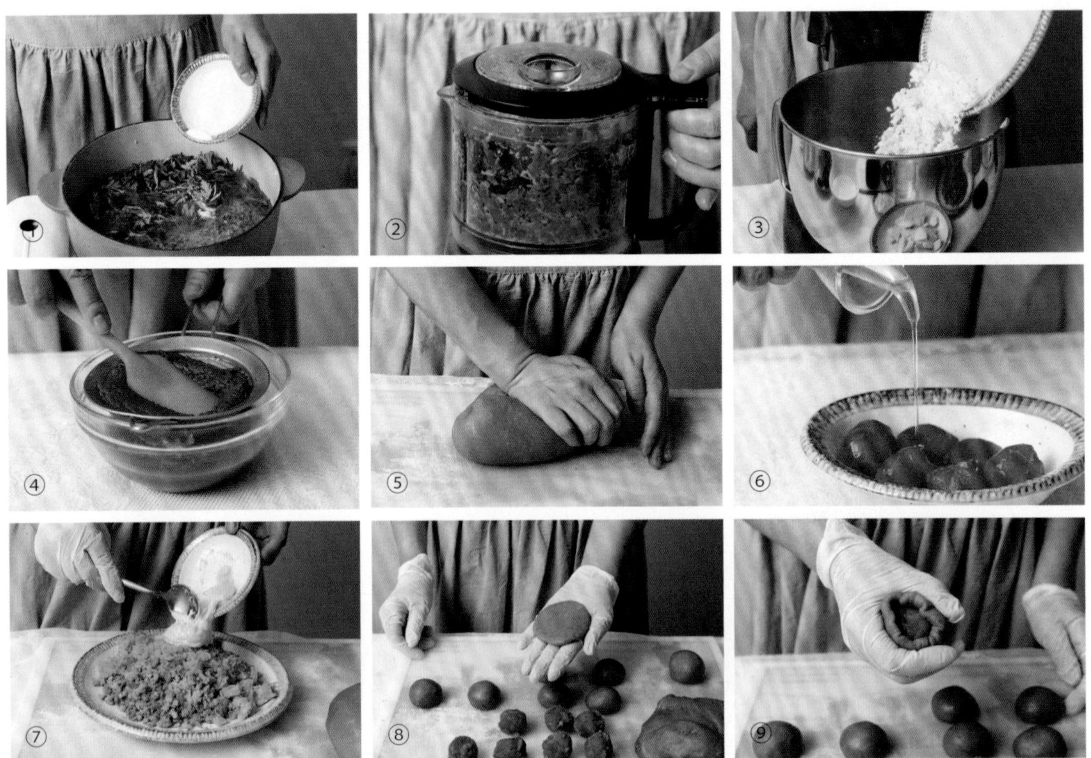

制作方法

1. 锅中放入适量的水煮开，然后加入一勺食用碱，将洗净的艾草叶放入水中焯一下，之后过冷水。
2. 将攥干水分后的艾草叶放入破壁机，加入适量的水搅拌成艾草泥，然后过滤掉多余水分备用（多余的艾草汁不要倒掉）。
3. 澄面放入厨师机后加入热水，揉成无干粉状态的面团。将糯米粉、黏米粉和糖粉混合均匀倒入厨师机，然后加入温水搅拌均匀。
4. 将玉米油加入面团中揉均匀。
5. 将面团平铺在大碟子上，冷水入锅大火蒸 15~20 分钟。
6. 在蒸的时候可以准备馅料，咸蛋黄提前用油泡一天，让蛋黄出油，然后喷点白酒去腥。蛋黄放入蒸锅蒸 10 分钟，然后将蒸熟的咸蛋黄压碎（不用特别细，有颗粒会更有口感）。
7. 在蛋黄里加入肉松和沙拉酱搅拌均匀，将咸蛋肉松馅分成每个 17 克的剂子滚圆备用。
8. 粉团蒸熟后，加入艾草酱揉成艾草面团（如果用手揉，注意防烫），揉到表面光滑，软硬程度如耳垂即可。如果觉得粉团较干可再加入少量的艾草汁。
9. 将面团分成 30 克一个的剂子，滚圆（滚两次可以很光滑）。
10. 取适量的粉团压扁，放上馅收口即可食用。

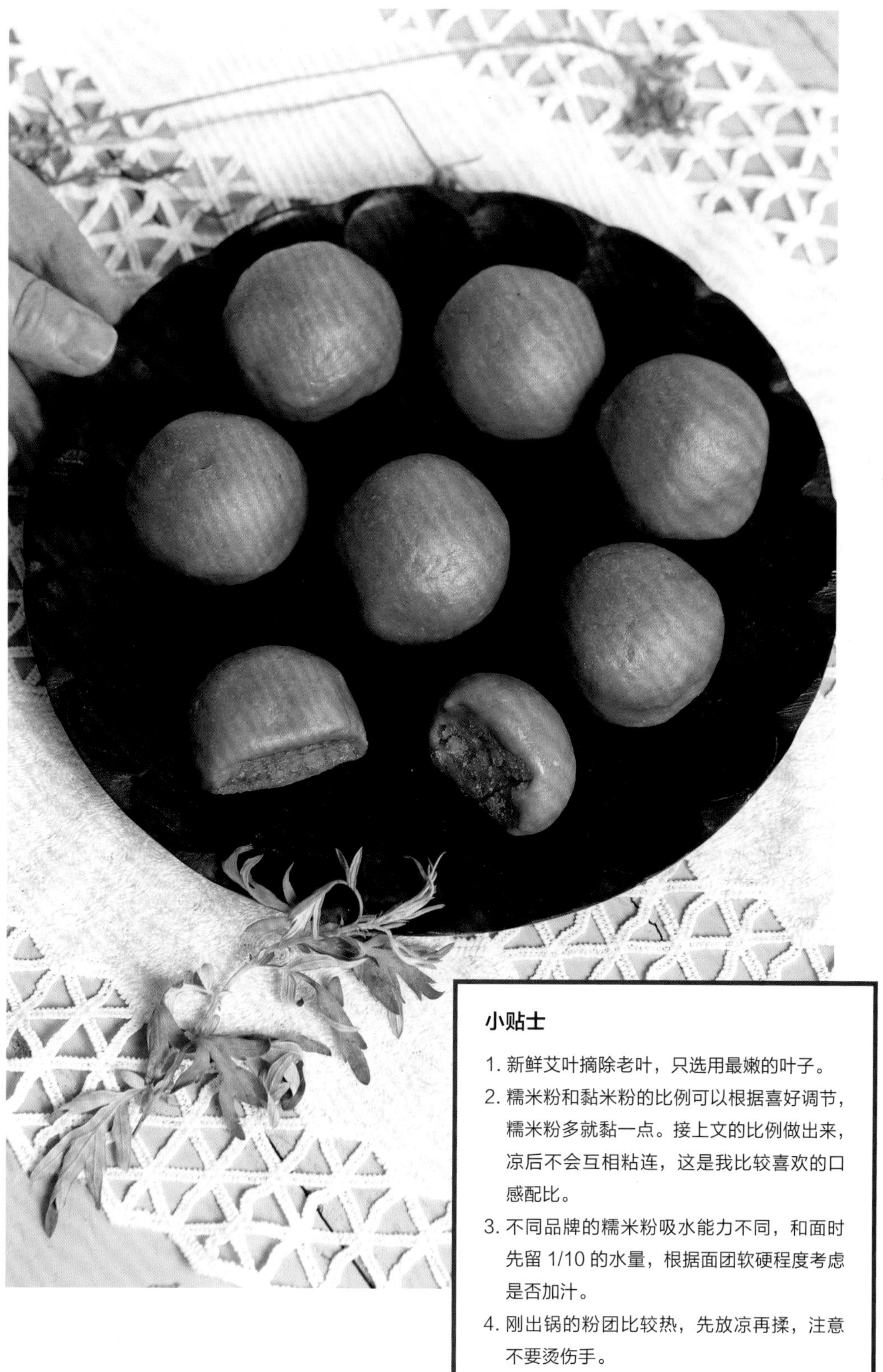

小贴士

1. 新鲜艾叶摘除老叶，只选用最嫩的叶子。
2. 糯米粉和黏米粉的比例可以根据喜好调节，糯米粉多就黏一点。按上文的比例做出来，凉后不会互相粘连，这是我比较喜欢的口感配比。
3. 不同品牌的糯米粉吸水能力不同，和面时先留 1/10 的水量，根据面团软硬程度考虑是否加汁。
4. 刚出锅的粉团比较热，先放凉再揉，注意不要烫伤手。

菠菜山药泥

烹饪时间：约 20 分钟

无麸质　无坚果　无乳制品

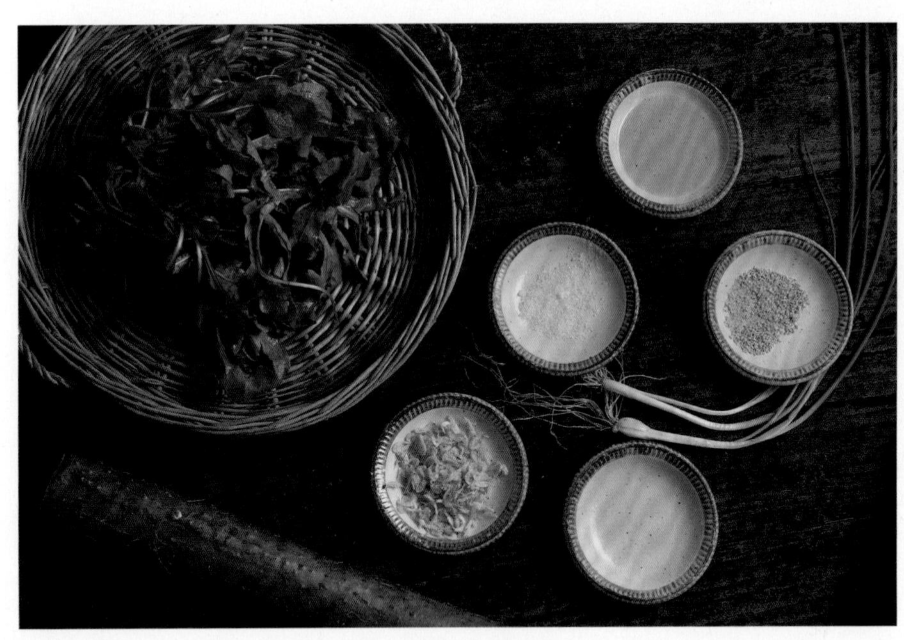

制作材料

主料：	辅料：	调料：
山药 1 根	虾皮 30 克	橄榄油 10 毫升
菠菜 100 克	小葱 2 根	盐 2 克
		鸡精 3 克

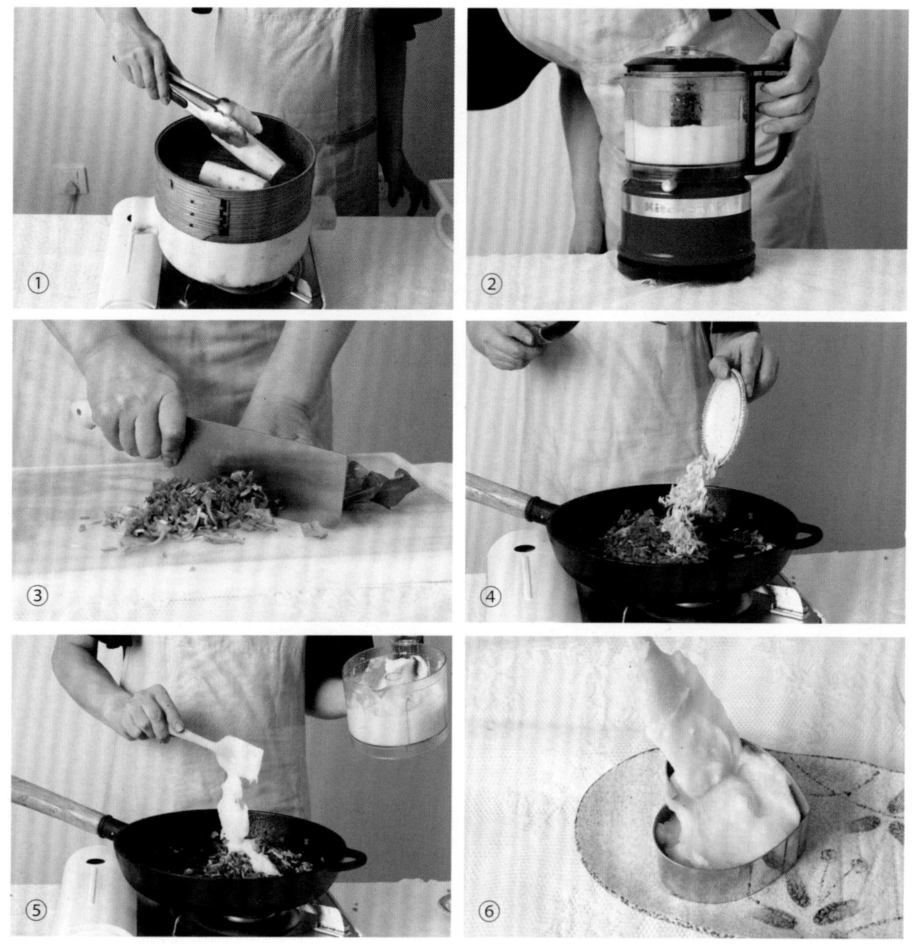

制作方法

1. 山药清洗净切段，上锅蒸 30 分钟至软糯。
2. 熟山药去皮，打成泥。
3. 菠菜、小葱清洗干净，沥干水，切成小粒。
4. 锅烧热，将虾皮烤到干香，盛到碗里。
5. 锅内放橄榄油，烧热。
6. 放入葱末爆香，放入菠菜碎炒香。
7. 加入烘香的虾皮，搅拌均匀。
8. 再加入一半的山药泥，放入盐、鸡精，一起炒至黏稠。
9. 取一个模具放到盘子里，放入炒制的山药菠菜泥垫底，再放上剩余的另一半山药泥，最上面可以再撒上一些葱花和虾皮。

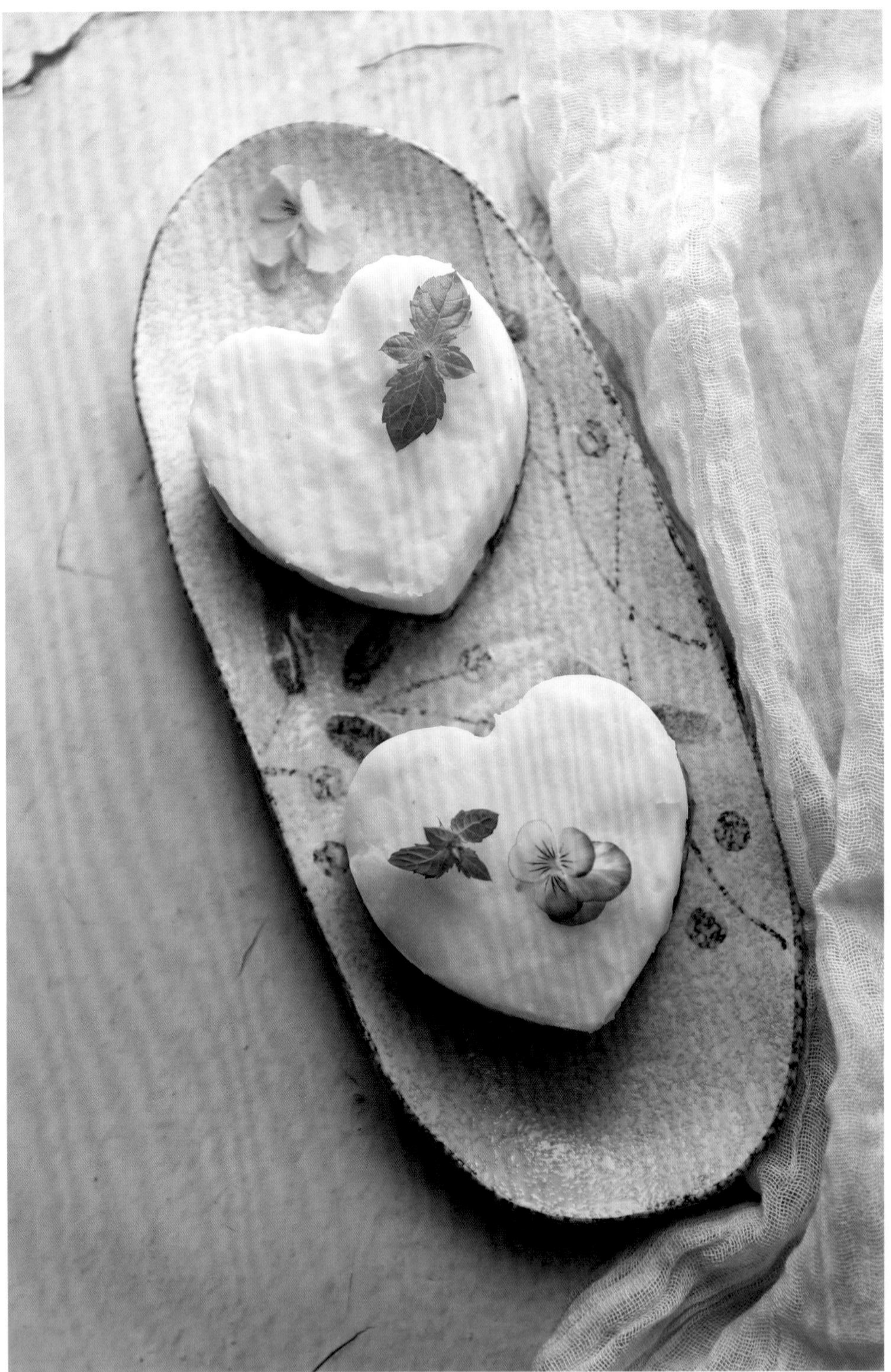

谷雨

公历四月十九日至四月二十一日

柳絮纷飞，杜鹃夜啼，牡丹吐蕊，樱桃红熟，“杨花落尽子规啼”的暮春时节里，农民们最盼望的大概就是一场春雨吧。跟润物细无声的雨相比，谷雨更多出了几分人间烟火味。这场雨落下，仿佛能预见秋收的繁忙，心里大概是雀跃的吧。

谷雨是春天的最后一个节气，意味着寒潮天气的结束以及连绵细雨的到来，春雨贵如油，经过雨水的滋润，作物开始生长。然而连绵细雨的到来也带来了湿气，因此谷雨时节，祛湿和护肝是比较重要的。

谷雨时节宜吃香椿、香葱、莜麦菜等食物。春天是香椿、香葱上市的季节，此时口感佳、营养价值高，而莜麦菜则高蛋白、高钙。第一道推荐菜是莜麦菜猪肉馅饼，一荤一素的搭配，口感非常丰富，特别适合春日早餐，让我不禁想起了一首民谣里的歌词——把所有的春天都揉进了一个清晨。

第二道推荐菜是葱油面，虽然简单，但在我心里一直是柔情似水的、能治愈内心的存在。记得汪涵在《偶像来了》中小露了一手，做了葱油面，他说：“我们到菜市场挑选食材，其实就是偶遇和重逢，翻炒是情感的升温，糖醋就是情感中的蜜意，做一碗面条何尝不是柔情呢？”在我的心里，无论生活多么一地鸡毛，一碗面就可以拥有诗和远方。

推荐食材

香椿 、香菜、香葱“三香”食物，莜麦菜高蛋白高钙，能避免湿气聚集体内。

饮食要点

清肝养脾胃，少酸多甘，多吃时令蔬菜，谷雨湿度大，祛湿气不能忘。

莜麦菜猪肉馅饼

烹饪时间：约30分钟

无坚果　无乳制品

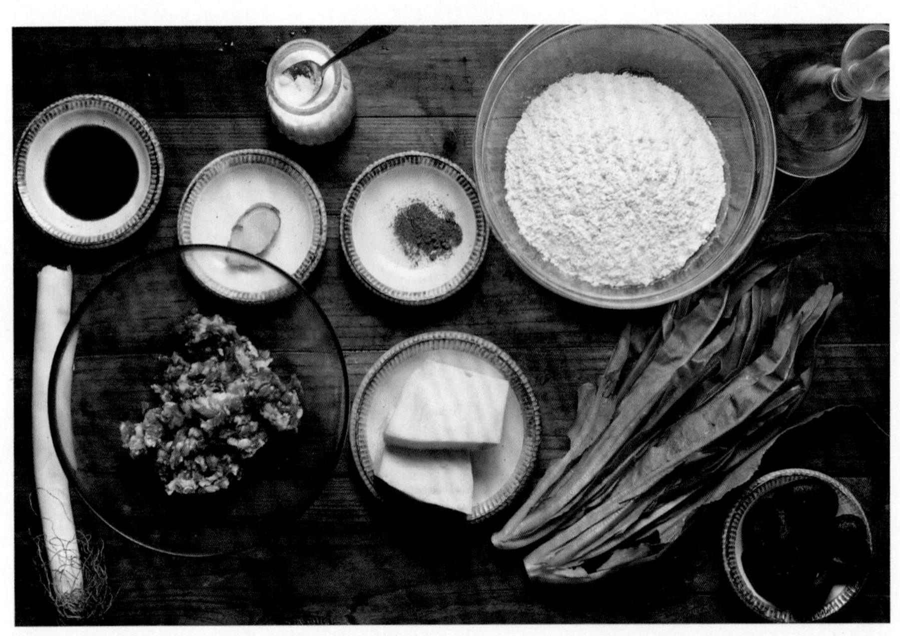

制作材料

主料：	辅料：	调料：
中筋面粉300克	春笋1根	盐3克
莜麦菜150克	香菇5朵	五香粉1小勺
猪肉150克	葱1小段	生抽1小勺
	姜1小片	油30毫升

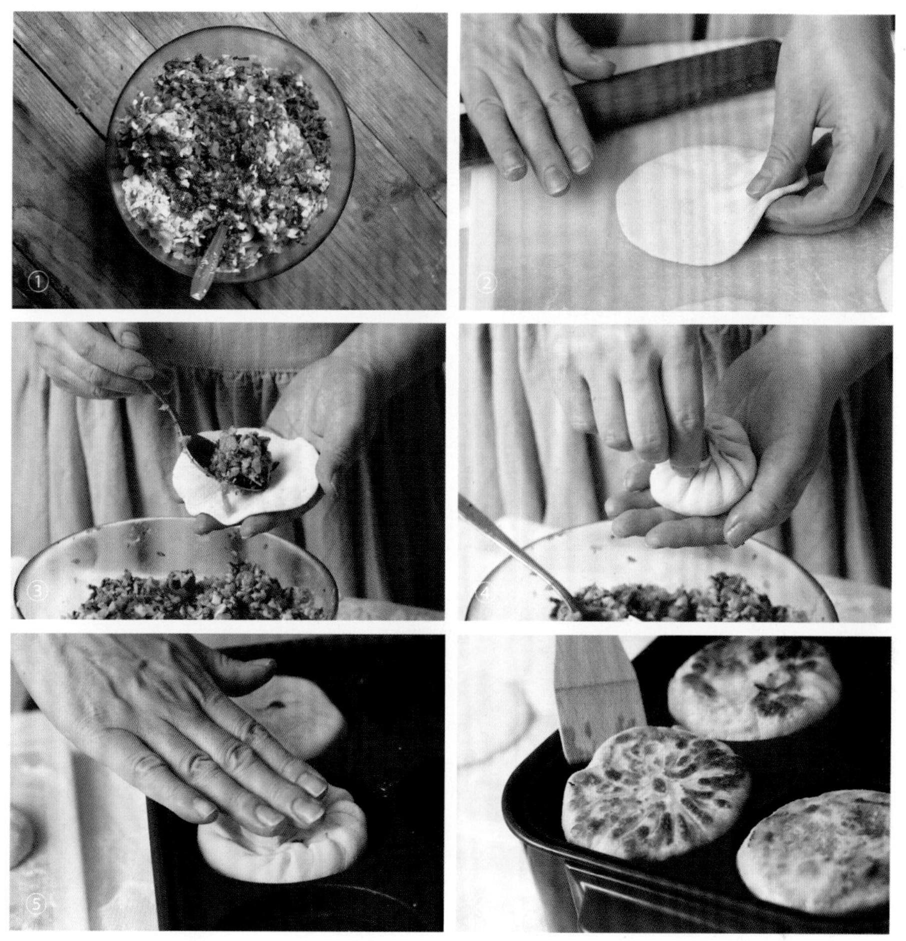

制作方法

1. 香菇用温水泡发。面粉中加入温水揉成光滑的面团，在一边醒发（盖上保鲜膜或者布）。醒发大概 1 个小时，再揉至光滑。
2. 莜麦菜清洗干净，焯水后过冷水沥干。春笋焯水沥干。
3. 将莜麦菜、香菇、春笋分别切成小粒，葱、姜切成茸。
4. 肉馅内放姜茸、葱茸、生抽、五香粉和油搅拌，再加入一点水搅拌黏稠，然后放香菇丁、春笋丁、莜麦菜丁搅拌均匀，最后放盐调味。
5. 醒好的面团中间掏个洞。将洞扩大后，搓成均匀的条状，再揪成均匀的面剂子，面剂子滚圆压扁，擀成中间厚边上薄的圆形。
6. 饼皮内放入适量的馅料，压瓷实。
7. 饼沿转圈捏边，边转边捏紧，封口捏紧。
8. 锅内放油烧热，放上馅饼，有褶的一面朝下，顺势压扁。一面烙好后翻面，等双面都上色了即可出锅。

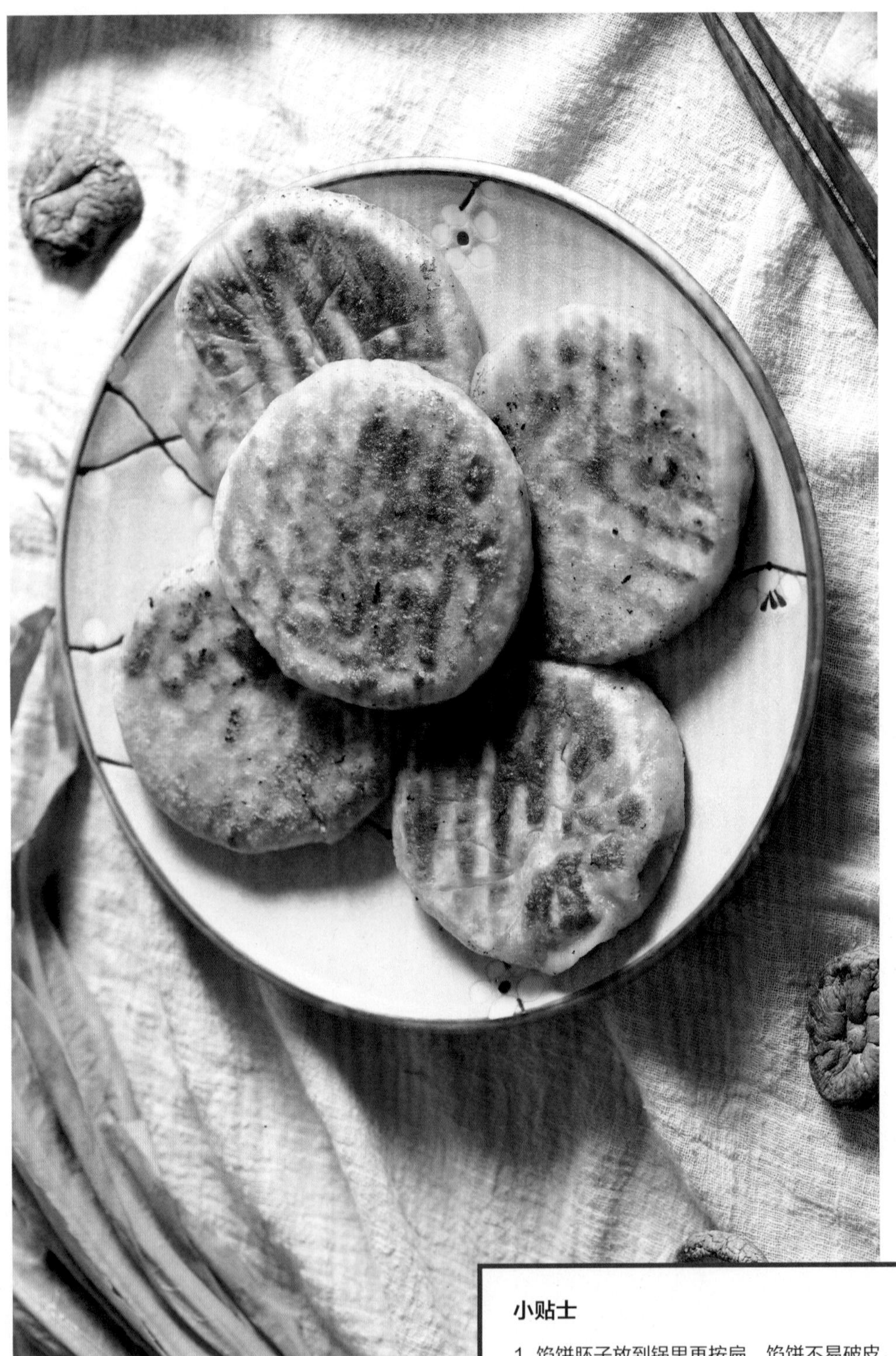

小贴士

1. 馅饼胚子放到锅里再按扁，馅饼不易破皮。
2. 想吃软皮，可加水焖一会儿；想吃脆皮，可用稍大火，快速烙好出锅。

葱油面

烹饪时间：约 30 分钟

无坚果　无乳制品

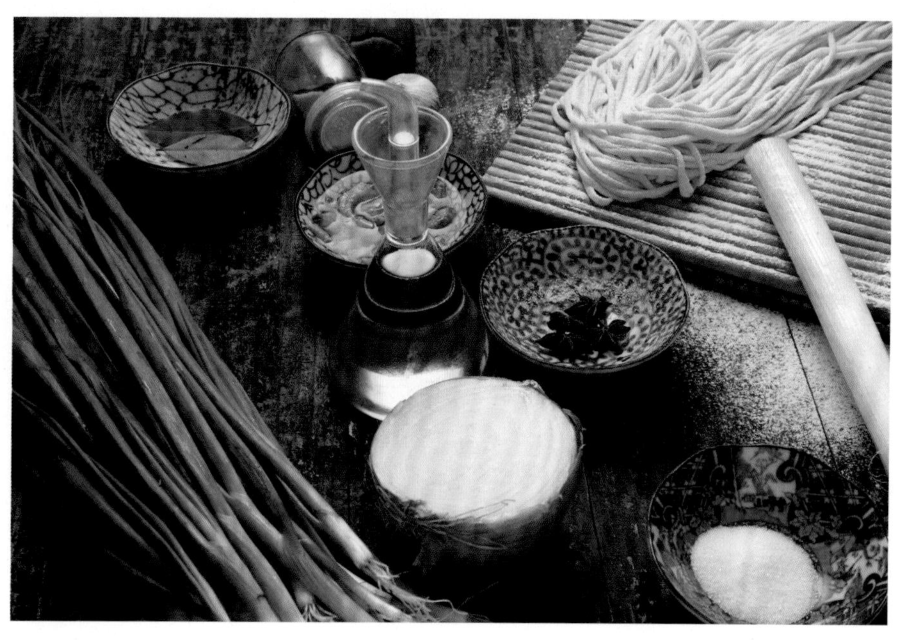

制作材料

主料：

面 250 克

葱油 20 毫升

葱油：

葱白 120 克

白洋葱 180 克

香葱 120 克

大蒜 1 头

食用油 500 克

香叶 4 片

八角 3 粒

大虾干 30 粒

葱油汁：

葱油 20 毫升

白糖 10 克

生抽 20 毫升

老抽 6 毫升

盐 2 克

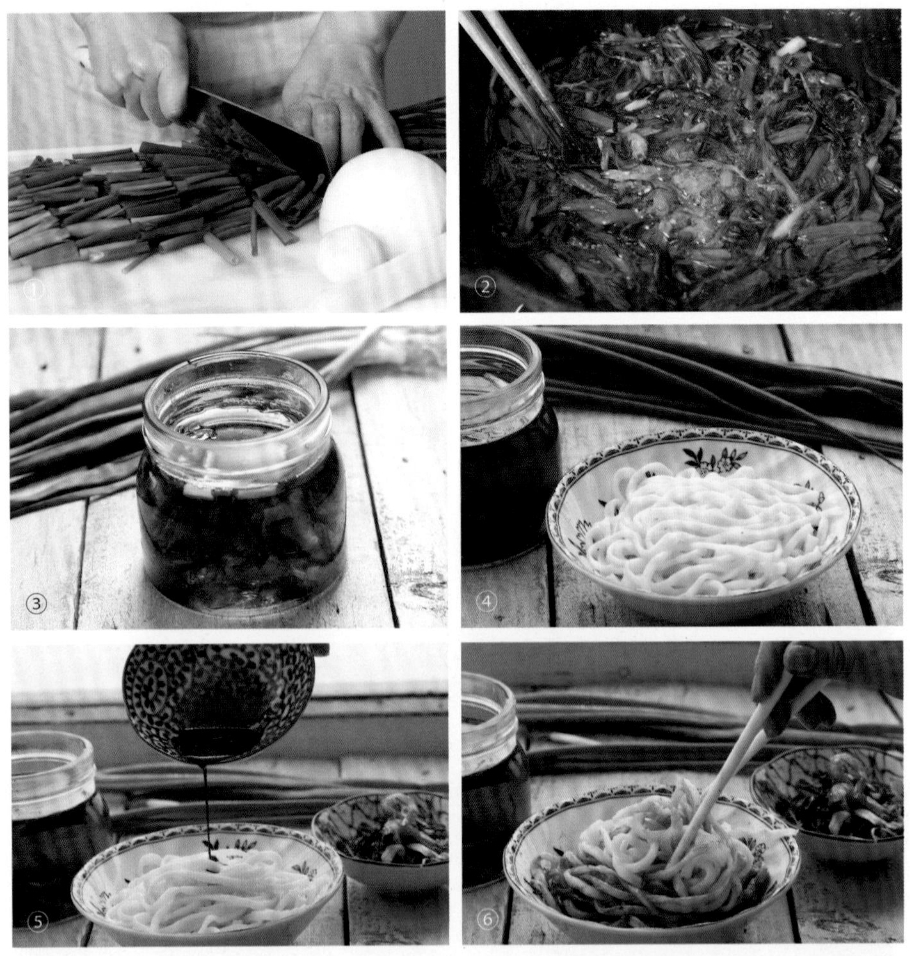

制作方法

1. 虾干提前 2 小时泡冷水（如果湿一些就减少时间）。葱洗净、沥干水，葱白和葱叶分别切成段。
2. 白洋葱切丝，蒜切片，泡好的虾干沥水。
3. 把油倒入锅中小火烧热，放入白洋葱丝炒香 。
4. 加入蒜片、葱白、香叶和八角不停翻炒，炒到洋葱和葱白缩小，锅边缘细的葱开始变得微黄。
5. 加入葱叶继续翻炒，直到葱叶开始微微变色。
6. 加入虾干，炒到褐色就关火，此时也能感觉到葱变得越来越轻。
7. 分离葱和葱油，在一只干净无水的盆上放上滤勺，把葱先滤出来，等油凉了装瓶时再把葱放回去。这是因为刚炸好的葱油温度很高，若继续加热，葱会变黑变煳。
8. 锅内加水烧开，下面条，煮大概 5 分钟，至面条熟而有嚼劲便捞出过 3 遍凉水。
9. 把葱油、糖、生抽、老抽一起放入一个小锅，用小火加热，一边加热一边搅拌，直至糖溶化。
10. 过好水的面条加入刚才调好的汁，夹一些熬葱油用的料和虾干，搅拌均匀就可以开吃啦。

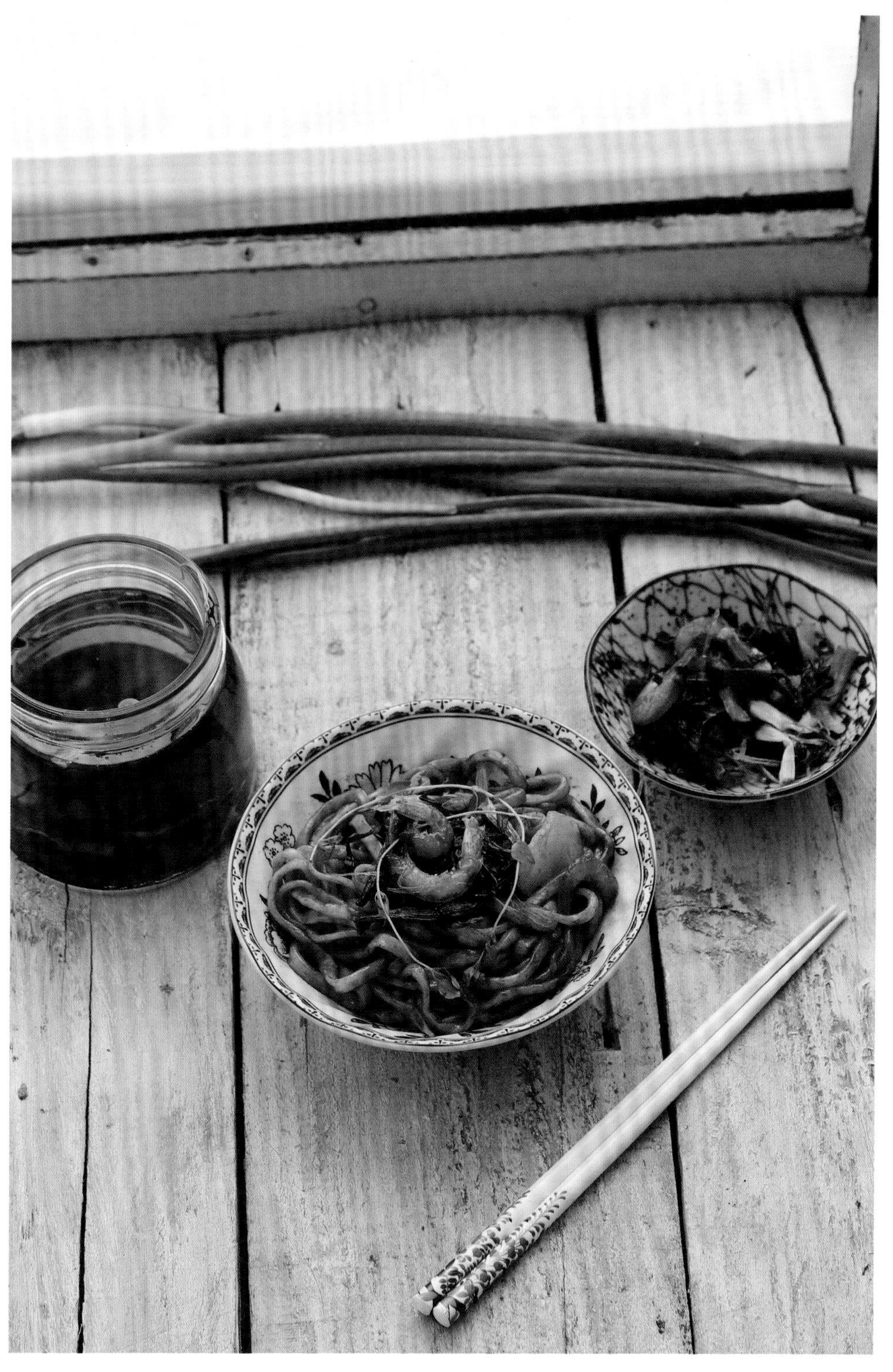

春季绿茶能护肝抗菌，提高免疫力，加速脂肪代谢。

自己做的绿茶饮料天然无添加，喝过自己做的，就再也不想买饮料了。

饮料：黄瓜冰绿茶

烹饪时间：约 20 分钟

无麸质　无坚果　无乳制品　纯素

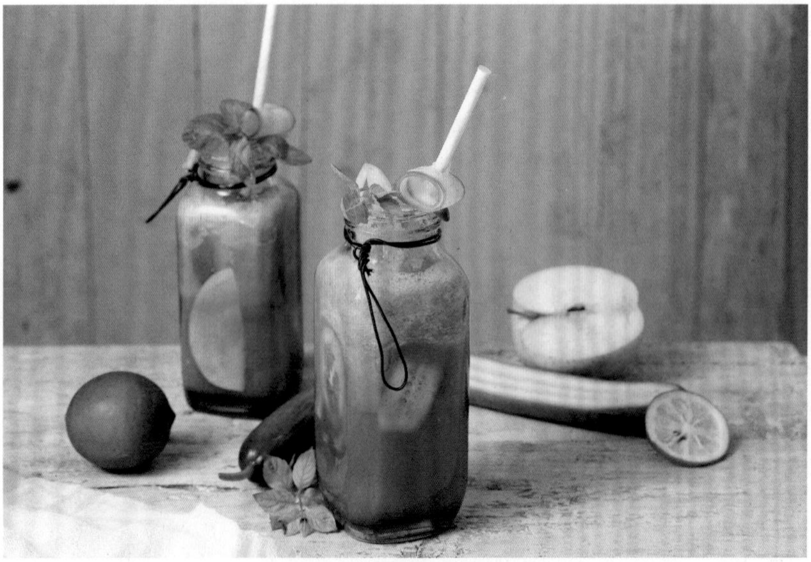

制作材料

主料：

绿茶包 2 个

黄瓜 3 根

沸水 875 毫升

辅料：

柠檬汁 15 毫升

蜂蜜 15 毫升

薄荷叶 1/2 杯

绿苹果 1/2 个

冰球半杯

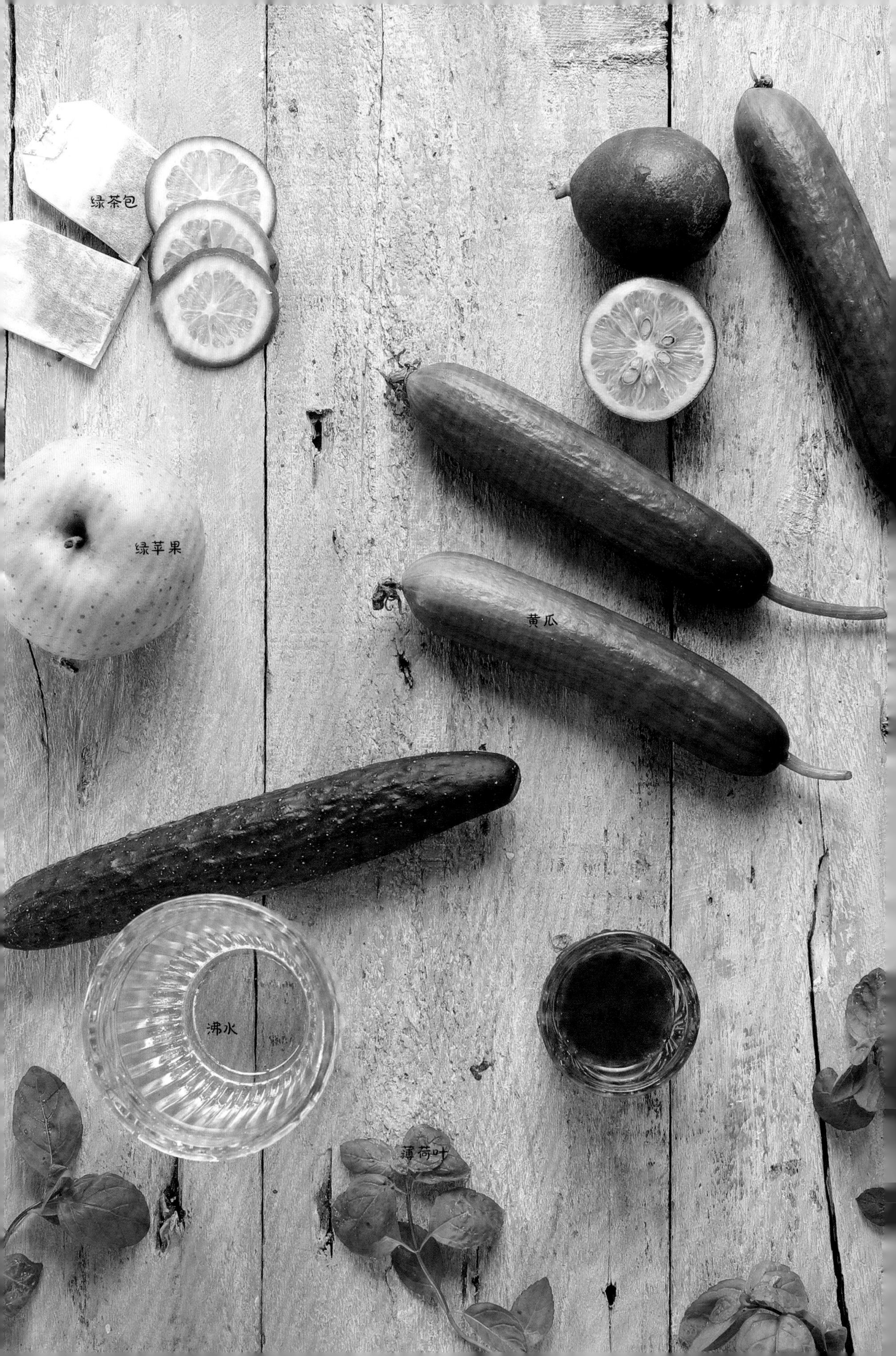
绿茶包
绿苹果
黄瓜
沸水
薄荷叶

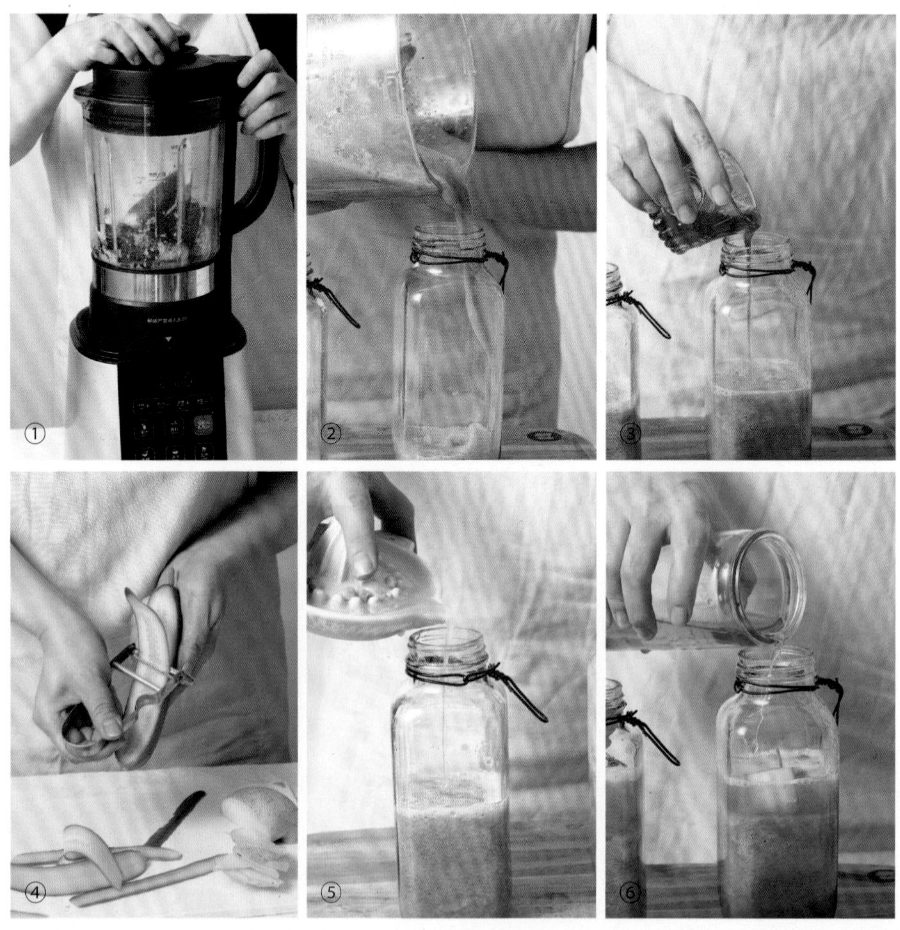

制作方法

1. 绿茶包放入杯中，倒入沸水。盖上盖子焖 5 分钟后扔掉茶包。倒入蜂蜜搅拌后一部分放入冰箱冷冻 3 个小时以上，另一部分冷藏。
2. 在冷冻茶的同时可以处理水果和蔬菜。黄瓜和苹果各取 1/2，用工具削成薄片，柠檬挤汁。
3. 将剩下的黄瓜、苹果放入搅拌机，加入少量冷冻好的绿茶冰搅拌成泥。
4. 瓶子先倒入搅拌成泥的蔬果汁。
5. 再放入切片的苹果片和黄瓜片。倒入柠檬汁搅拌均匀。
6. 倒入冷藏好的绿茶和冰块，放入薄荷，搅拌均匀，即可饮用。

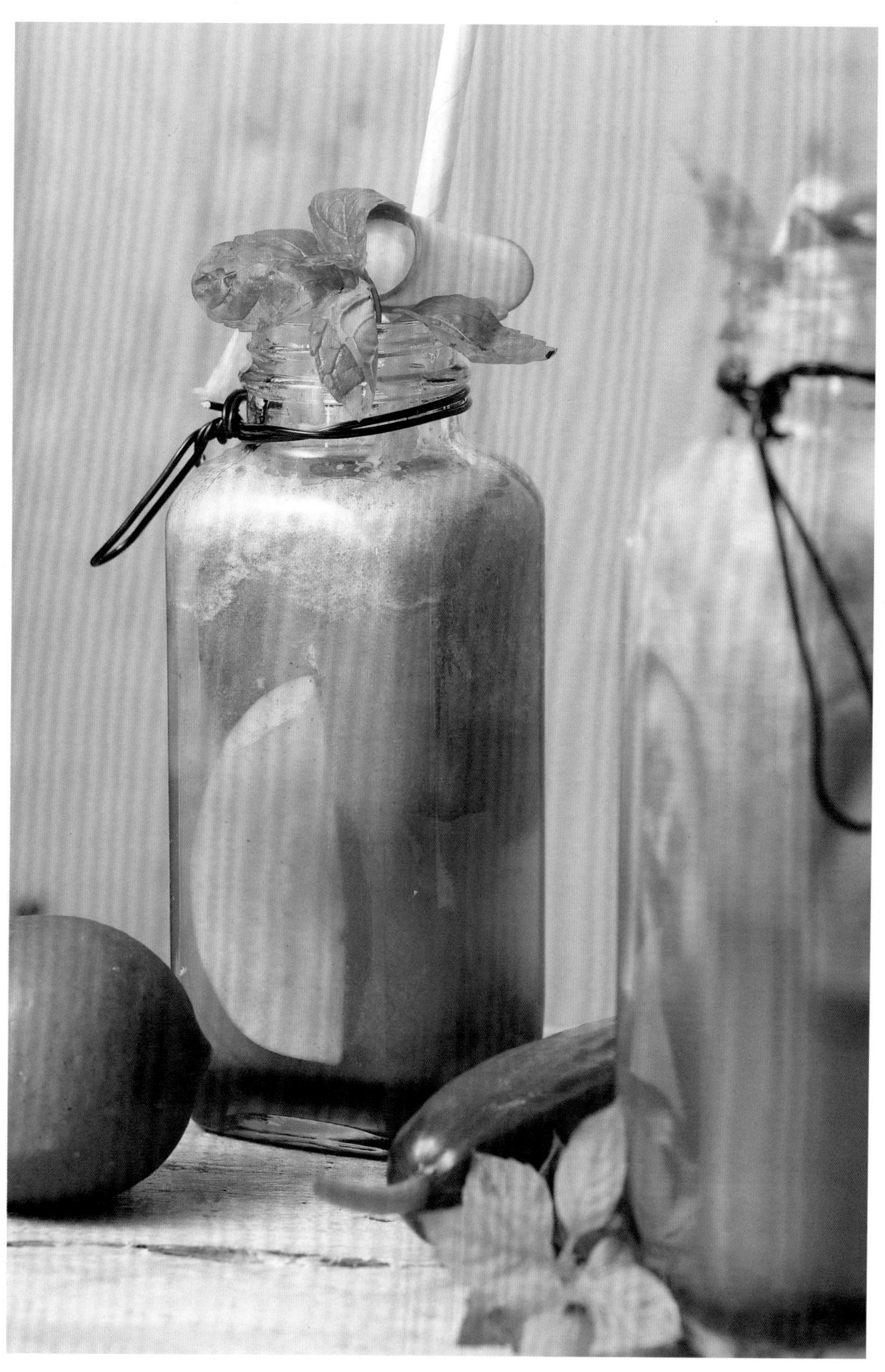

番外篇　春节

每逢过年，总会听到这样的声音——年味真的是一年比一年淡了。作为中国人的最有仪式感的节日，春节却好像渐渐失去我们赋予它的意义。特别是城市里的人们，少了长途的奔波、久别重逢的喜悦，似乎更少了过年的那份惊喜和期盼。

在物资匮乏的年代，新年大概是漫长的困顿之后为数不多的可以奢侈的时候。孩子们可以穿新衣服，可以不被父母责骂，可以有压岁钱，可以去放鞭炮；成年人则可以短暂地休息，忘掉工作中的烦恼，可以用最奢侈的奖励来犒劳自己。但是随着物质生活水平的提高，以前只有新年才能得到的物质奖励，在平日里也变得稀松平常，于是年味就变得再也没那么浓重了。

年还是那个年，但你却不再是以前的你。有时候我也会害怕这种改变，但是热爱美食的我会用美食来增加年味，年夜饭定要用尽全力去准备。新年的美食不仅代表着美味，更代表着新年最深切的祝福，比如给大家分享的这道菜——黄金福袋，用薄薄的蛋饼做成福袋的形状，寓意着“福运满袋，多多发财”，过年吃最适合不过了。而另一道南乳斋煲是广东的贺年名菜，在广东除夕十二点之前，家里都会煲上一大锅南乳粗斋煲，食材必须有粉丝和腐竹，寓意捞金赚银，同时有白菜、冬菇等汇聚一锅内，也寓意全家和睦、家族兴旺。

勤劳智慧的中国人最擅长的就是用食材来传递对于春节的期待和祝福，你会准备什么食材过年呢？

黄金福袋

烹饪时间：约 30 分钟

无麸质　无坚果　无乳制品

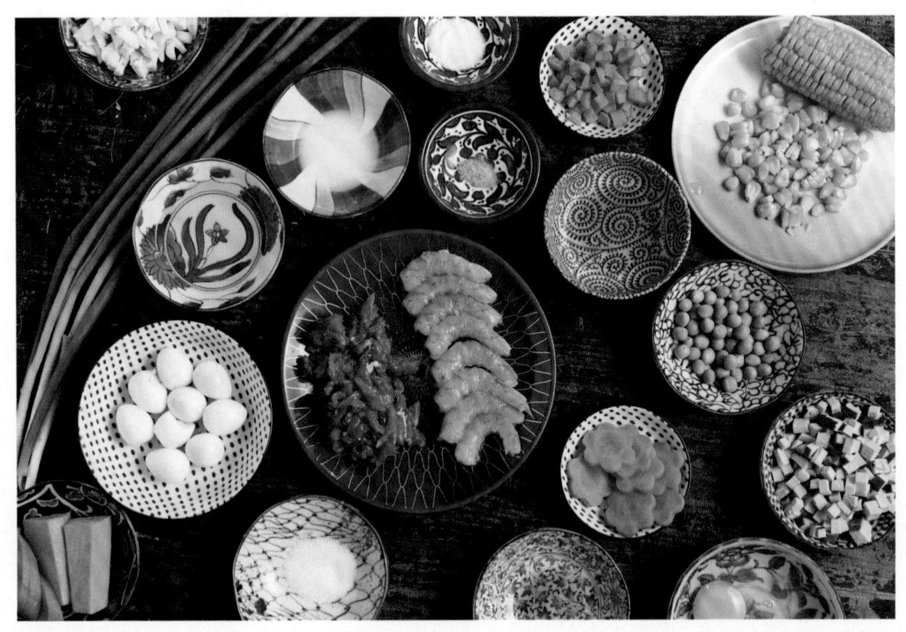

制作材料

主料：

大虾仁 8 个

猪瘦肉 100 克

豆腐 80 克

鹌鹑蛋 9 个

冬笋 80 克

马蹄 80 克

豌豆 30 克

玉米粒 50 克

鸡蛋 9 颗

辅料：

小葱 5 根

胡萝卜 1 根

南瓜 50 克

矿泉水 300 毫升

调料：

植物油 30 毫升

香油 2 毫升

盐 5 克

白胡椒 2 克

料酒 5 毫升

糖 5 克

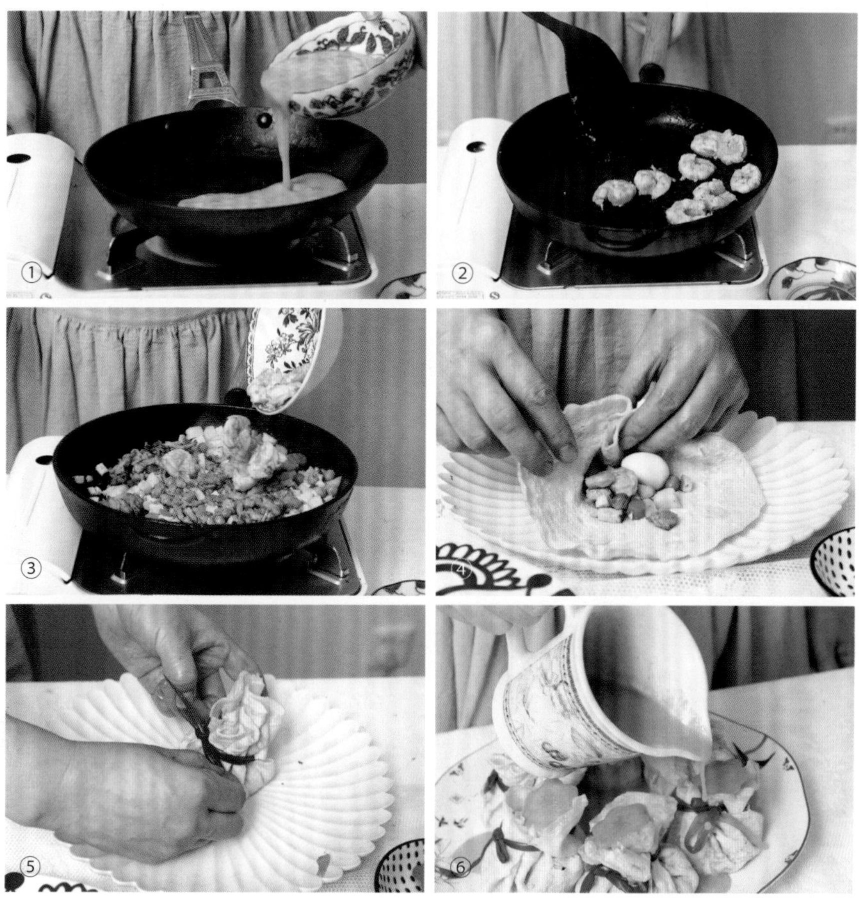

制作方法

1. 玉米剥粒，豆腐、冬笋、胡萝卜切丁，鸡蛋打散，南瓜切大块。
2. 虾仁加盐、白胡椒抓匀腌制 10 分钟。猪肉切粒，放入料酒、白胡椒粉、淀粉抓匀。
3. 腌制的同时将鹌鹑蛋放入锅中煮，水烧开，煮 3 分钟，捞出后过冷水剥皮备用。
4. 锅内放油，将打散的鸡蛋摊成 8 寸的薄蛋饼。
5. 锅内放水，将处理好的豌豆、冬笋各煮 1 分钟后捞出。
6. 将小葱洗净，取葱叶、胡萝卜，用模具刻成小花，切成薄片，中间不要切开，锅内加水，水开后放入小葱、胡萝卜花片烫 8 秒捞出。
7. 锅内放入 10 毫升油，油热后把虾仁煎熟捞出。猪肉粒放下去划散，盛出。
8. 再把其他材料按易熟度分次放入锅中，炒至变色断生，放料酒、白糖、白胡椒粉翻炒，放入一点开水翻炒出香味，放入虾、鹌鹑蛋、猪肉粒、盐翻炒至收干汁，关火放香油。
9. 在薄蛋饼上放 1 个鹌鹑蛋、1 个虾仁，再放上其他材料的一部分，用手拿起边缘，像包包子一样，将馅收紧，用小葱做绳收口，放入盘中，再在每一个上放一个胡萝卜花。
10. 南瓜加 10 克胡萝卜和 30 毫升水放入料理机熬成金色酱汁，淋入盘中点缀即可。

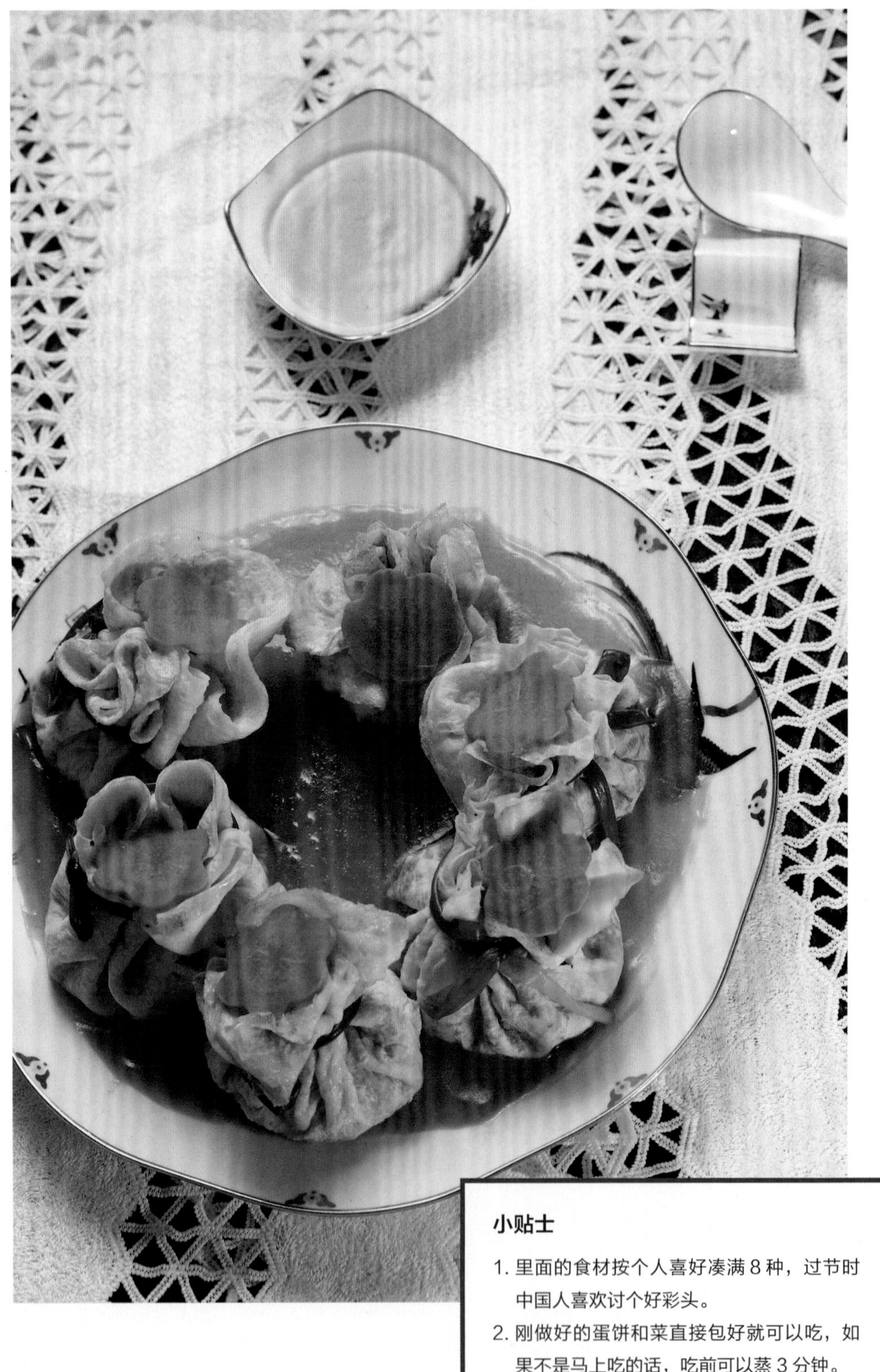

小贴士

1. 里面的食材按个人喜好凑满 8 种，过节时中国人喜欢讨个好彩头。
2. 刚做好的蛋饼和菜直接包好就可以吃，如果不是马上吃的话，吃前可以蒸 3 分钟。

南乳斋煲

烹饪时间：约 50 分钟

无麸质　无坚果　无乳制品　纯素

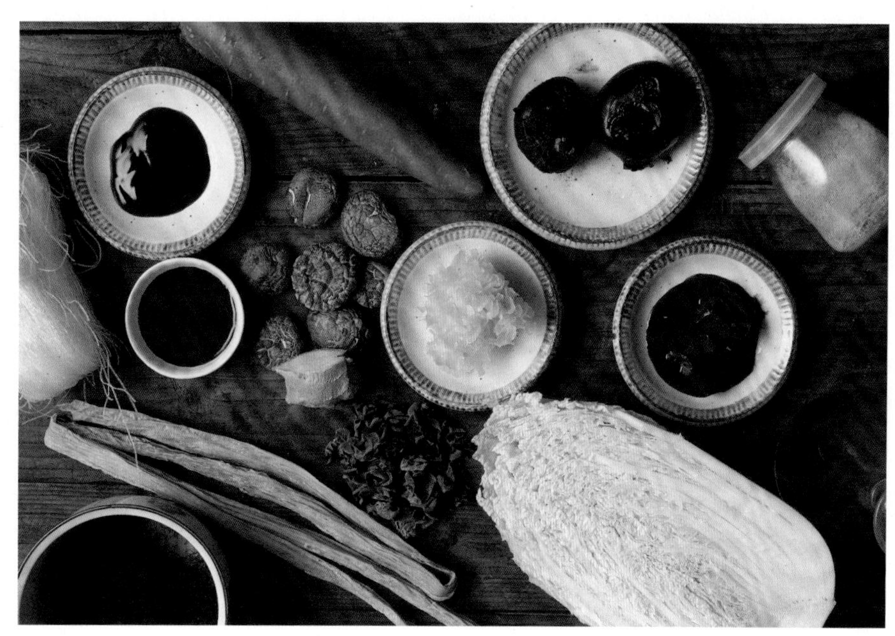

制作材料

主料：

大白菜 1 棵

花菇 5 朵

马蹄 3 颗

发菜 20 克

龙口粉丝 50 克

胡萝卜 1 根

腐竹 2 条

银耳 1 小朵

木耳 8 朵

辅料：

老姜 3 片

调料：

南乳汁 1 小碗

腐乳 4 小块

蚝油 30 毫升

胡椒粉 2 克

花生油 15 毫升

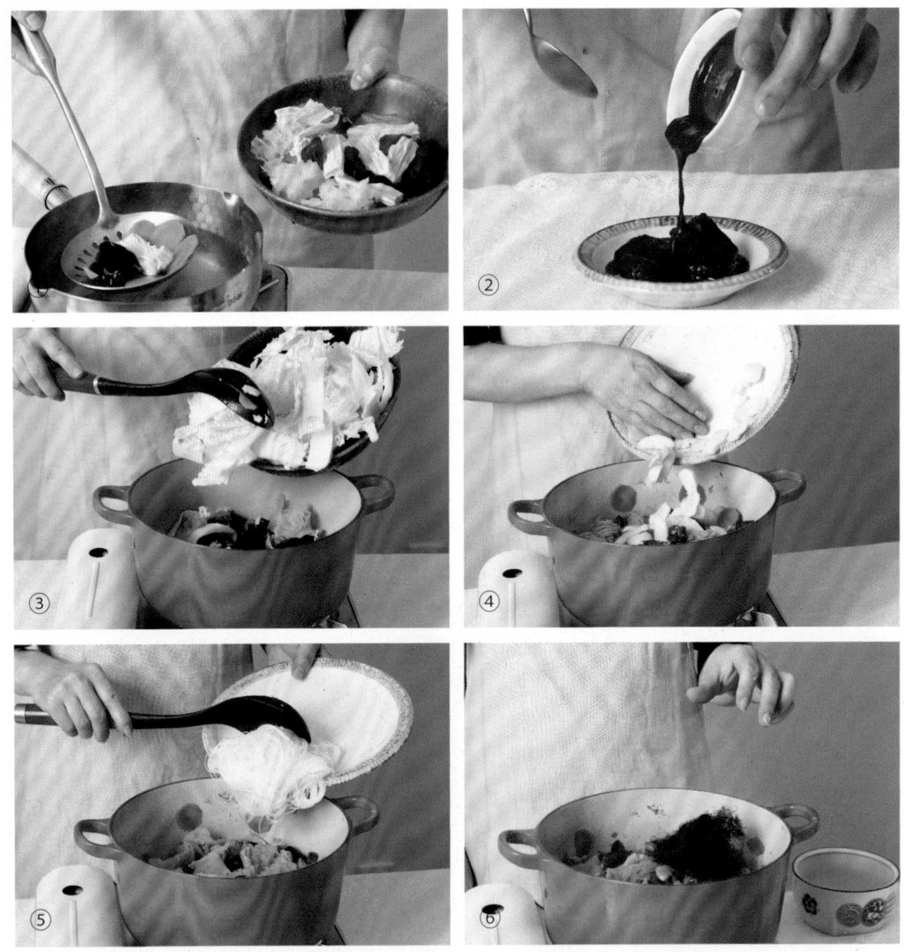

制作方法

1. 提前把花菇、银耳、木耳、腐竹、粉丝、发菜分别用温水泡软。
2. 白菜洗净，胡萝卜、马蹄、姜削皮。
3. 白菜、萝卜、马蹄、姜切片，花菇去蒂切半，腐竹及粉丝切段。银耳和木耳去除底部硬块。
4. 胡萝卜、银耳和木耳，分别焯水 5 分钟后捞起，沥干水分。白菜过水捞出。
5. 南乳汁和腐乳捣碎混合。
6. 锅烧热放花生油 15 毫升，把姜片爆香，下胡萝卜、花菇、银耳、木耳、腐竹翻炒。
7. 再加大白菜、马蹄炒匀。
8. 加入南乳汁，翻炒均匀。加入蚝油，炒至所有材料变软。
9. 加入粉丝翻拌，使其均匀地裹上酱汁。
10. 加入发菜。如果剩下的水不够的话，酌量加开水。再煮 2 分钟入味即可。

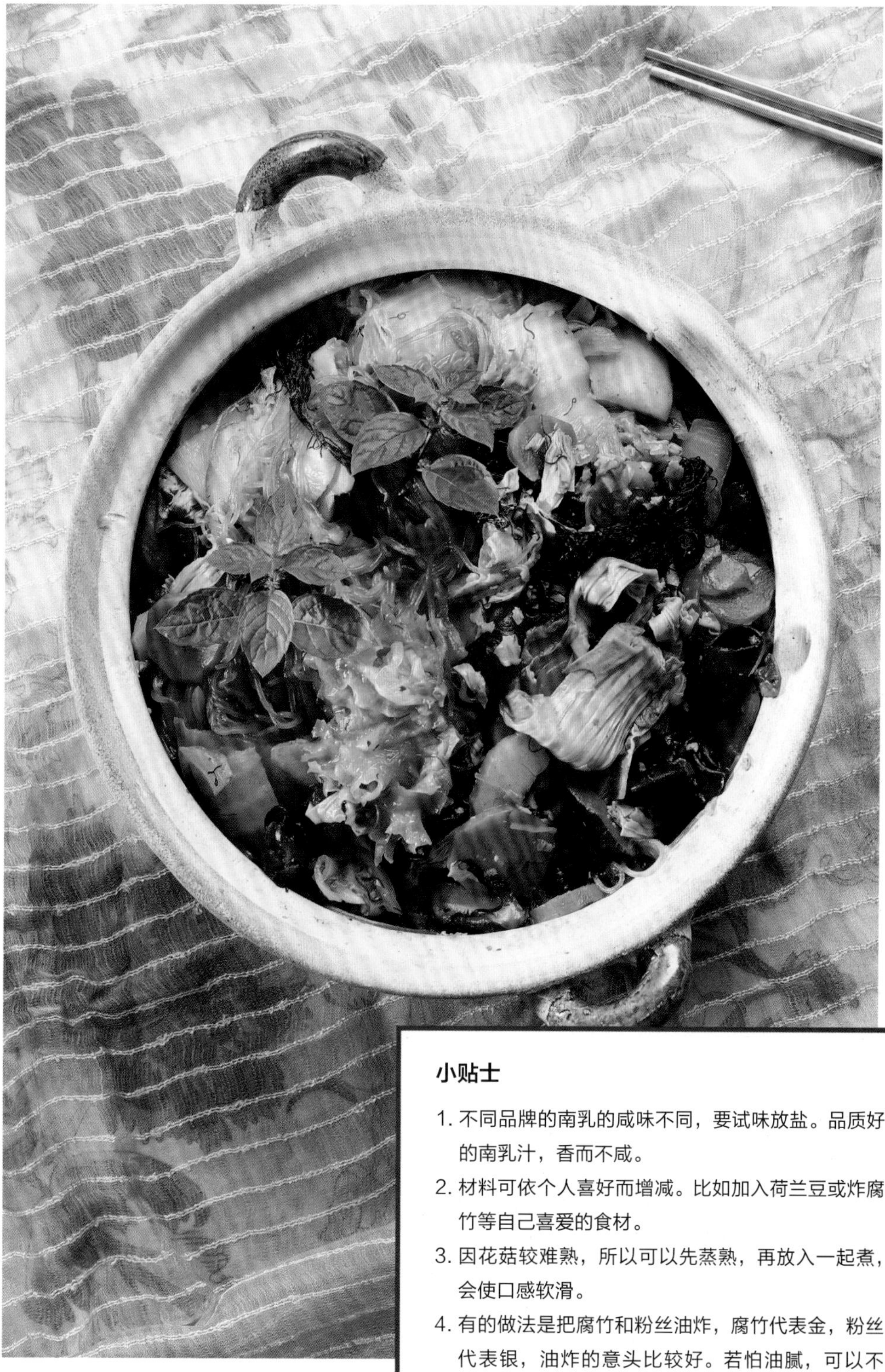

小贴士

1. 不同品牌的南乳的咸味不同，要试味放盐。品质好的南乳汁，香而不咸。
2. 材料可依个人喜好而增减。比如加入荷兰豆或炸腐竹等自己喜爱的食材。
3. 因花菇较难熟，所以可以先蒸熟，再放入一起煮，会使口感软滑。
4. 有的做法是把腐竹和粉丝油炸，腐竹代表金，粉丝代表银，油炸的意头比较好。若怕油腻，可以不炸，这样口感更顺滑。
5. 如果炸腐竹要用扁的腐竹，而非常见的圆腐竹。

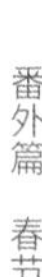

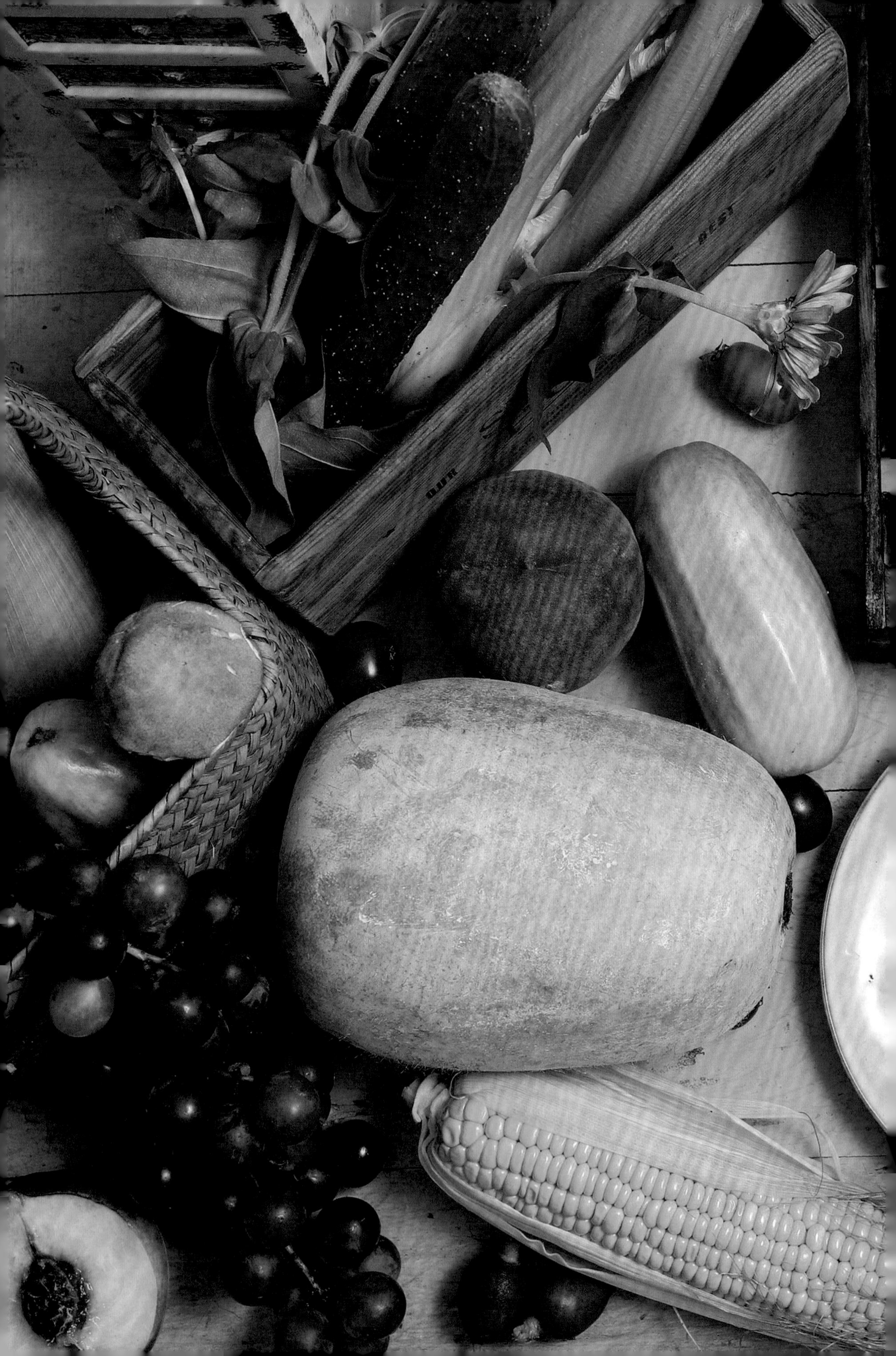
OUR
BEST

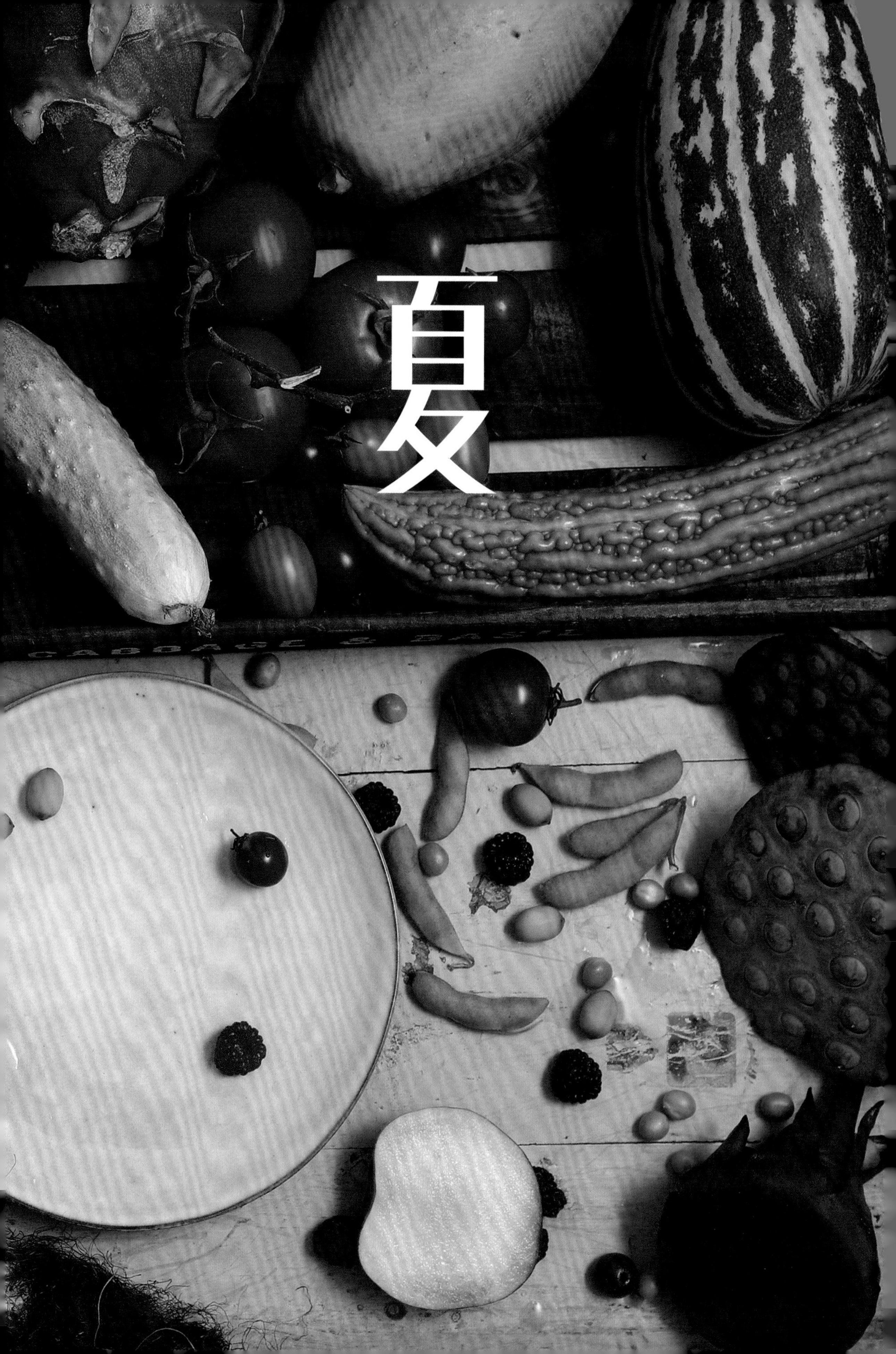
夏

『家家麦饭美，处处菱歌长。』

立夏

公历五月四日至五月七日

立夏是夏季的第一个节气，预示着夏季的到来。“斗指东南，维为立夏，万物至此皆长大，故名立夏也。”夏季来临，郁郁葱葱，最适合游玩了，古代关于立夏的诗词也大都非常欢快清新，比如“小荷才露尖尖角，早有蜻蜓立上头。”“欲把西湖比西子，淡妆浓抹总相宜。”皆描绘了立夏的美好景色。

记得有一年的立夏时节，我约了几位好友到雍和宫祈愿。那天的阳光非常好，祈愿后我们就在雍和宫逛了起来，阳光适宜、树木荫浓，人的心情也愉快了起来。我用手机拍下一张大树的照片，阳光正好穿过树枝，显得格外温暖。“芳菲歇去何须恨，夏木阴阴正可人。”我把这张图发到朋友圈并配上秦观的这句诗。在我心目中，立夏大概就是这样的一种存在：不用怀念春天以及逝去的美好，夏日的景色和未来一样可期。

我国地大物博，经过上千的文化历史积淀，每个节气都有不同的习俗，立夏也是如此。比如在宁波，立夏日要吃“脚骨笋”，用乌笋烧煮，每根三四寸长，不剖开，吃时定要拣两根相同粗细的笋一同吃下，说吃了能“脚骨健”（身体康健）；而在长沙，立夏这天会吃“立夏羹”，民谚云：“吃了立夏羹，麻石踩成坑。”寓意力大无比，身轻如燕。除此之外还有立夏吃海鲜、系立夏绳等习俗。

在众多立夏习俗中，最经典的要数“立夏蛋”和“立夏饭”了。在长江以南地区，每逢立夏，人们都要吃煮鸡蛋或咸鸭蛋，认为立夏吃鸡蛋能强健身体。而立夏饭则是用紫米、糯米、红豆等五色食材煮成的“五彩饭”，一碗多彩的立夏饭，寓意这一年五谷丰登、富裕美满。用美食表达对美好生活的追求，永远是朴实的中国劳动人民的主题。节气也好，美食也罢，其实更多的是一种人文情怀，它们给予我们的更多是精神层次的滋养，以及内心最纯真的对美好生活的呼唤。

推荐食材

鸡蛋、豆子、糯米补气，粗粮益心脾、养血安神，核桃壳固摄肾气。

饮食要点

以养心固肾为主，多吃祛暑益气的食物。

立夏蛋

烹饪时间：约20分钟

无麸质　无乳制品　蛋素

核桃，形似脑髓，入肾经，是缓补肾虚的食材。核桃壳和它中间的分心木，都是健脾固肾的好食材。

鸡蛋，入心经，轻补气血。

这里用的是核桃壳。核桃仁可以撒盐，150摄氏度烤8分钟，每天下午5点到7点肾经当令的时候，细嚼慢咽吃一个，是补肾气的好方法。

民间谚语有“立夏吃了蛋，热天不疰夏”，传说过去每年立夏，瘟神都会溜到下界播疫作祟，凡是被它染上病的，就是“疰夏”。老百姓都到女娲娘娘庙烧香磕头，求她消灾降福，保佑后代。女娲娘娘托梦告诉老百姓，在立夏之日，小孩子的胸前挂上煮熟的鸡、鸭、鹅蛋，可避免“疰夏”，从此“疰夏”再也没有发生过了。为了纪念并感谢女娲娘娘的大恩大德，每年立夏，家家户户都有把鸡蛋挂于胸前的习俗。

立夏当天吃鸡蛋，祈祷夏日平安。吃立夏蛋能预防大暑前后容易出现的食欲不振、肢软身倦、消瘦等苦夏的症状。品尝立夏蛋，身强体力棒。

制作材料

主料：

鸡蛋6个

核桃壳1把

辅料：

八角2粒

桂皮1片

香叶2片

姜3片

酱油30毫升

红茶30克

盐7克

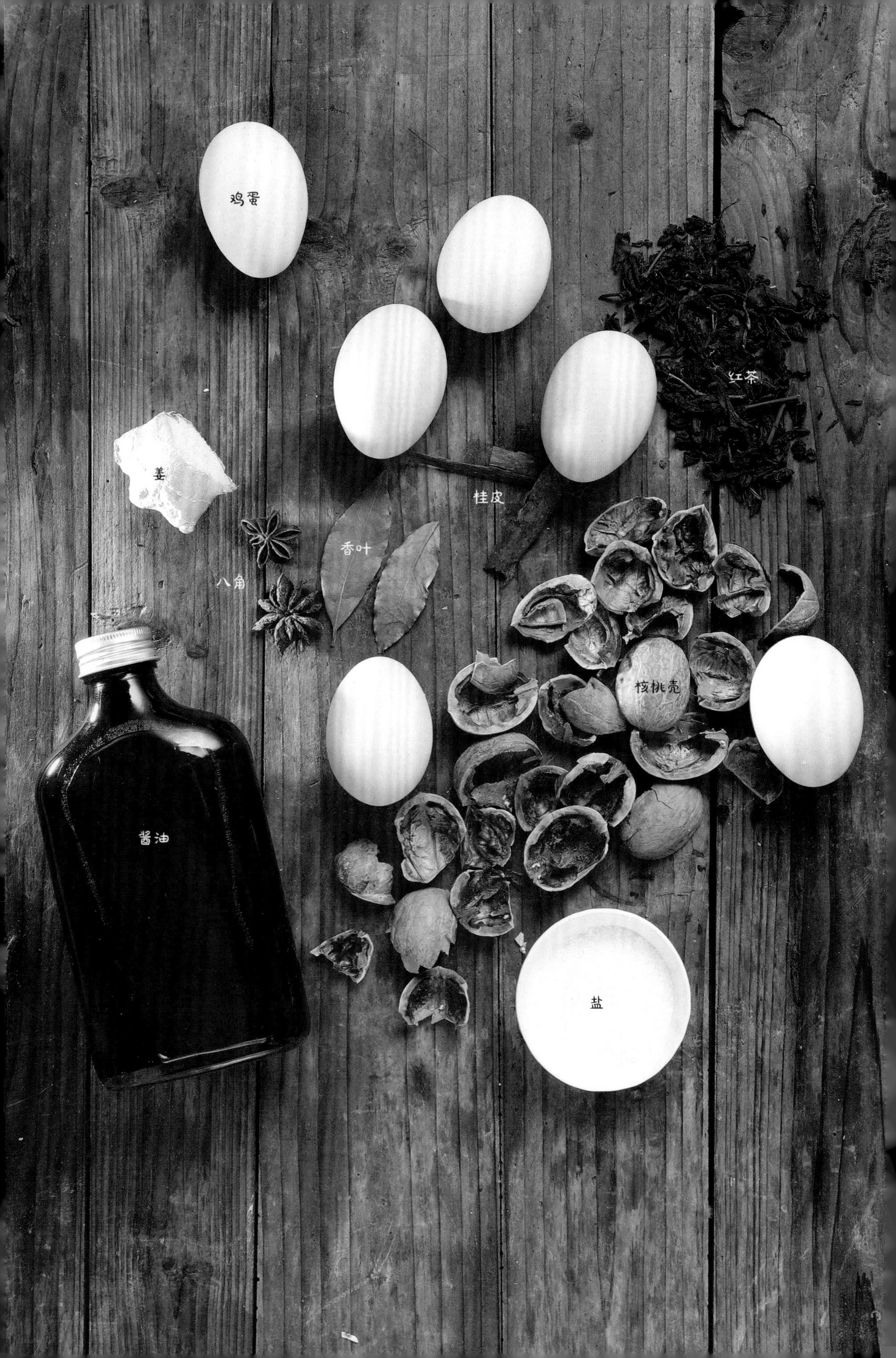
鸡蛋
红茶
姜
桂皮
香叶
八角
核桃壳
酱油
盐

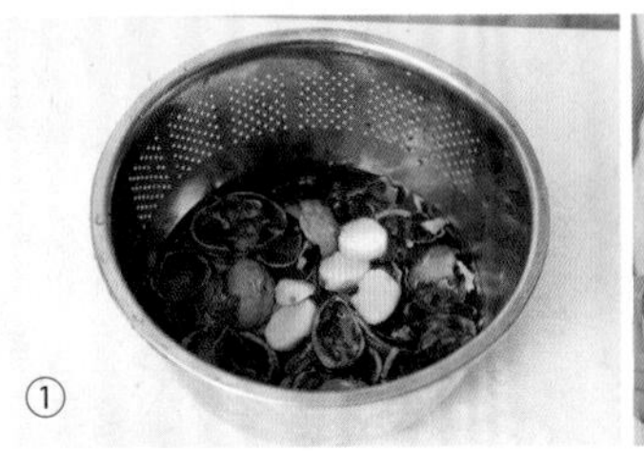
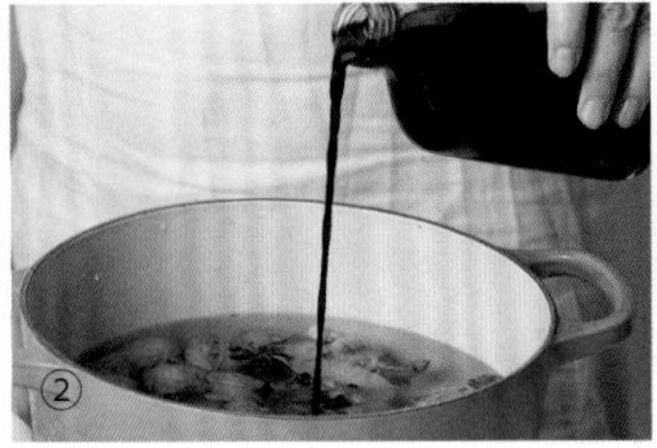
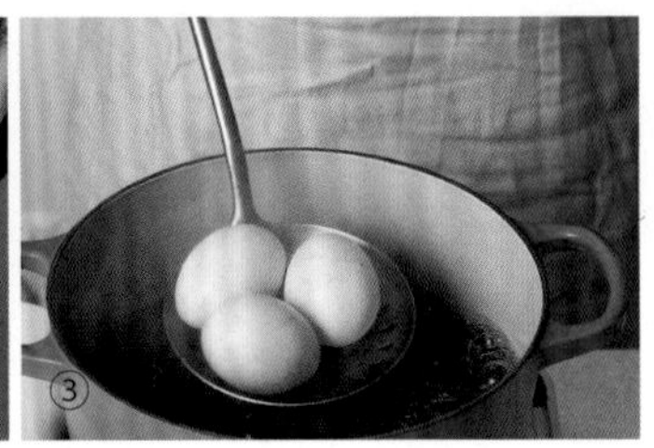

制作方法

1. 将核桃壳及所有的干料洗净，放入锅中，加清水泡半小时。
2. 将所有原料放入锅内沸水中，慢火煮 30 分钟成卤水。
3. 放入鸡蛋，大火煮 5 分钟是溏心，煮 7 分钟全熟。如果是常温蛋，可以直接煮。如果是冰箱冷藏的蛋，则需要将卤水晾凉后再煮，以免鸡蛋炸裂。
4. 鸡蛋熟后用勺子轻轻地敲裂外壳，敲出网状结构，以便更好地入味。敲好的鸡蛋在锅中再煮 3 分钟左右关火。

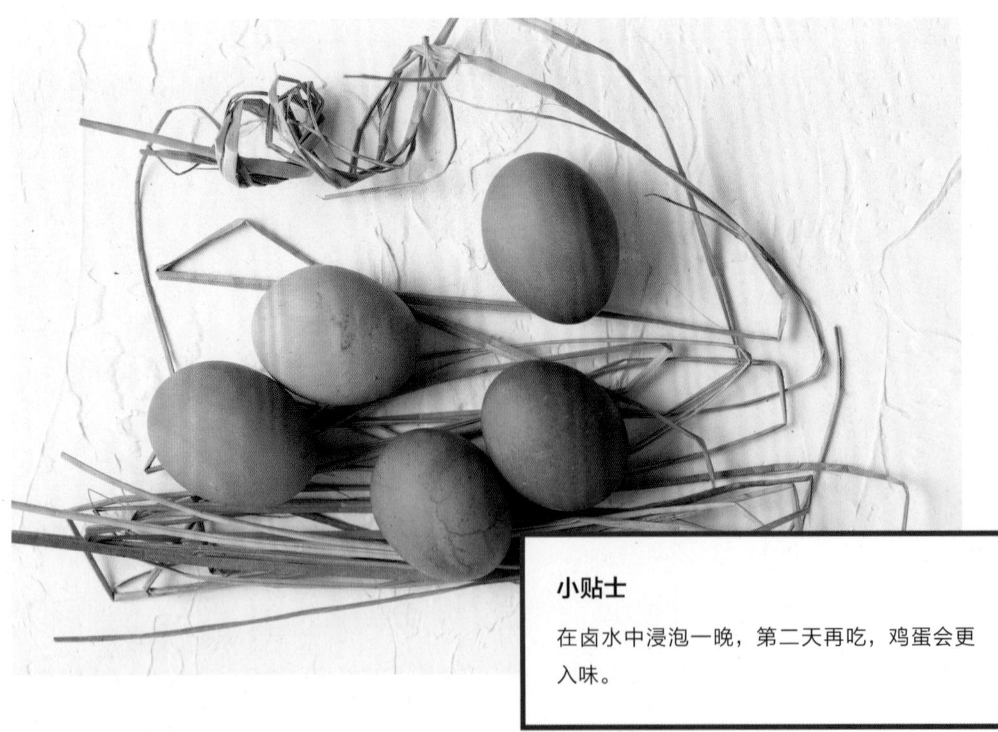

小贴士

在卤水中浸泡一晚，第二天再吃，鸡蛋会更入味。

五彩饭

烹饪时间：约30分钟

无麸质　无坚果　无乳制品　纯素

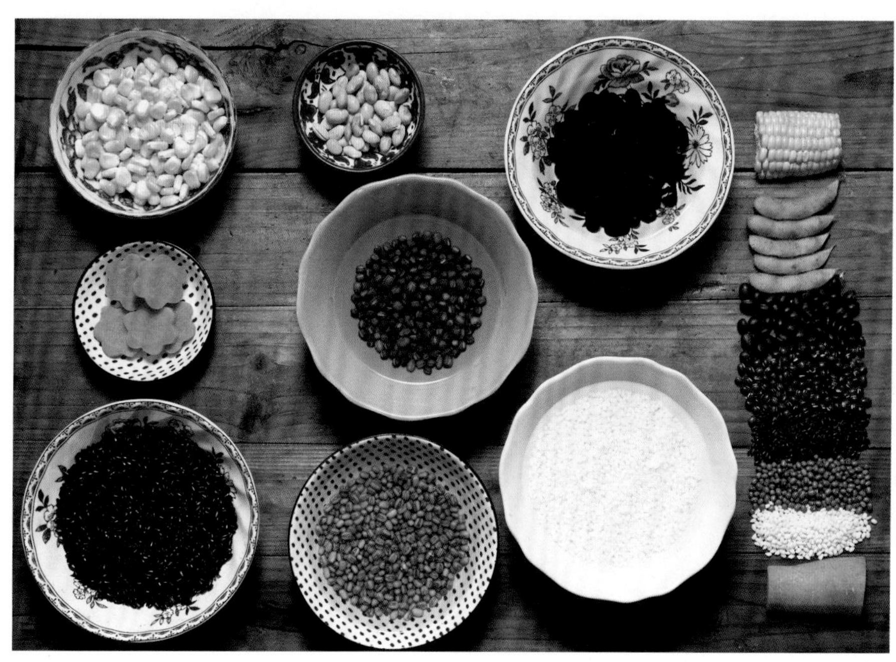

制作材料

主料：	辅料：
紫米100克	胡萝卜 30克
糯米100克	玉米30克
红豆30克	青豆30克
绿豆30克	
黑豆30克	

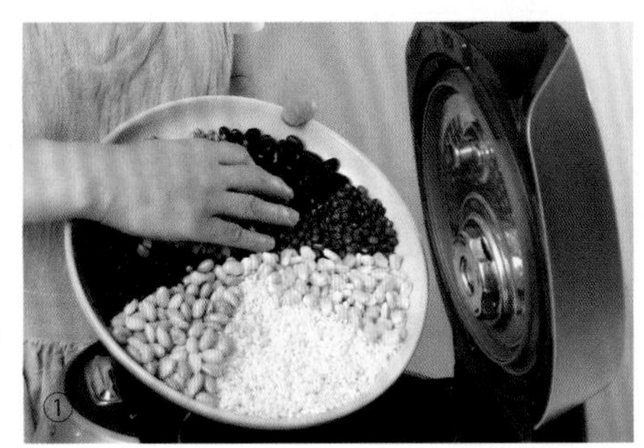

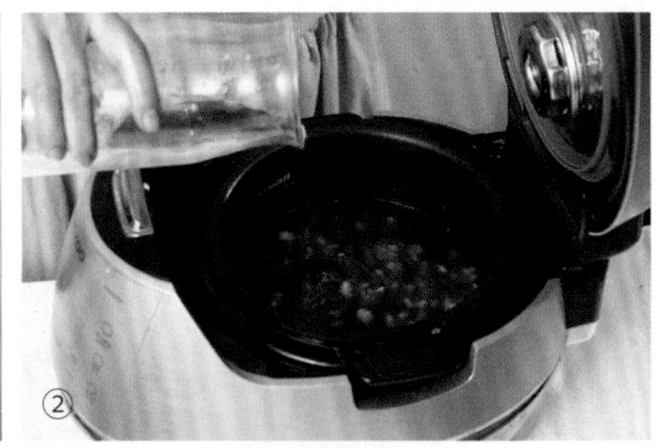

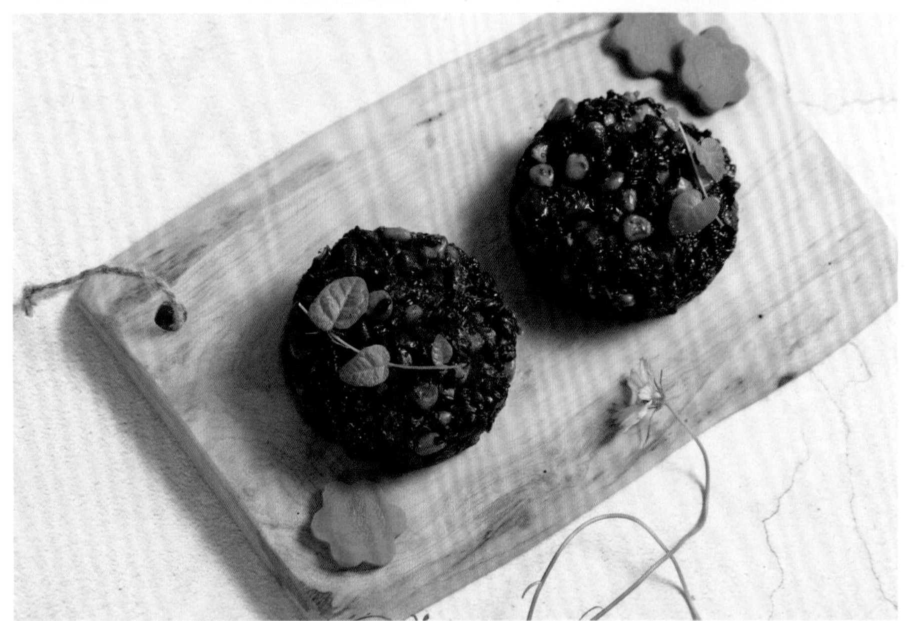

制作方法

1. 将各种米、豆子（除青豆）清洗干净，浸泡 4 个小时。胡萝卜切丁，玉米、青豆洗净并沥干。

2. 将所有材料放入电饭锅，加水，煮 40 分钟。

3. 将五彩饭蒸熟后取出，放入模具定型。

立夏这一天，一人满满一大碗立夏饭，寓意这一年五谷丰登，富裕美满，家人一年到头都健健康康，平平安安！

小满

公历五月二十日至五月二十二日

《月令七十二候集解》中写道："四月中，小满者，物致于此小得盈满。"小满时节，夏熟作物的籽粒开始灌浆饱满，但还未成熟，只是"小满"，故名也。每年小满之后，麦子逐渐成熟。在一些地区，有小满祭车神的习俗，祭拜时将白水泼入田中。

小满时节，气温明显增高，很多地方都已经进入了夏季。气温升高的同时，雨水也逐渐增多，因此饮食宜清淡。我给大家分享的第一道菜是扁豆冬瓜汤，猪骨翻炒至发黄之后大火煮沸至汤色变白，再加入冬瓜、扁豆、薏米等，慢慢炖两小时以上，味道清甜可口。冬瓜润肺生津、清热祛暑，薏米祛湿消肿，而扁豆可补养五脏，非常适合小满时节哦。

在我看来，二十四节气不仅体现了古人的智慧，也包含了古人的处世哲学。比如在二十四节气中，小暑、小寒皆有对应的大暑、大寒，而小满却无对应的"大满"，想必古人也深谙"月满则亏""过犹不及"之道。小得盈满，人生小满才恰到好处。"小满"一词虽为节气，但以此寓意人生却非常美妙。人若自满，便难有进步，若不满，则欲壑难填，而小满刚刚好。就像应小满节气给大家准备的扁豆冬瓜汤和冰糖青梅酱，没有华丽复杂的食材，小满刚刚好。

推荐食材

扁豆养五脏，是甘淡温和、健脾化湿的利器，冬瓜性凉，利尿消肿，
生津止渴。梅子此时最肥美，民间流传"吃梅接命"的说法，
梅子分解油脂能力很强，可以增强肝脏的解毒功能，消除疲劳。

饮食要点

忌甘肥厚腻、生湿助湿的食物，忌食酸涩辛辣的食物。

扁豆冬瓜汤

烹饪时间：约 150 分钟

无麸质　无坚果　无乳制品

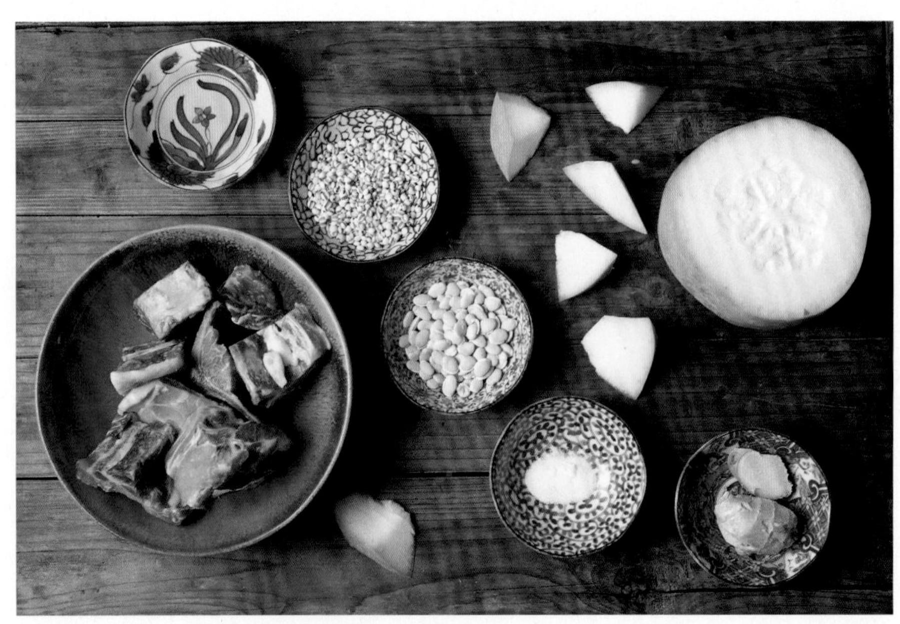

制作材料

主料：

冬瓜 1 000 克

猪骨 400 克

白扁豆 60 克

薏米 60 克

辅料：

姜 1 小块

调料：

盐 10 克

水 2 000 毫升

油 15 毫升

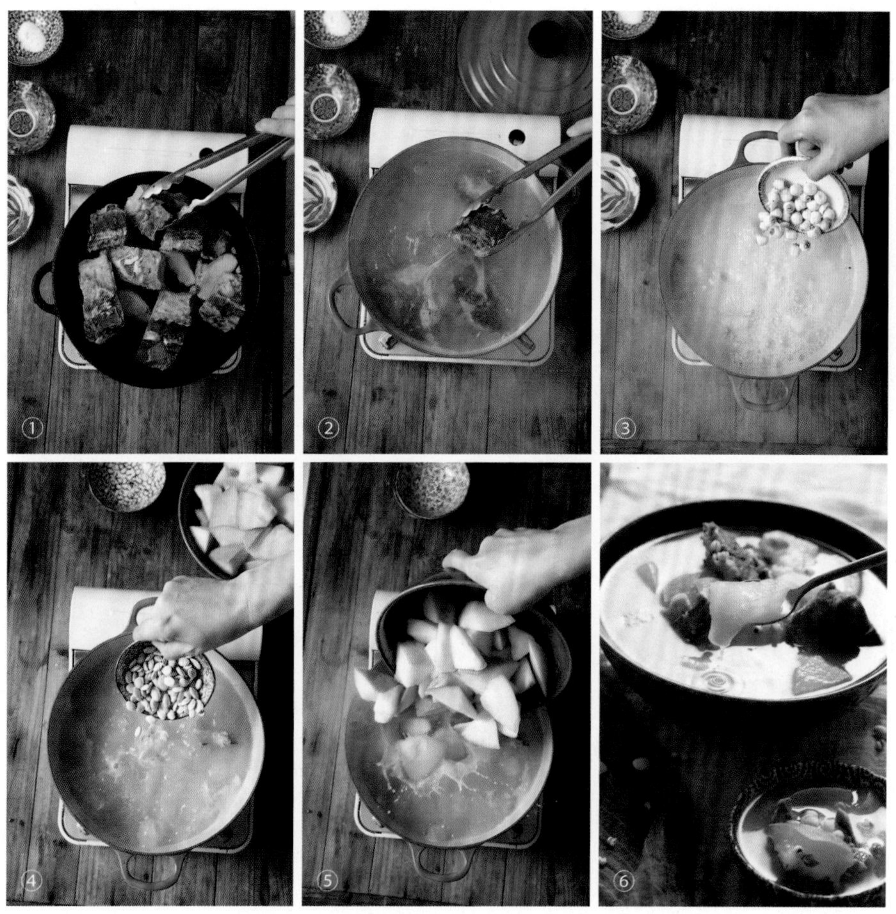

制作方法

1. 冬瓜、扁豆、薏米洗净，冬瓜切滚刀块（不要去皮）。
2. 猪骨预先清洗并浸泡干净，锅里放冷水烧开，将猪骨放进去焯水，等出现浮沫之后，将猪骨捞出，用热水冲洗干净表面污物。
3. 取锅放油，然后加点生姜，将猪骨炒至发黄一下，再捞出来备用。这步非常关键哦，猪骨先炒一下，不仅能够去腥，还可以提鲜，这样炖出来的汤就汤白如牛奶咯！
4. 取一个砂锅，一次性加足水，烧开后加入猪骨，大火快煮 10 分钟，就会看到汤色变白。
5. 放入冬瓜、薏米、扁豆，烧开之后转中小火。继续炖煮 2 小时左右。
6. 吃前可以根据自己的口味加盐调味。

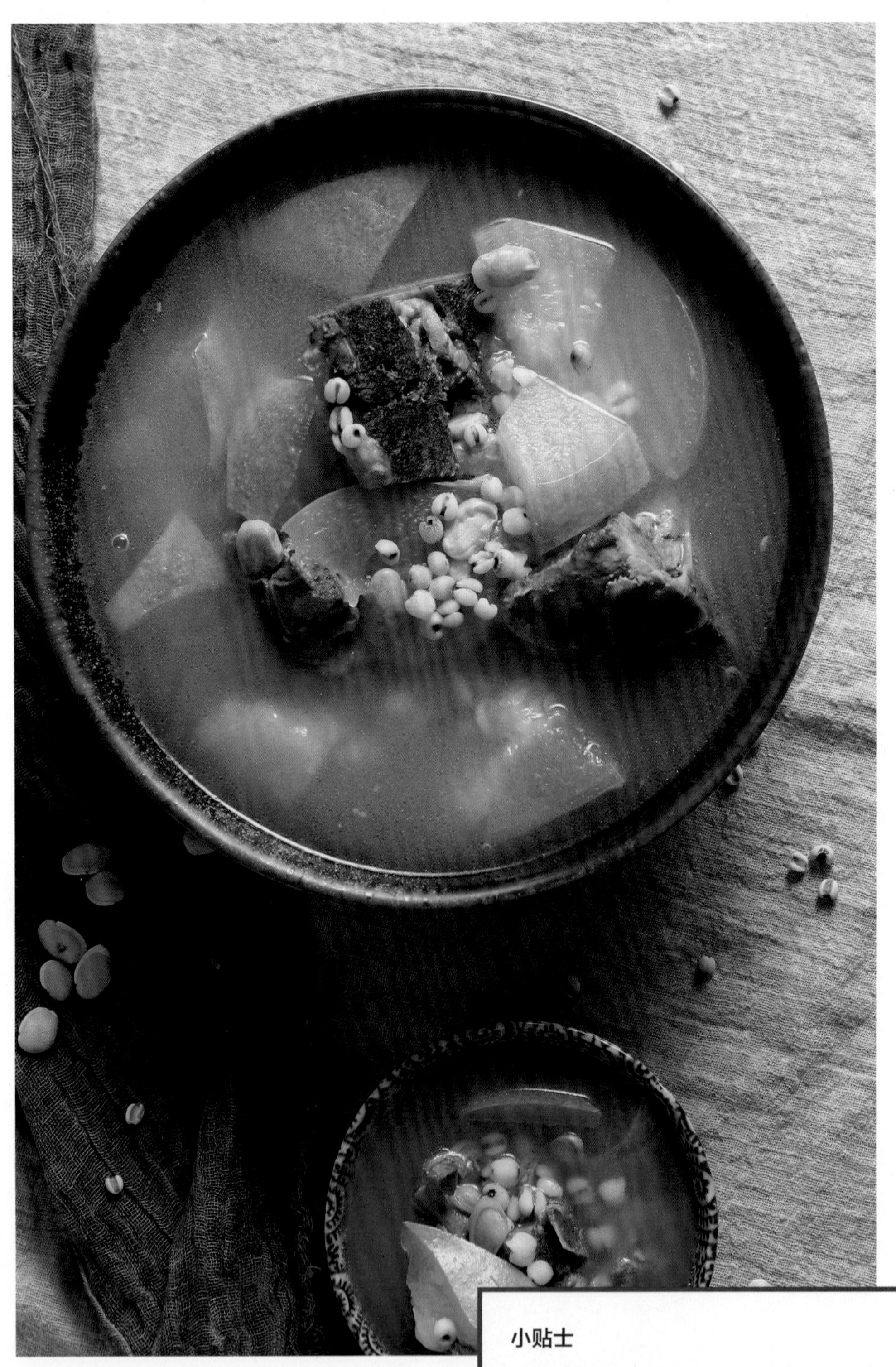

小贴士

猪骨浸泡，焯水，热水清洗，翻炒至金黄，用开水煮汤，中小火慢煮，是汤色雪白的关键。

冰糖青梅酱

烹饪时间：约30分钟

无麸质　无坚果　无乳制品　纯素

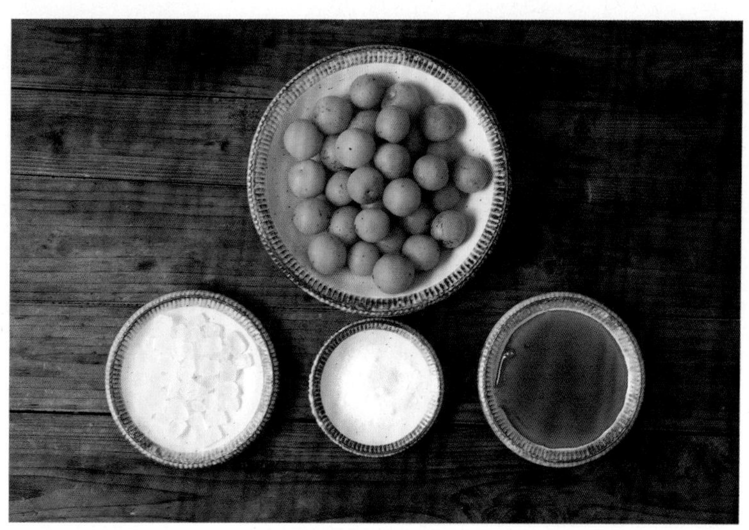

过季没买到青梅，只有快下市的黄色梅子。

制作材料

主料：

梅子500克

调料：

冰糖150克

麦芽糖100克

盐20克

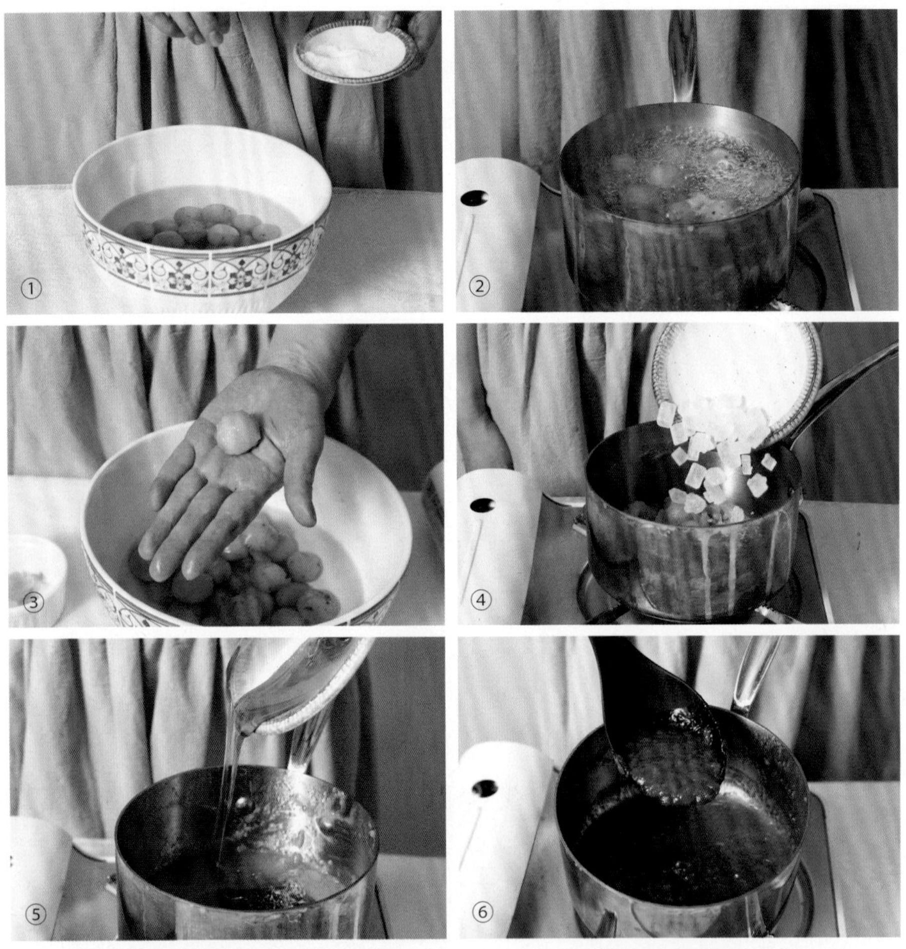

制作方法

1. 将青梅去蒂洗净，加入 1 大勺盐浸泡 5 个小时，杀菌去涩味。
2. 青梅浸泡后，和盐水一起倒入锅，煮 3 分钟左右至青梅完全变色后，捞出梅子，迅速在凉水中冷却，并把梅子皮剥掉。
3. 锅中放入青梅、冰糖，中小火煮至冰糖完全融化，小火慢熬半个小时后，梅酱颜色变深，果核自然分离出来，此时加入剩下的 100 克麦芽糖继续熬。
4. 熬到水分蒸发，果酱黏稠，呈啫喱状的时候就可以了。关火并挑出果核。
5. 青梅酱出锅后，趁热装入准备好的玻璃罐，装至八分满即可；拧紧瓶盖，立刻倒置，排空空气，晾凉后放入冰箱冷藏。

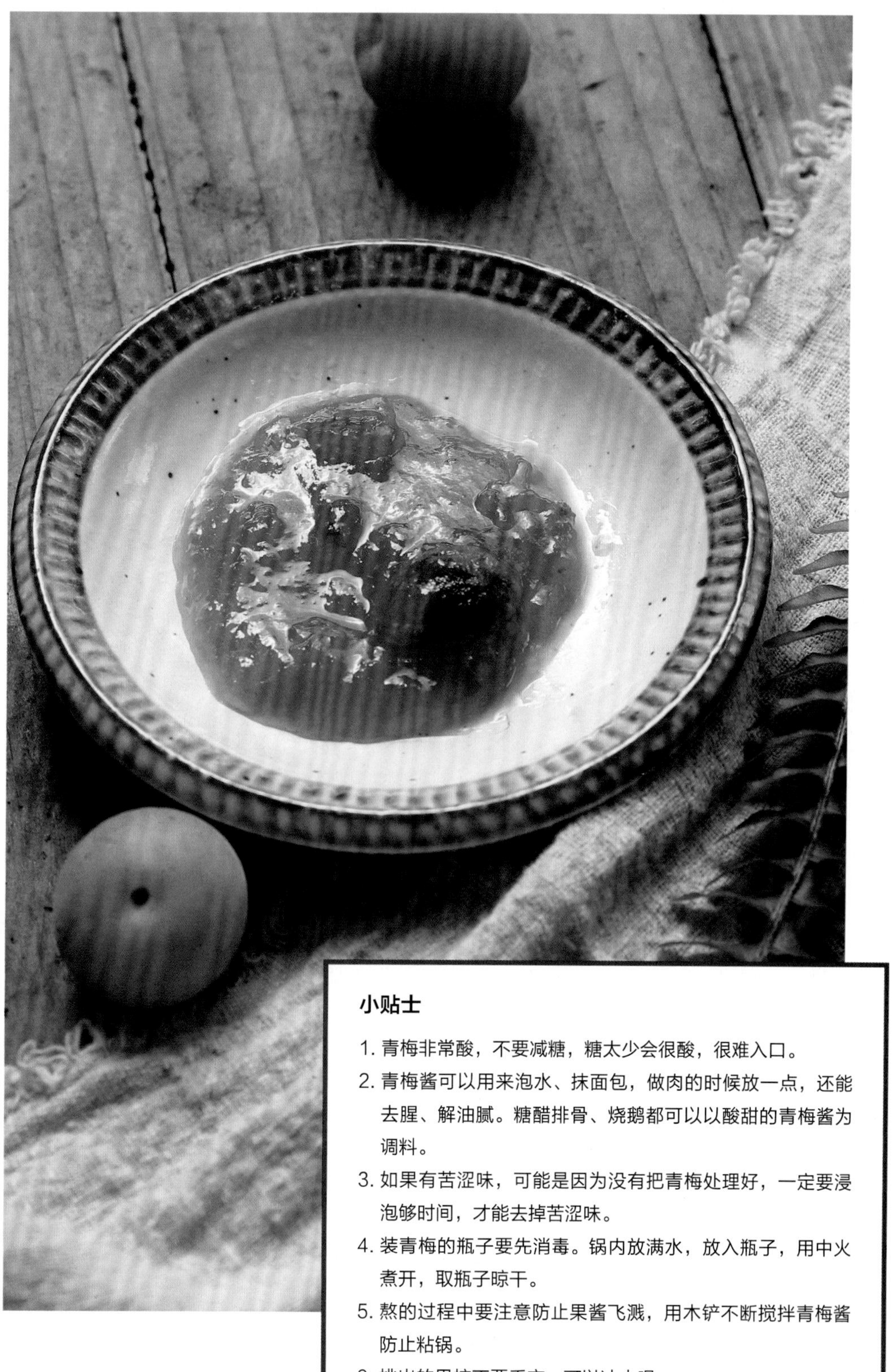

小贴士

1. 青梅非常酸，不要减糖，糖太少会很酸，很难入口。
2. 青梅酱可以用来泡水、抹面包，做肉的时候放一点，还能去腥、解油腻。糖醋排骨、烧鹅都可以以酸甜的青梅酱为调料。
3. 如果有苦涩味，可能是因为没有把青梅处理好，一定要浸泡够时间，才能去掉苦涩味。
4. 装青梅的瓶子要先消毒。锅内放满水，放入瓶子，用中火煮开，取瓶子晾干。
5. 熬的过程中要注意防止果酱飞溅，用木铲不断搅拌青梅酱防止粘锅。
6. 挑出的果核不要丢弃，可以冲水喝。

芒种

公历六月四日至六月七日

陆游写过一首诗《时雨》:“时雨及芒种，四野皆插秧。家家麦饭美,处处菱歌长。”这首小诗用极家常的片段描述了芒种时节的景象。仲夏时节，迎来芒种。“家家麦饭美”，因为有芒的麦子可以收啦；“四野皆插秧”，因为有芒的稻子要种下啦。这是一个既收获幸福，又播种希望的时节啊。

芒种，轻声一念，仿佛能看见麦田里四处流动的光芒。当然在这初夏的时节，除了晃动的金色光芒，亦有娇滴滴的一抹嫣红。芒种时节意味着进入仲夏，真正的夏季来了，气温逐渐升高，要注意防暑降温，吃应季蔬果。火龙果正是成熟之时，它富含花青素，营养丰富，消暑止渴，西芹、百合清润生津，可以补充身体因天气热而流失的水分。火龙果时蔬为应对夏季暑热而生。

芒种过后，樱桃也成熟了。中医认为芒种节气吃樱桃可以养心血、补阳气、抗衰老。做一道浓烈而甜蜜的樱桃派，脆脆的酥皮搭配樱桃蛋挞馅料，入口即化，最适合当下午茶和心爱的人分享了。

推荐食材

火龙果、芹菜、胡萝卜。

饮食要点

芒种时节阴雨绵绵，雨水多，饮食宜清淡，宜祛暑益气。

火龙果时蔬

烹饪时间：约30分钟

无麸质　无乳制品　纯素

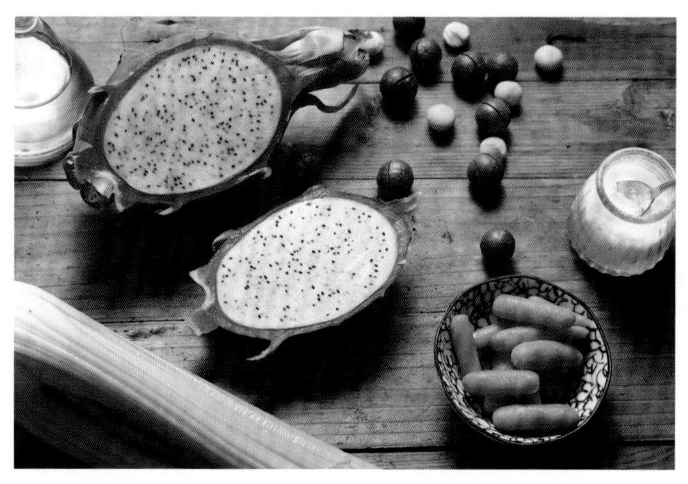

制作材料

主料：
火龙果1个
西芹1根
百合1朵
胡萝卜80克
夏威夷果60克

调料：
橄榄油10毫升
盐2克

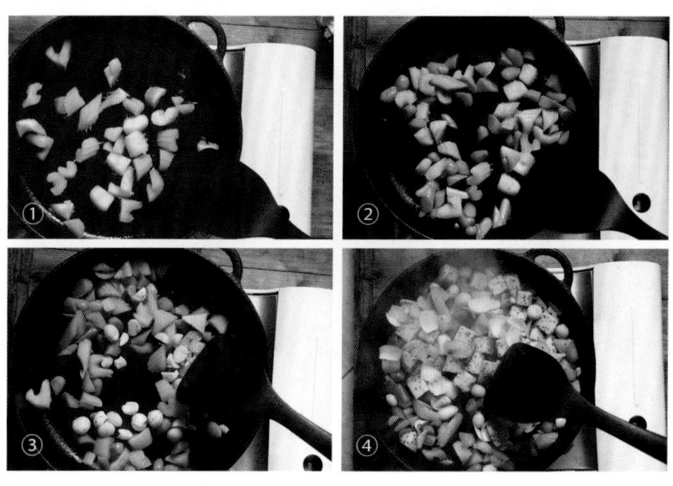

制作方法

1. 夏威夷果先在铁锅中烘烤香，小火慢烘，不要开大火。
2. 火龙果对切，剥出果肉切成丁，并留一半完整的外壳待用。
3. 将西芹、胡萝卜洗净，斜切成小段。用刀将整朵百合的两头切去，去掉两头的黑色和根，掰成小片，洗净沥干。
4. 热锅倒入油加热后，放入西芹和胡萝卜翻炒片刻。
5. 加入夏威夷果后快速翻炒，放入火龙果丁混合均匀，加盐调味，最后放入百合快速翻炒，看到百合边缘变透明马上关火出锅。

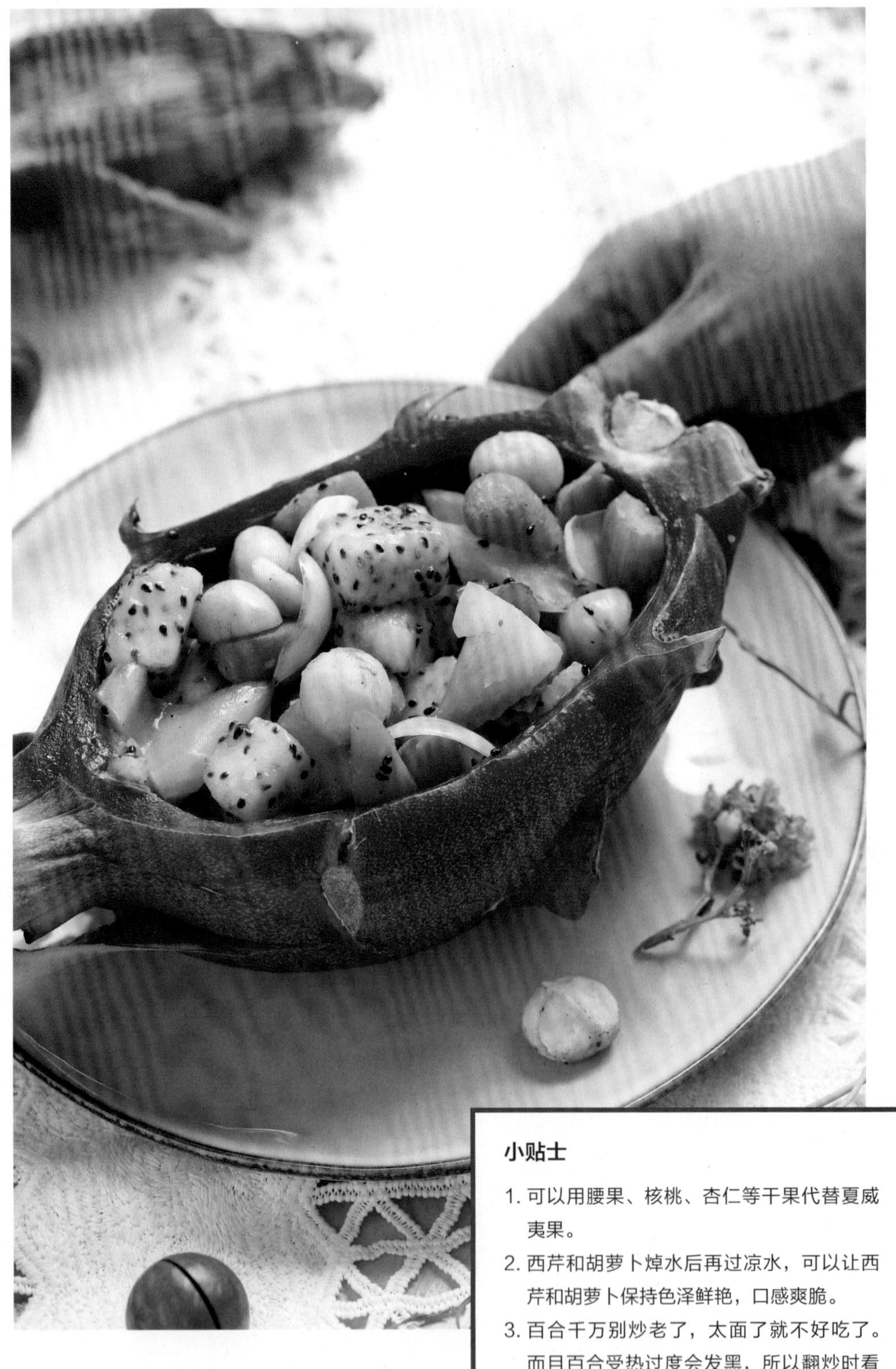

小贴士

1. 可以用腰果、核桃、杏仁等干果代替夏威夷果。
2. 西芹和胡萝卜焯水后再过凉水，可以让西芹和胡萝卜保持色泽鲜艳，口感爽脆。
3. 百合千万别炒老了，太面了就不好吃了。而且百合受热过度会发黑，所以翻炒时看到百合边缘变透明要立刻出锅。

樱桃派

烹饪时间：约50分钟

无坚果　蛋奶素

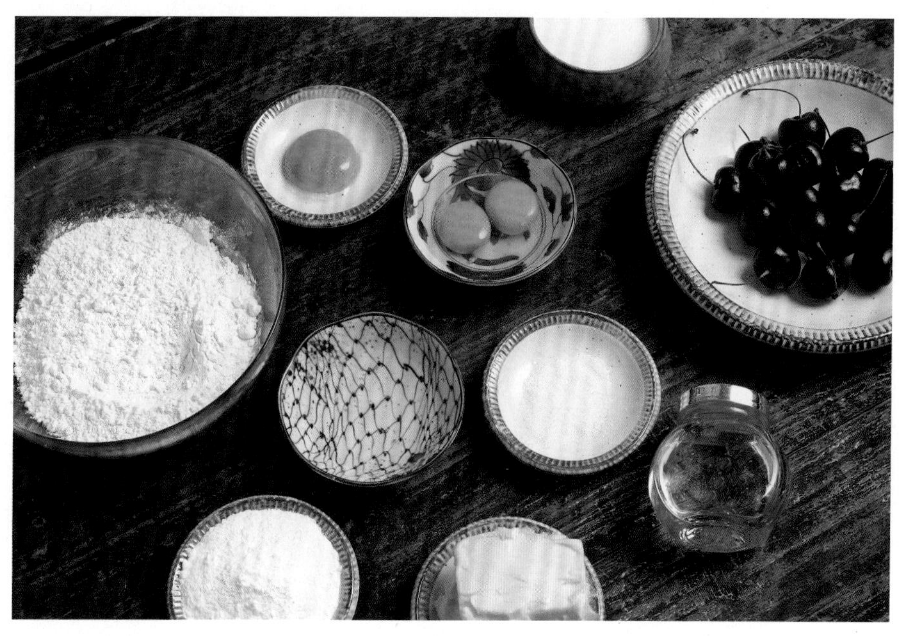

制作材料

挞皮：

有盐黄油 140 克

细砂糖 2 克

低筋面粉 212 克

蛋黄 0.5 个

水 36 毫升

蛋挞液：

鸡蛋 90 克

糖粉 56 克

淡奶油 146 克

樱桃 200 克

糖浆 10 毫升

以上材料大约可以做一个 18 寸和一个 15 寸的挞皮。

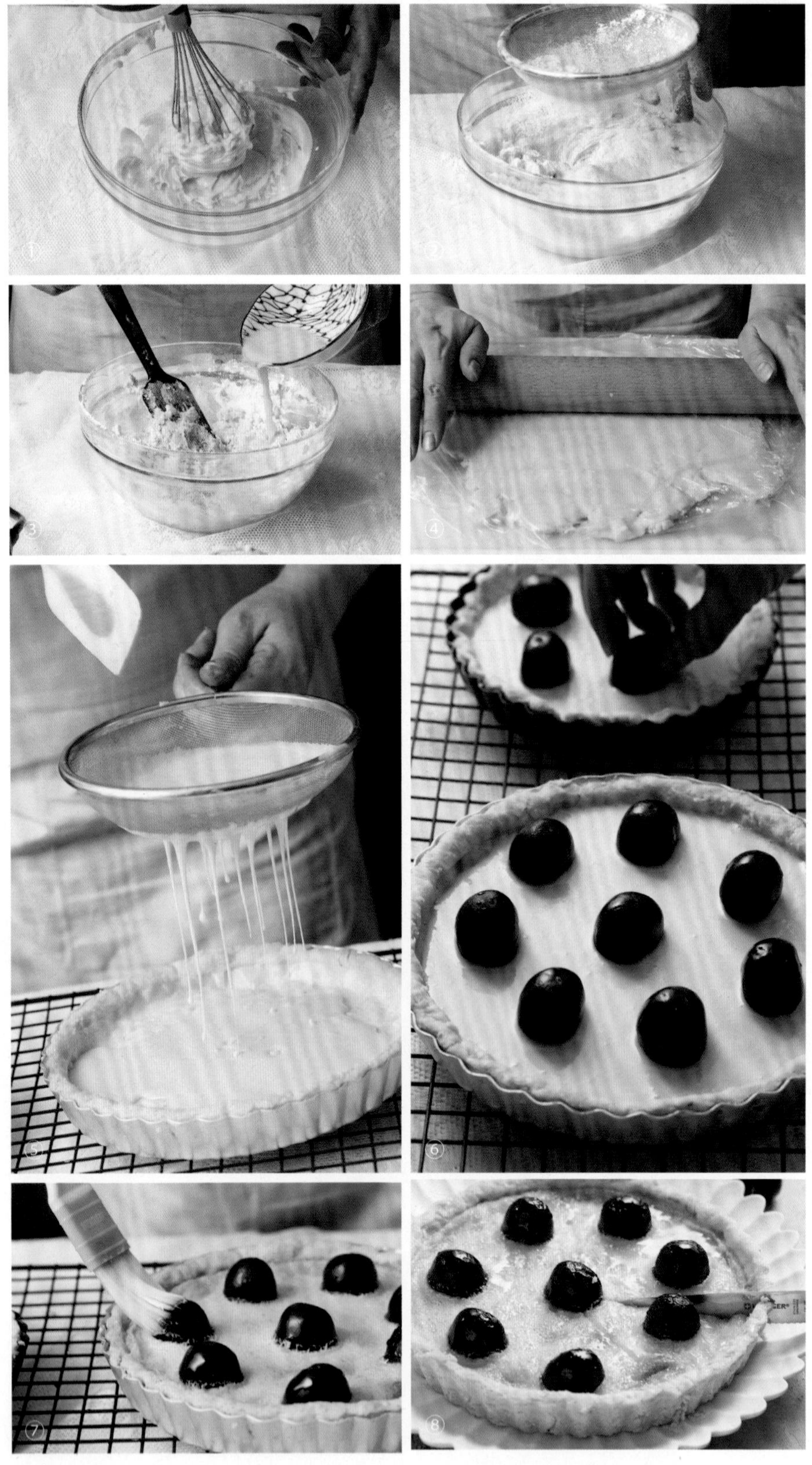

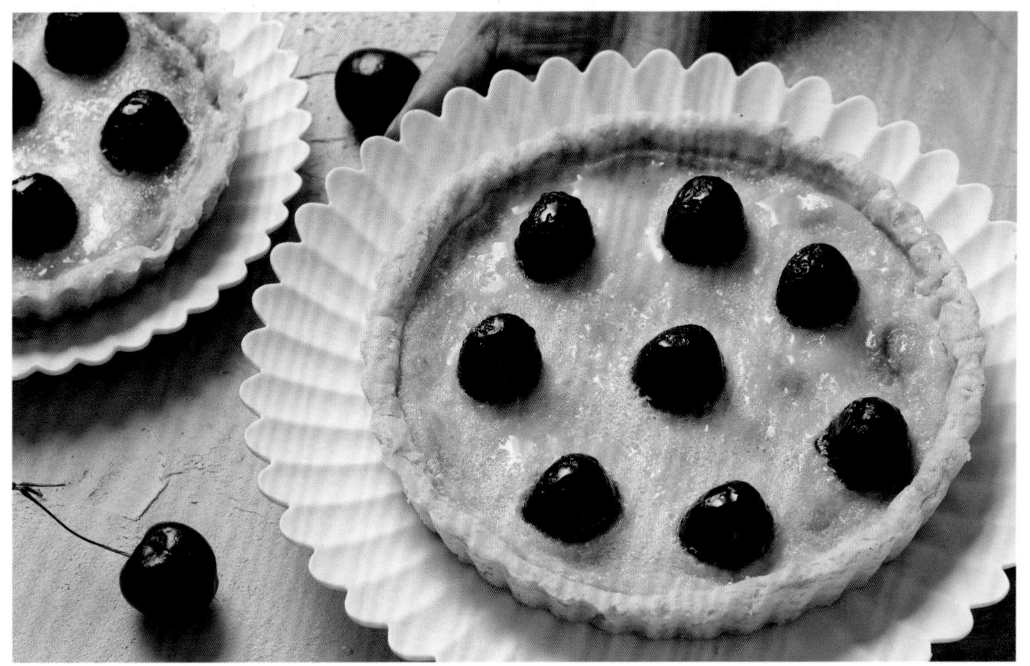

制作方法

1. 樱桃洗净后去掉果柄。有盐黄油提前拿出利用室温软化，用手指摁一下，有个坑就行。
2. 黄油稍微打发，加入细砂糖搅拌均匀。
3. 面粉过一次筛，再筛入打发好的黄油里，搅拌成团。蛋黄加水搅拌匀，倒入面团搅拌至面粉充分吸收水分。
4. 拌到无干粉，面团整体平滑后，装入保鲜袋中包好，冷藏 1 小时以上（隔夜最好）。
5. 在案板上放一张保鲜膜，面团放在保鲜膜上，然后在面团上再放一张保鲜膜，用擀面杖擀成薄厚一致的面片，厚度大约 4 毫米，喜欢厚底的可以擀厚一点，喜欢薄一点可以擀薄一点，用可以调节高度的擀面杖可以擀得薄厚一致。
6. 将面团放到挞圈上，面团底部和边缘都要和挞圈贴合，让擀面杖在塔圈顶层来回滚动，挤走空气，把多余的挞皮切掉。
7. 用叉齿在挞皮上均匀扎孔，然后将挞皮放入冰箱冷冻或冷藏 30 分钟。
8. 表面盖一层油纸，铺上重石。没有重石，放豆子也可以。
9. 烤箱预热 180 摄氏度，烤约 25 分钟。将重石拿开，如果上色偏浅，可以多烤 5 分钟。挞皮烤好后放在冷却架上散热。需要预烤的挞皮，达到轻微上色即可，对于需要烤到全熟的挞皮，拿掉烤盘纸和重石，再烤 7~8 分钟，直到呈现金黄色，将挞皮放到架子放凉备用。
10. 在烤挞皮的时候可以制作蛋挞液。将鸡蛋和糖粉混合搅拌至融化，加入淡奶油拌匀(动作轻柔，不可搅拌起泡)，将蛋液过筛，这样蛋液会比较细腻。
11. 将蛋液倒入冷却后的挞皮中，摆上樱桃。烤箱预热 180 摄氏度，放入樱桃派烘烤 25 分钟。
12. 烤好后取出，立刻在表面刷一层糖浆，放在晾架上，然后冷却后脱模，再刷一次糖浆。

夏至

公历六月二十日至六月二十二日

夏至大概是最浪漫的一个节气了。鹿角解，蝉始鸣，半夏生。夏至这天太阳直射地面的位置到达一年的最北端，几乎直射北回归线，这天过后它将走“回头路”，北半球白昼将会逐日缩短，因此夏至这天白昼最长。鉴于此，夏至也慢慢成了一个适合讲“土味情话”的节气——“最长白昼过后,想你的夜会越来越长”“在最长的白昼,遇见地久天长”，看，是否能把你撩得脸红心跳?

这种关于夏至的土味情话，莫名多了一分浪漫色彩。当然面包和爱情都要有，夏至时节非常适合来一碗接地气的“炸酱面”。冬至饺子夏至面，从小在北京长大的我对这句话再熟悉不过了，好吃的北京人讲究在夏至这一天吃一碗面。按照老北京的风俗习惯，每到夏至时节就可以大啖生菜、凉面了。因为这个时节天气比较炎热，吃些生冷的食物可以降火开胃，又不至于因寒凉而损害健康。民间有“吃了夏至面，健康看得见”之说。

夏至养生首重清热，南瓜味甘、性温，富含维生素C，具有出色的清热解毒之效，多食可以起到清暑除烦的作用。在蛋类中，鸭蛋滋阴，不仅滋心肾之阴，还能解心肺之热。在夏季咸蛋焗南瓜是非常应景的食物。

推荐食材

南瓜性温味甘，补气健脾，清热解毒；鸭蛋滋阴，清肺热；过水面、凉面可以防暑降温。

饮食要点

以清泄暑热，增进食欲为主，宜清淡不宜肥厚，多食酸味、苦味以清心。

老北京炸酱面

烹饪时间：约 25 分钟

无坚果　无乳制品

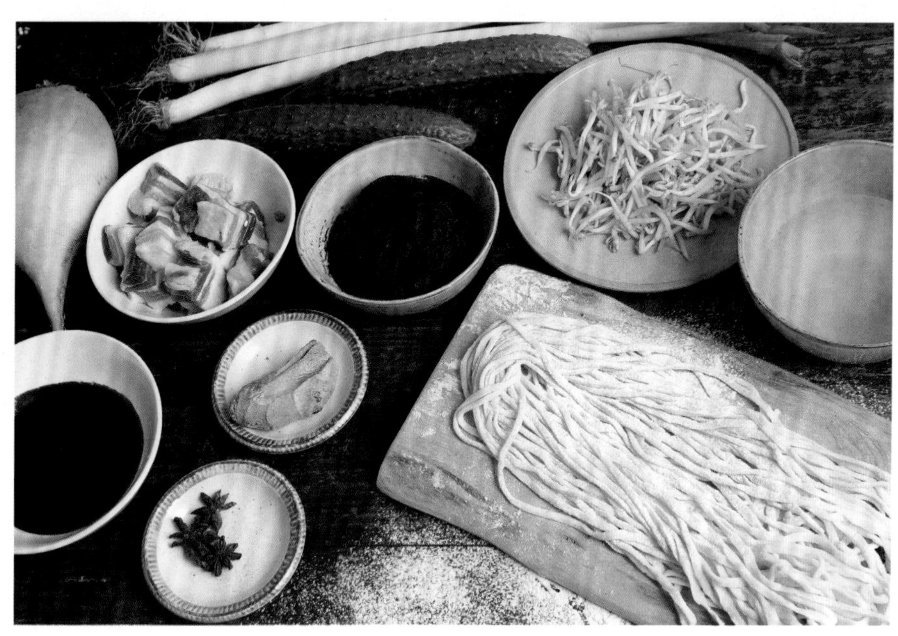

制作材料

主料：	辅料：	调料：
手擀面 500 克	黄瓜 2 根	八角 3 粒
五花肉 400 克	心里美萝卜 100 克	生姜 60 克
干黄酱 250 克	豆芽 100 克	大葱 250 克
甜面酱 100 克		

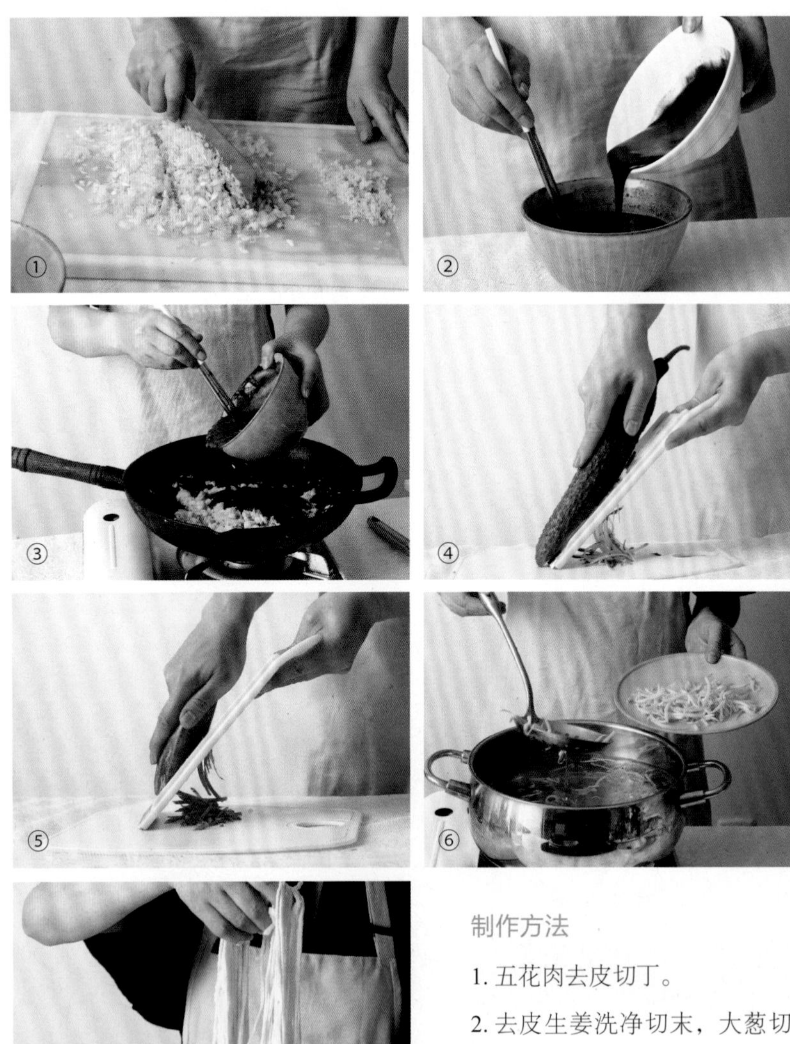

制作方法

1. 五花肉去皮切丁。
2. 去皮生姜洗净切末，大葱切成葱花，黄瓜切成细丝，心里美萝卜切丝。豆芽洗净。
3. 干黄酱加水用筷子泄开，水一点点加，加一点调一点，直到酱和水混合到一块。黄酱变稀，浓稠度和甜面酱一样后和甜面酱混合均匀。
4. 锅内放宽油，放入八角煸香，放入姜末煸香，放入肉丁翻炒，捞出八角，小火将肉丁煸出油。
5. 下一半的大葱炒香。
6. 加入稀释的酱，开锅后小火慢炖 30 分钟。放入剩下的一半葱炒出香味关火。
7. 锅内放水煮开，将豆芽焯水捞出。
8. 将面条放入锅内煮熟，直接挑到碗里。
9. 放炸好的酱和菜码，搅匀即可食用。

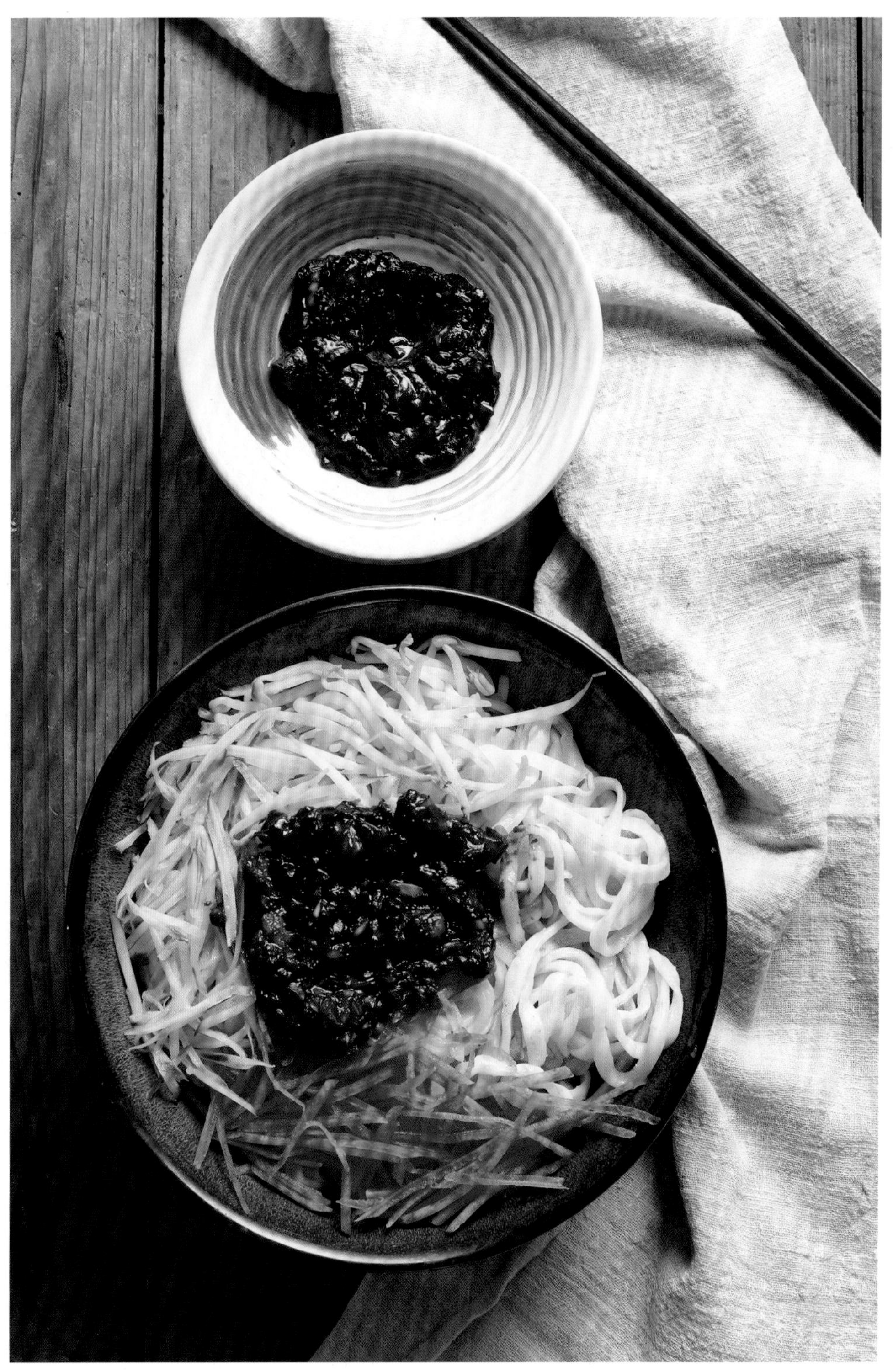

咸蛋黄焗南瓜

烹饪时间：约 20 分钟

无坚果　无乳制品　蛋奶素

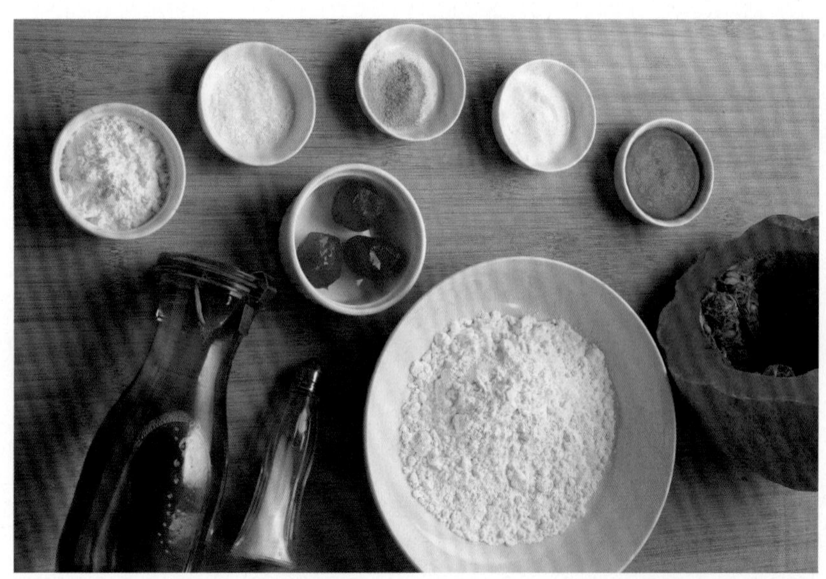

制作材料

主料：	辅料：	调料：
南瓜半个	低筋面粉 90 克	油 750 毫升
咸鸭蛋 3 个	胡椒粉 2 克	盐 1 克
	白酒 20 毫升	
	玉米淀粉 30 克	
	泡打粉 5 克	
	清水 80 毫升	

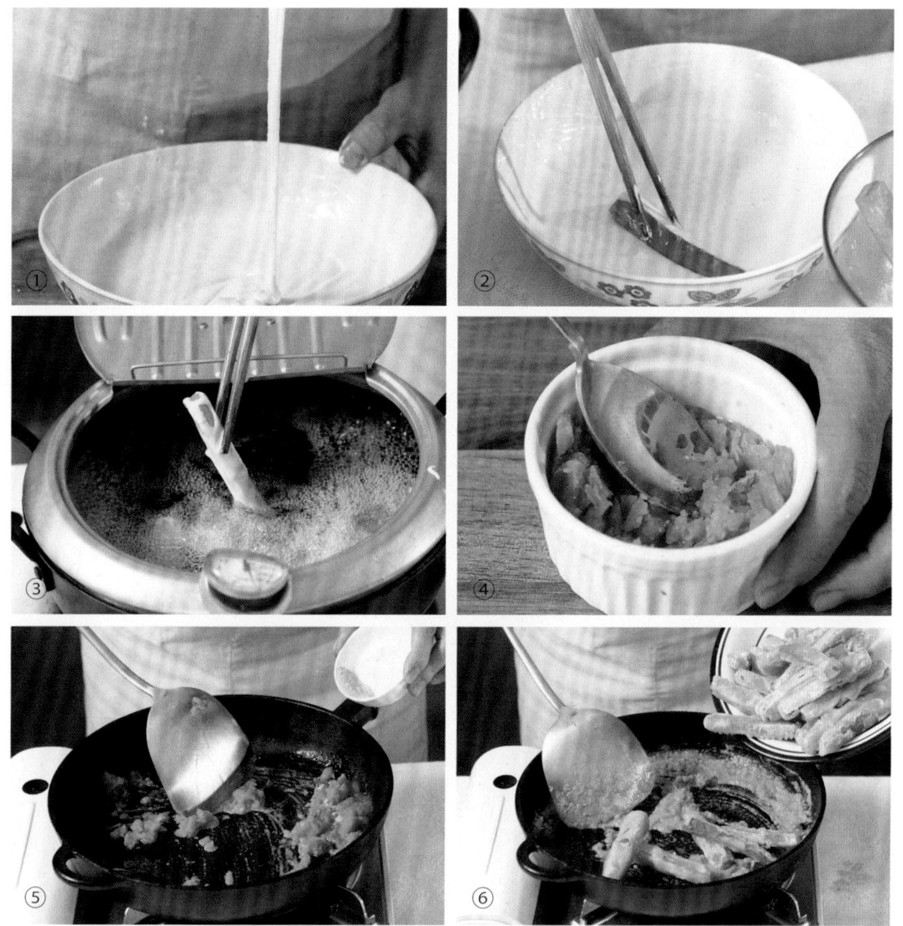

制作方法

1. 咸蛋黄喷上白酒，放入小碗中上锅蒸 5 分钟，去除腥味。
2. 调脆皮糊。将低筋面粉、玉米淀粉、泡打粉、10 毫升油、清水调成均匀的面糊备用。
3. 南瓜去皮去瓤籽，切长条，均匀地裹上玉米淀粉。
4. 锅里倒油，烧到 150~180 摄氏度，南瓜条裹上面糊用中火炸到表皮金黄酥脆即可捞出。
5. 把蒸熟的咸蛋黄压成泥。
6. 锅中放入少量油加热，温油炒到蛋黄蓬松，放入胡椒粉调味，炒出白色泡沫时，倒入南瓜条轻轻颠锅，让咸蛋黄泥均匀包裹在南瓜条上即可。

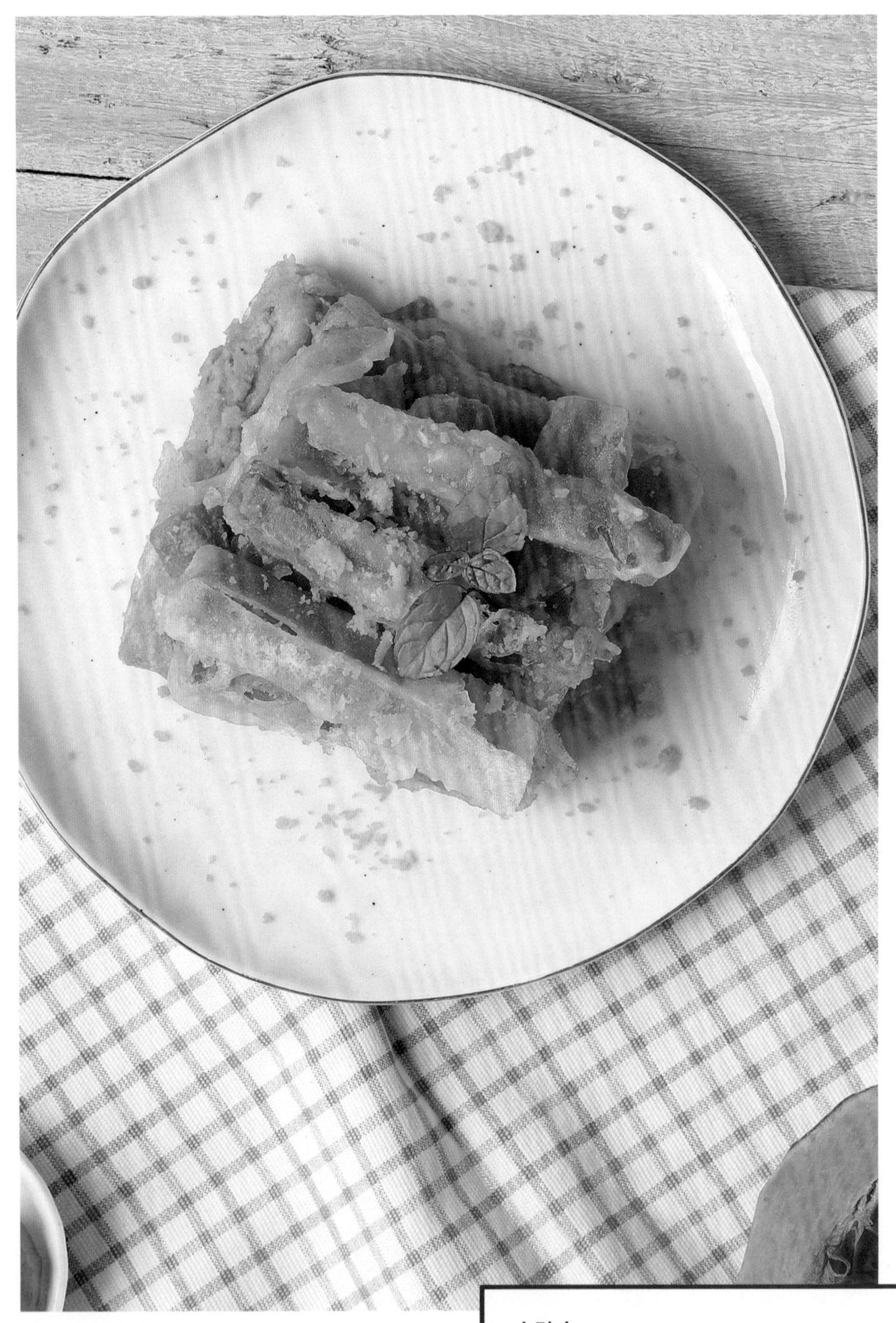

小贴士

炒蛋黄时，注意油温不要过高，如果油温过高的话，可以先关火，让锅里的油温降下来。

小暑

公历七月六日至七月八日

“倏忽温风至，因循小暑来。”越过夏至，空气里开始漂浮着热风，炎夏渐近，小暑节气一路汗流浃背地走来，盛夏也就开始啦。

暑，热也。小暑即为小热，表示天气还未到最热。“黄昏乍凉还热，湖山梅雨初收。”小暑之后南方的梅雨季节也将终了，而闷热的伏天才慢慢到来。

提起小暑，浮现在众人脑海里的是闷热的天气，汗流浃背的黏糊感，以及由此带来的内心的烦闷浮躁。“携扙来追柳外凉”，这时候若有一阵凉风吹过，大概便是无以言表的喜悦了。大部分人不喜欢盛夏的酷热，甚至想要逃离。不过唐代诗人李昂却发出了不同的声音：“人皆苦炎热，我爱夏日长。”炎炎夏日，有一碗绿豆百合莲子粥或者一块桂花莲藕，夏天也变得可爱了起来。

绿豆百合莲子粥是夏日清火养颜的一道极佳甜汤，绿豆有清热、祛湿、解暑的作用，是夏天常用来消暑的食材，但它本身寒气略重，不适合给宝宝吃。但下文介绍的这道粥，加入了大米，能够缓和绿豆的寒性，小朋友也可以吃哦。

民间素有小暑吃藕的习俗。“君看入口处，一片疑嚼雪。”想起来变清爽遍清爽可口。我跟大家分享的第一道节气美食是桂花糯米莲藕，选用上等的江南莲藕，塞入糯米，再放入糖水中煮到软绵可口，最后浇上一层香气十足的糖桂花。夏日食用桂花糯米莲藕的时候，我喜欢放进冰箱冰镇一会儿，之后再细细品尝，咬一口清甜软糯，这时候如果还有一阵夏日凉风，再幸福不过。

推荐食材

绿豆清热解毒、解暑，百合养心安神健脾，莲子攻心火，
莲藕性凉清热凉血，健脾开胃。

饮食要点

盛夏时节天气炎热，易上火心烦，宜补气养心、养阴，祛暑热。

桂花糯米莲藕

烹饪时间：约 40 分钟

无乳制品　纯素

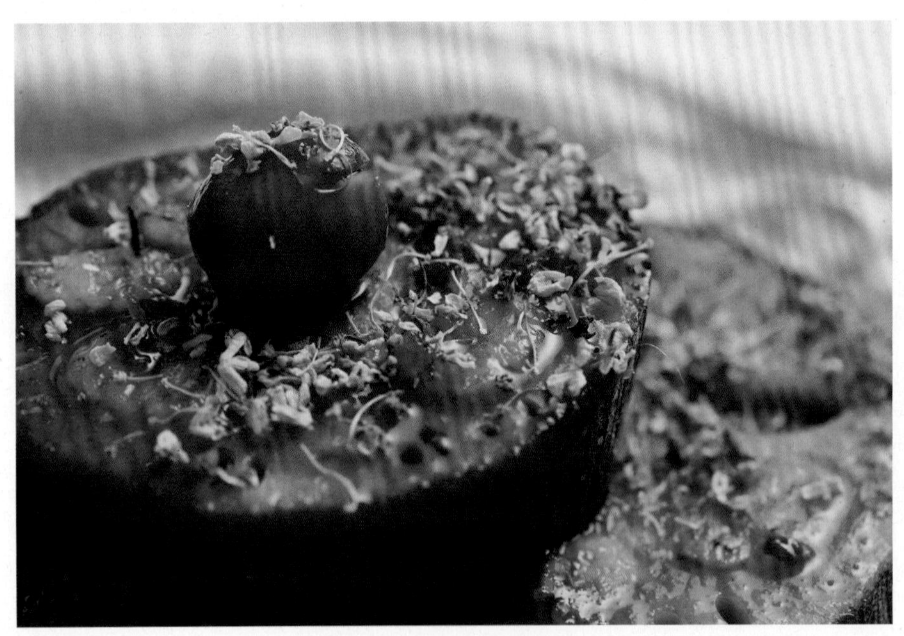

制作材料

主料：	辅料：	调料：
鲜莲藕 1 节	红曲米 10 克	盐 4 克
糯米 100 克	水淀粉 5 克	冰糖 20 克
	莲子 10 粒	桂花蜜 25 克
	桂花 3 克	红糖 50 克

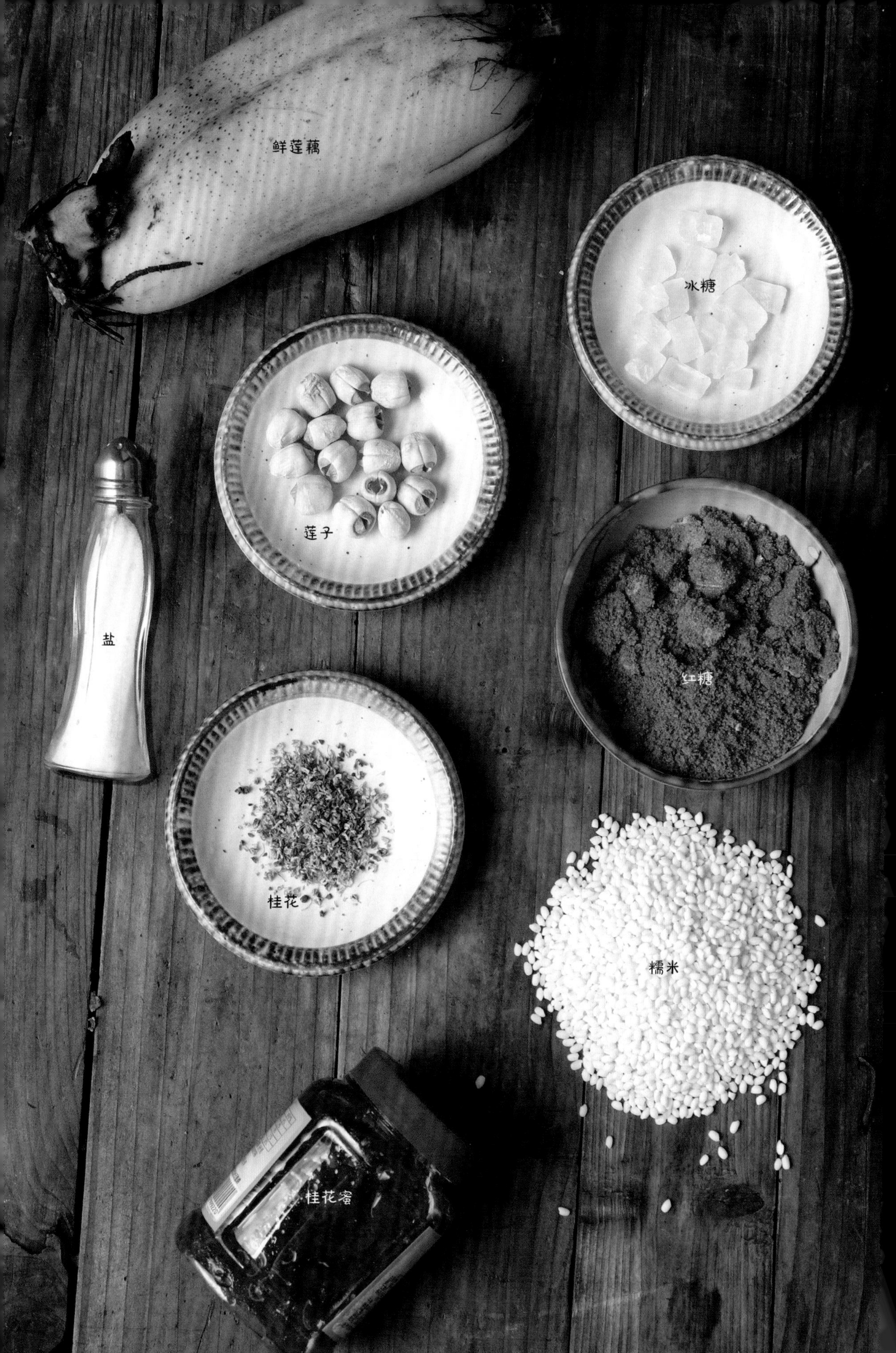
鲜莲藕
冰糖
莲子
盐
红糖
桂花
糯米
桂花蜜

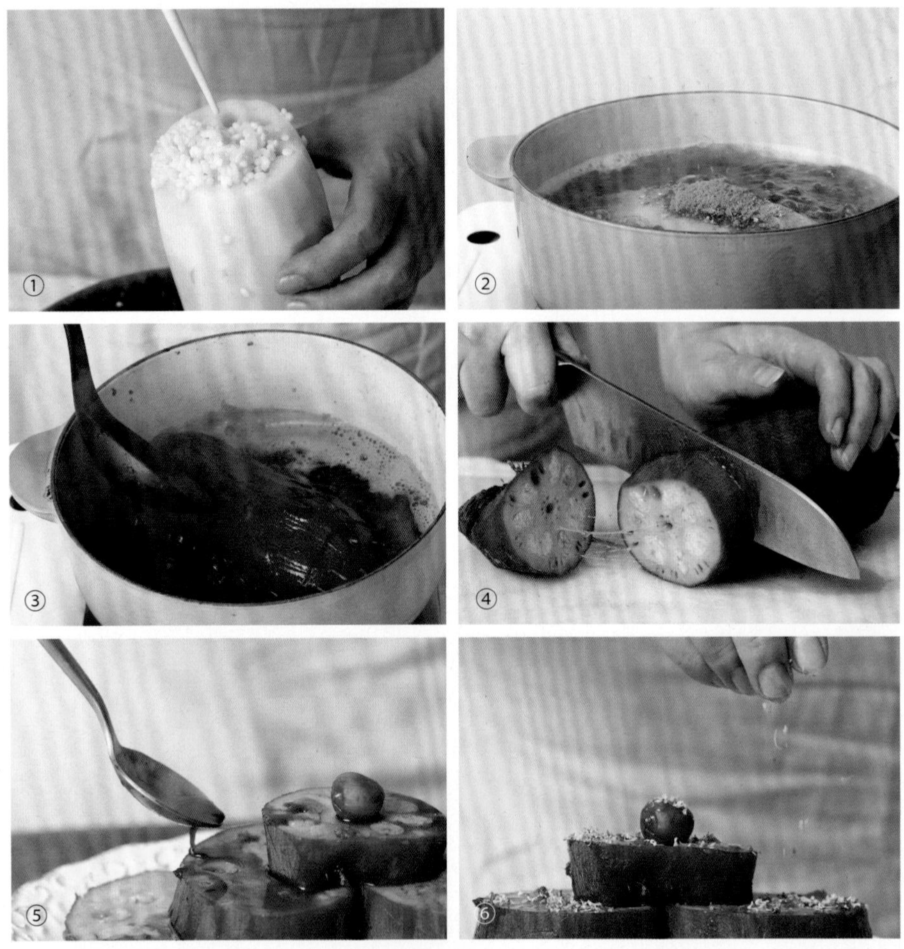

制作方法

1. 将糯米淘洗干净，泡 3 个小时。将藕洗净，切去一端藕节（藕节留着备用），露出藕孔，将孔内泥沙洗净，沥干水分，糯米沥干水分备用。
2. 从切开处把洗好的糯米塞入藕的小孔中备用。
3. 将灌好糯米的藕的表皮削干净。
4. 将一开始切好的莲藕末端盖在灌好糯米的莲藕上，并用牙签固定好，防止藕里面的糯米出来。
5. 将准备好的藕、莲子放入锅中，加水没过莲藕。
6. 加入冰糖、红糖、桂花，熬煮 30 分钟左右至软糯。
7. 藕冷却后，均匀切成 1 厘米厚的片。
8. 将切好的藕片摆在盘子上，并淋入桂花蜜汁，撒上桂花。

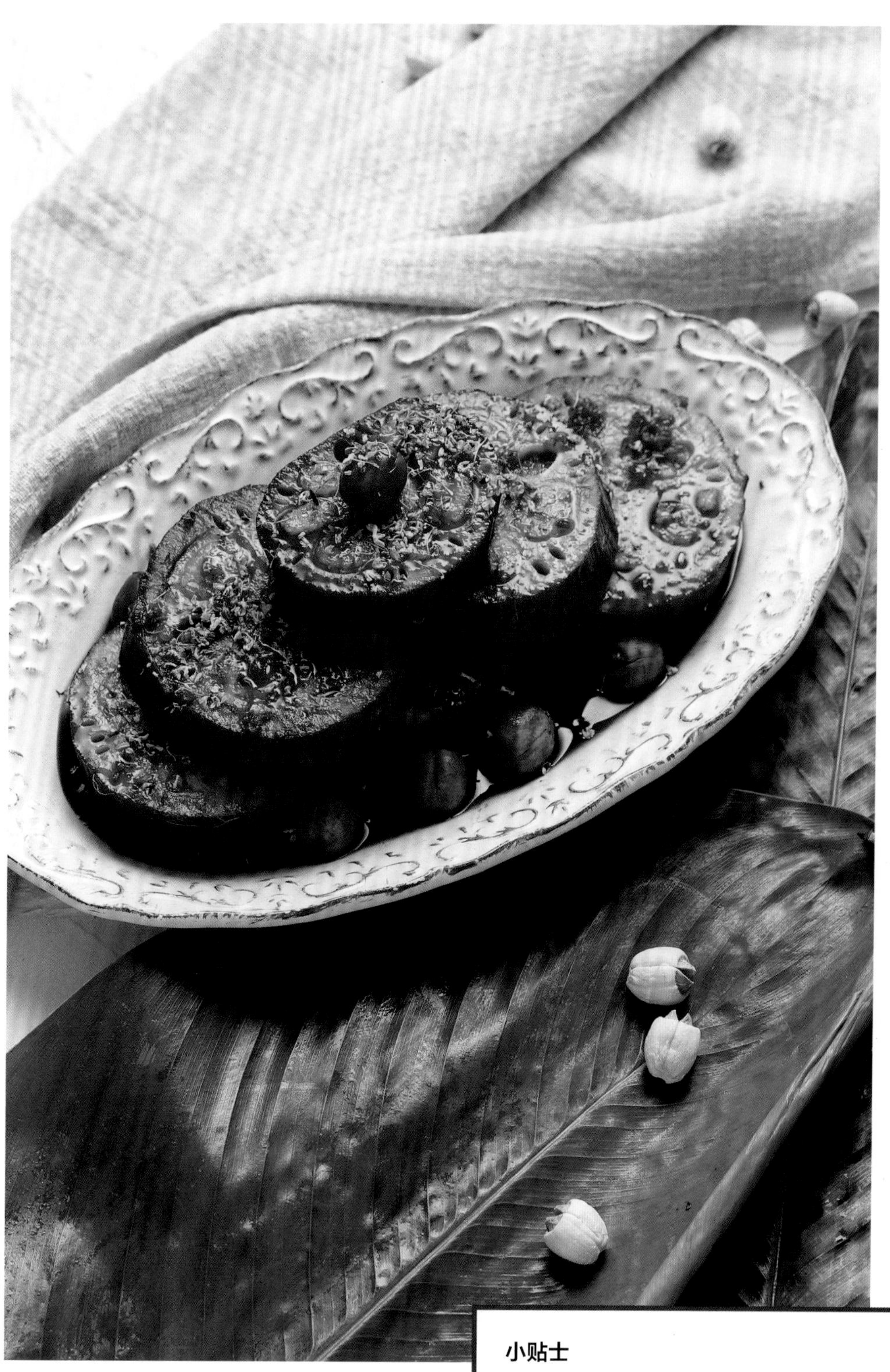

小贴士

1. 糯米不要塞得过满，因为熟后会胀。
2. 糖按个人喜好加入。

绿豆百合莲子粥

烹饪时间：约 50 分钟

无麸质　无乳制品　纯素

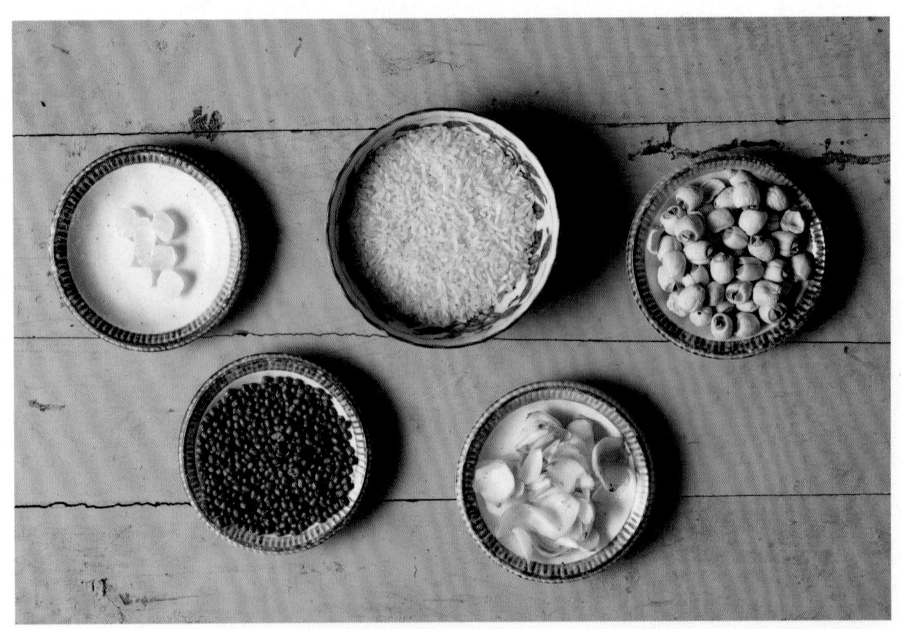

制作材料

主料：

绿豆 50 克

百合 1 朵

莲子 50 克

大米 100 克

调料：

冰糖 10 克

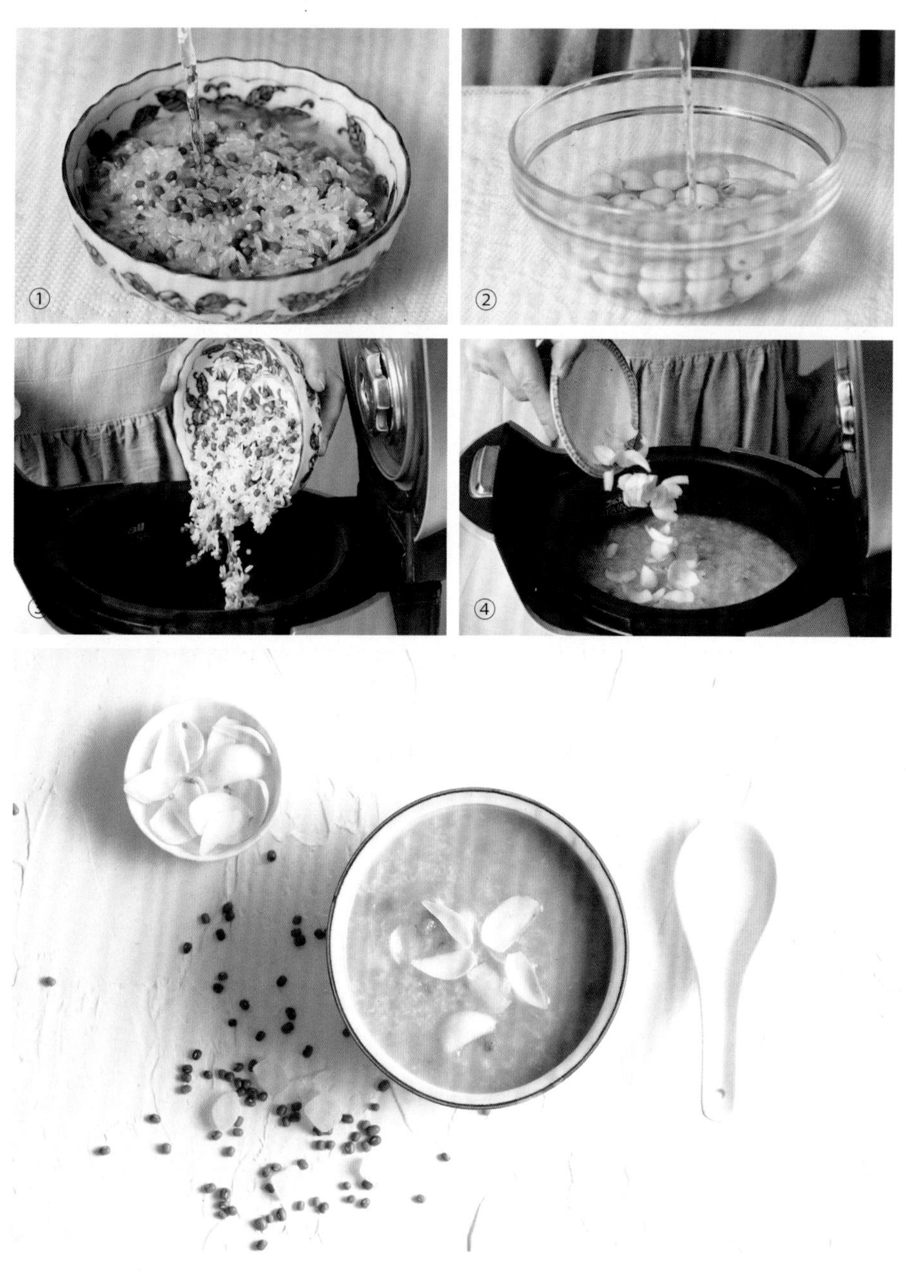

制作方法

1. 绿豆、莲子清洗干净，大米清洗干净备用。

2. 把莲子、绿豆、大米放入锅中，加入适量的清水煮 40 分钟。

3. 煮粥的时候清洗百合，去掉两头和根，掰成小片，洗净沥干。

4. 粥煮熟后加入百合，煮 1 分钟。吃的时候可加入冰糖调味。

大暑

公历七月二十二日至七月二十四日

平分天四序，最苦是炎蒸。大暑是一年日照最多、气温最高的时节。大暑有三候，一候腐草为萤，说的便是萤火虫产卵于枯草上，虫卵在盛夏孵化而出，只可惜现在我们很难见到“轻罗小扇扑流萤”的浪漫景象；二候土润溽暑，大暑的热是“土地湿热”“天气闷热”；三候大雨时行，大暑时节也是雷雨天气横行的季节。

大暑时节天气闷热，如何解暑大概是亘古不变的话题。我见过的最有趣的解暑方法当属白居易的：“何以销烦暑，端坐一院中。眼前无长物，窗下有清风。”心平气和坐于窗下，清风便自然而来，凉爽也就由心而生了。其实这种说法并非没有道理，盛夏时期，身体发热，脑子也容易跟着混沌不清，适当放空，也能让人更放松。

不过在我看来，夏天最幸福的时刻就是能大口大口地吃冰镇西瓜。对于很多人来说，西瓜是夏天最美好的一种存在，将西瓜这一夏天的热门水果做成可口的夏日冷饮也是不错的选择。我首推的就是多肉瓜瓜，非常“网红”的一款饮品，希望它能承包你一整个夏天的凉快。另外还准备了红豆薏米粥和土茯苓绿豆老鸭汤，用到了红豆、绿豆等解暑的食材，在满足你的口腹之欲的同时，也让你感受到丝丝的“凉气”。

推荐食材

红豆、薏米、陈皮健脾祛湿，绿豆清热解暑，利尿通淋，解毒消肿；土茯苓清热利湿，老鸭性凉，滋阴养胃，民间有“大暑老鸭胜补药”的说法；烧仙草，姜汁蛋。

饮食要点

上蒸下煮天，湿热难熬，防止暑气袭人，饮食上要清热解毒，健脾祛湿。

红豆薏米粥

烹饪时间：约 45 分钟

无麸质　无坚果　纯素

陈皮红豆沙是一道广东传统甜品，各个糖水店的销售冠军非红豆沙莫属，红豆煮得软软的，加上陈皮后，有种淡淡的味道，口齿留香。喜欢的人特别喜欢，不喜欢的人却接受不了这种味道。北方没有放陈皮的习惯，我觉得加了陈皮会让口感提升，味道特别赞！

红豆有补血养颜消肿的作用，利于减重，而陈皮理气开胃，可缓解咳嗽。

一碗甜汤既能调理身体，又能养颜美容，口感还好，难怪那么多人喜爱！

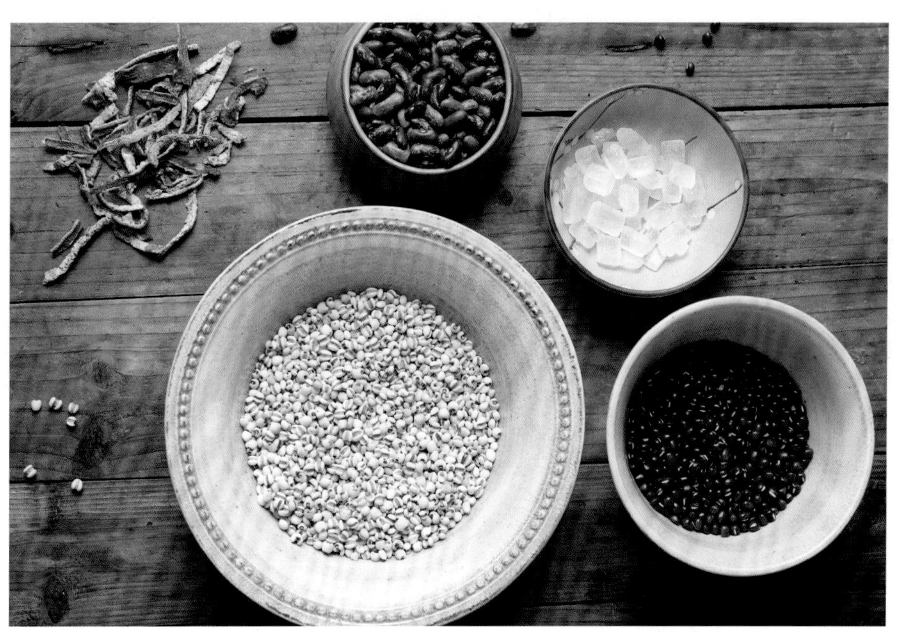

制作材料

主料：

红豆 1 杯

芸豆 1 杯

薏米 2 杯

辅料：

陈皮丝 1 把

水 12 杯

调料：

冰糖 15 块

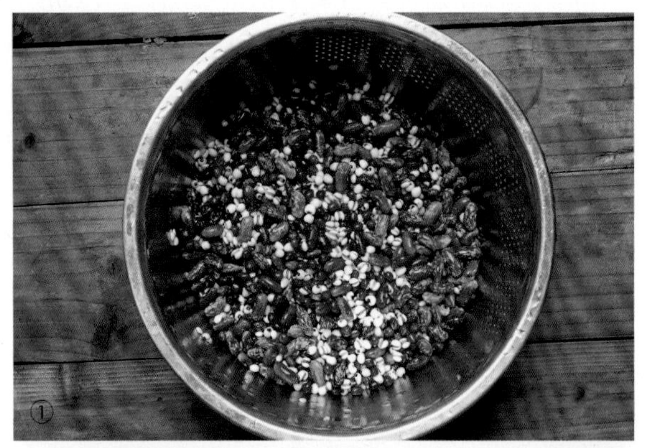
①

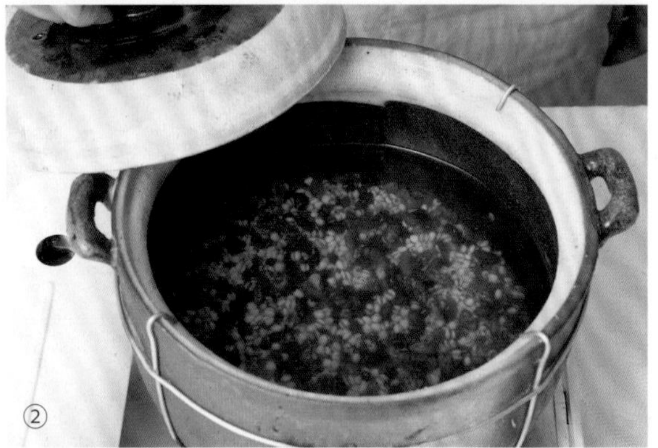
②

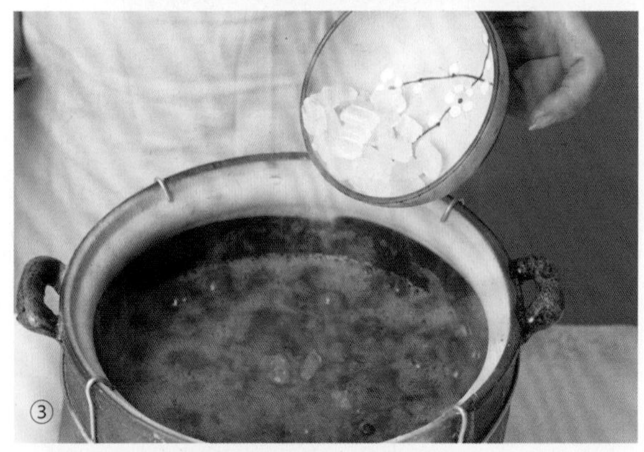
③

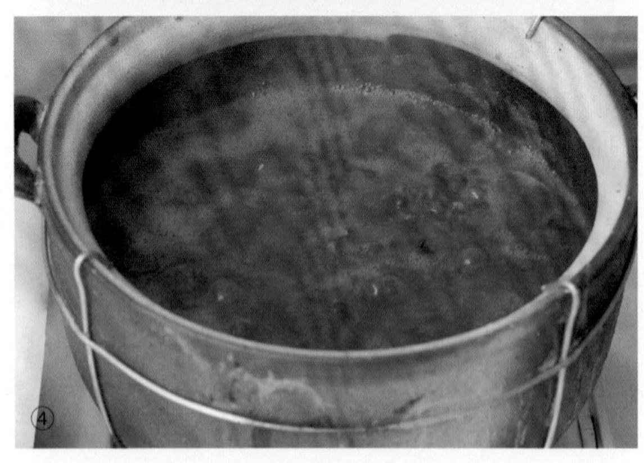
④

制作方法

1. 红豆、芸豆、薏米、陈皮清洗干净备用。
2. 锅内倒入清水。
3. 所有材料倒入锅内，大火烧开后调小火煮到软烂。
4. 煮好后，加入冰糖即可食用。

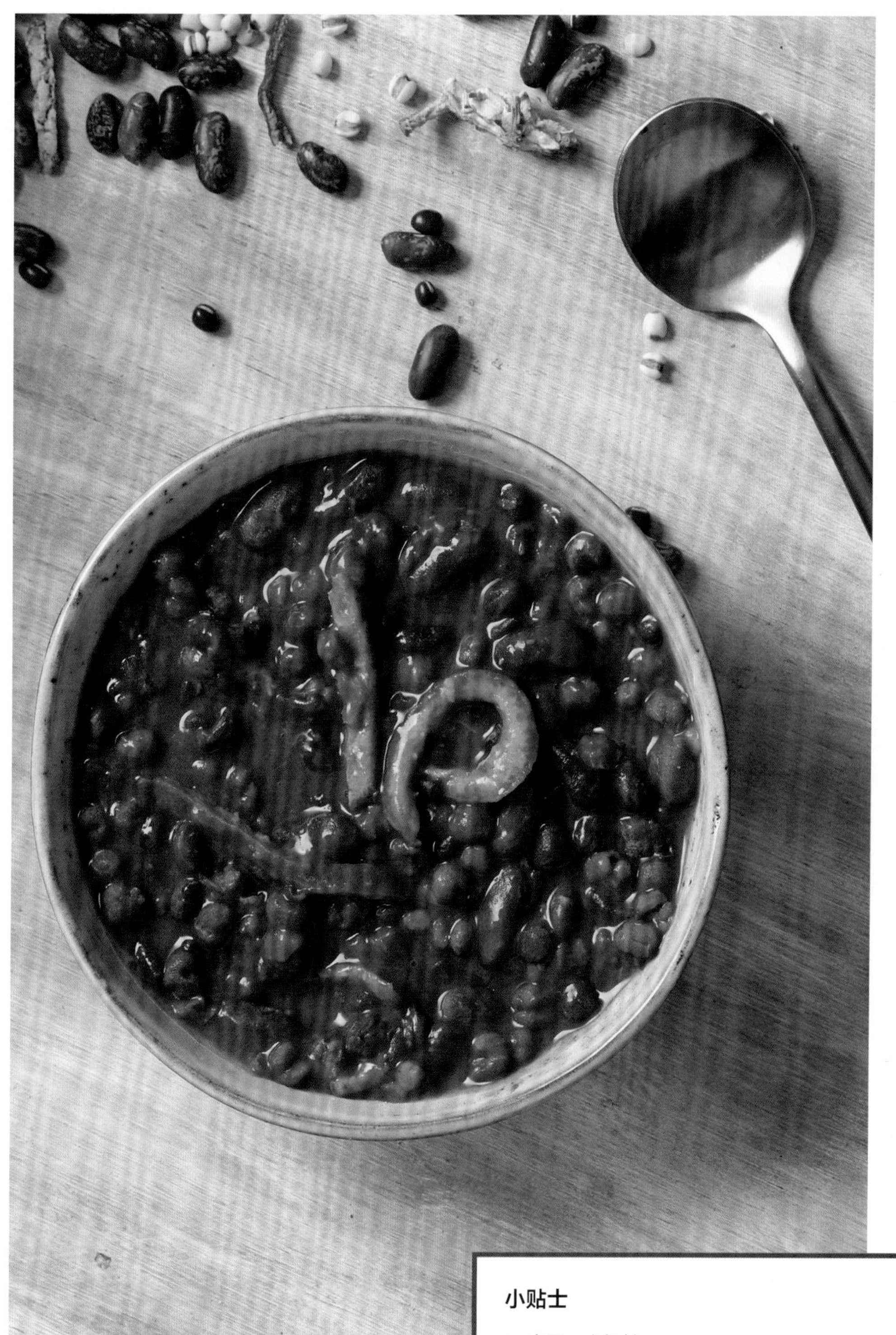

小贴士

1. 水要一次加够。
2. 剩下的粥里，也可以加入糯米小团子、麻薯、年糕煮熟吃。

土茯苓绿豆老鸭汤

烹饪时间：约 180 分钟

无麸质　无坚果　无乳制品

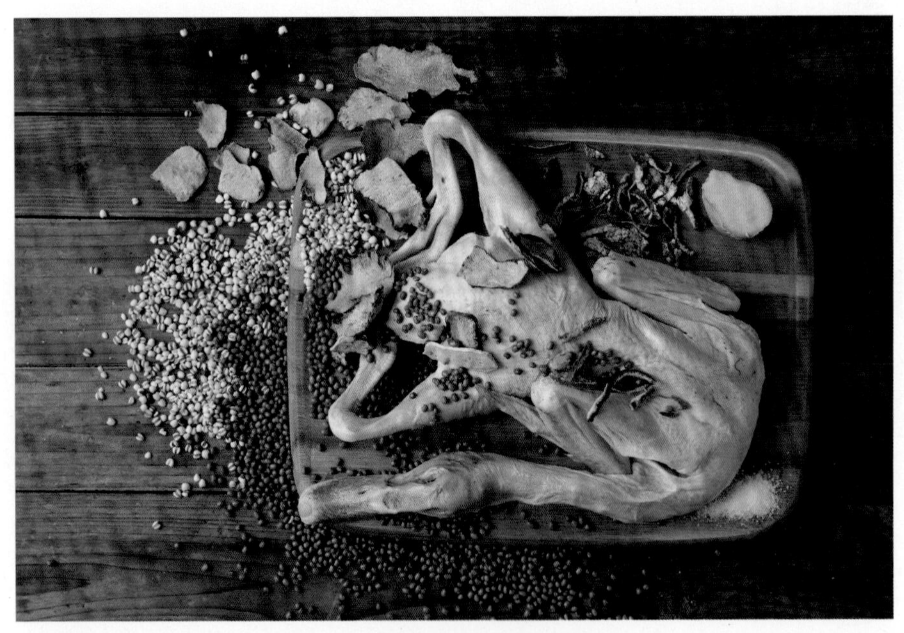

制作材料

主料：

老鸭 500 克

土茯苓 50 克

绿豆 200 克

薏米 50 克

辅料：

陈皮 3 克

姜 1 小块

调料：

盐适量

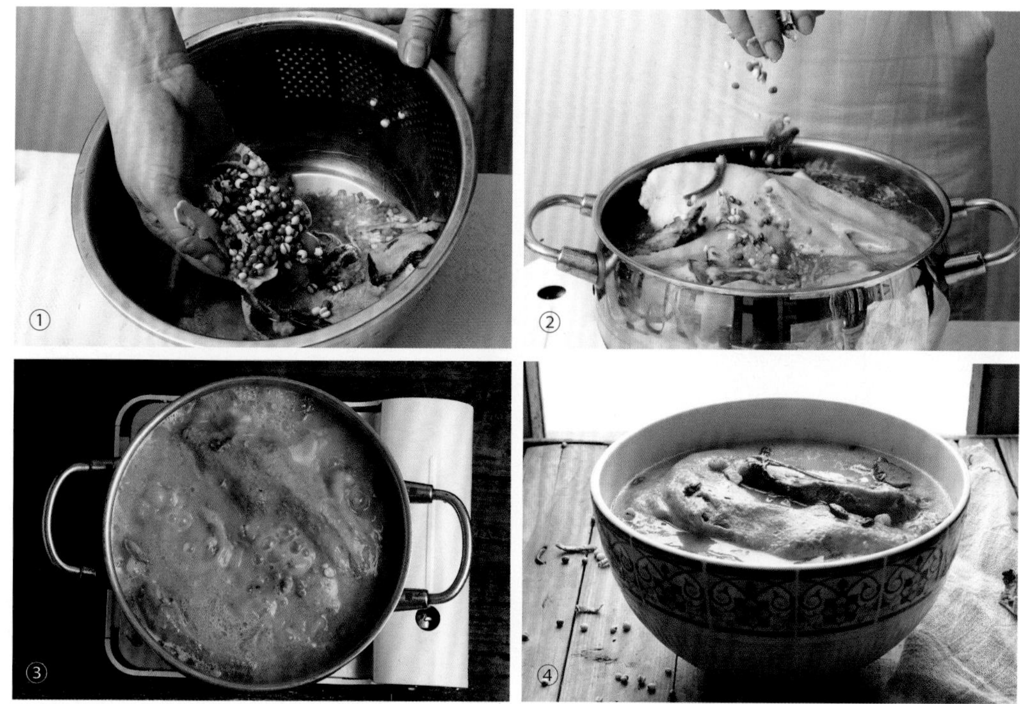

制作方法

1. 土茯苓、绿豆、薏米、陈皮清洗干净。
2. 姜洗净，用刀拍成大块。
3. 老鸭去除内脏和鸭尾，洗净。锅内放入老鸭，加冷水烧开，捞出，再用热水清洗干净。
4. 锅内加水烧开，把各种材料放入锅内，先大火煮开，再改用小火熬煮 2.5 小时。吃前放盐调味即可。

吃西瓜解暑气，立秋之日吃西瓜又被称为『啃秋』或『咬秋』。

饮料：多肉瓜瓜

烹饪时间：约 10 分钟

无麸质　无坚果　纯素

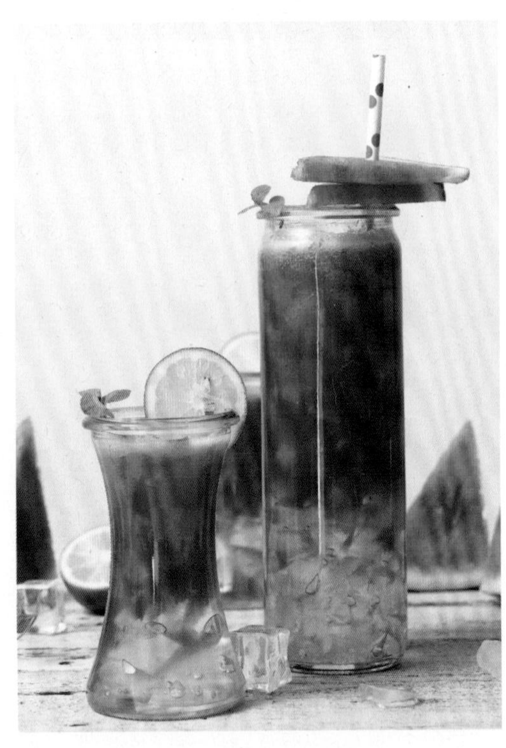

制作材料

主料：	辅料：	调料：
西瓜 230 克	白凉粉 20 克	糖浆 45 毫升
绿茶包 2 个	水 300 克	糖 30 克

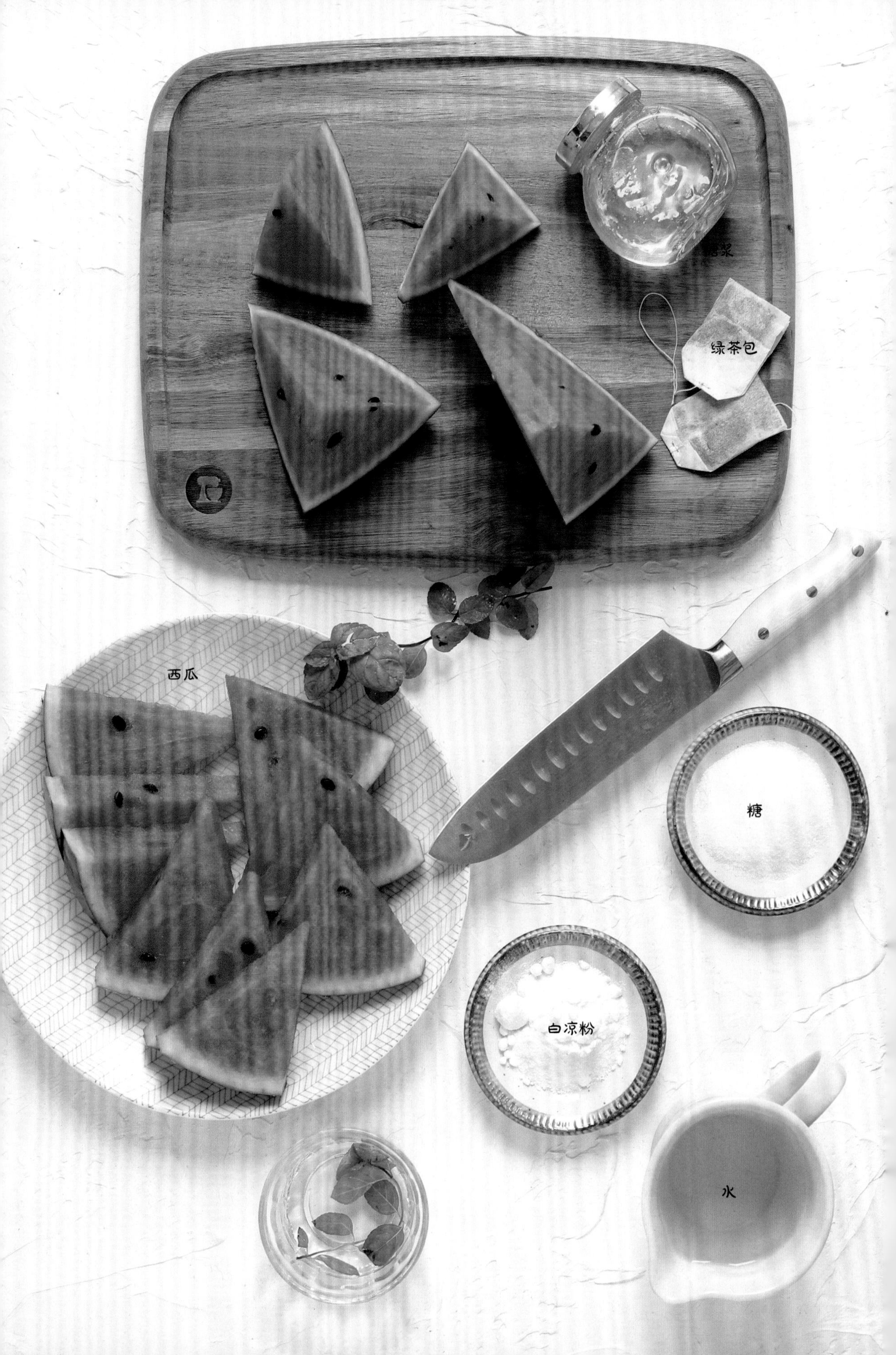
绿茶包
西瓜
糖
白凉粉
水

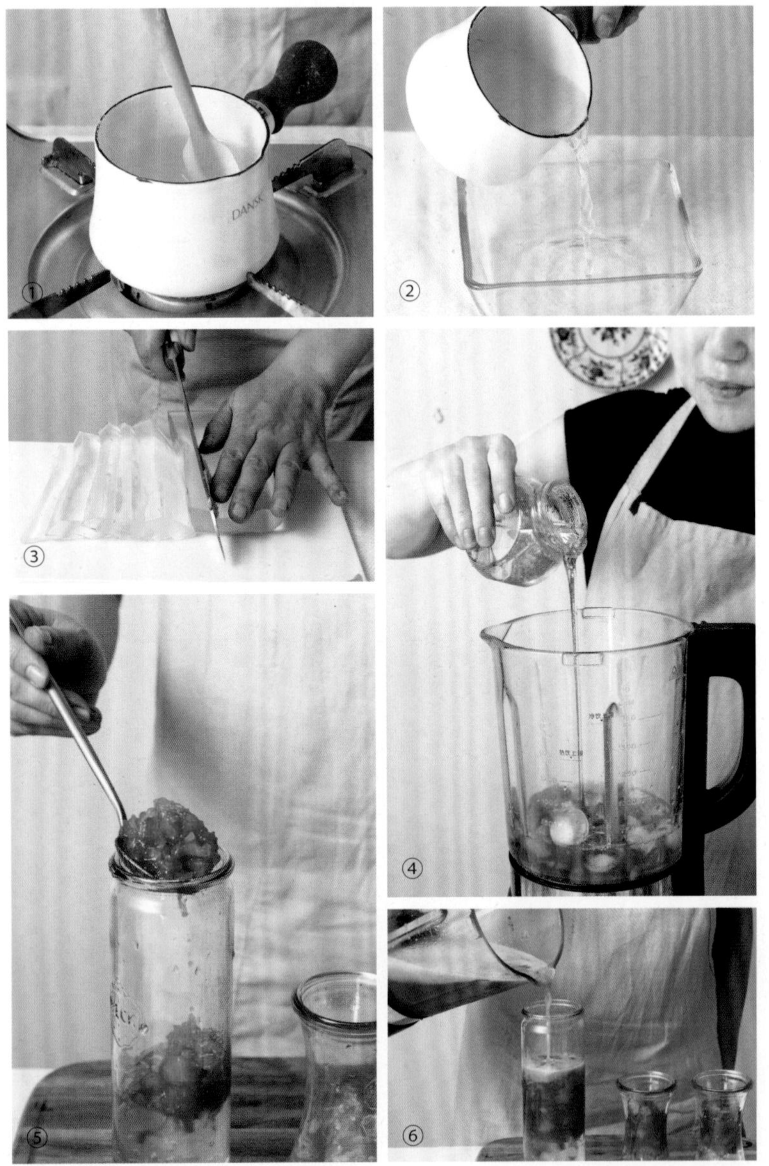

制作方法

1. 用热水冲泡绿茶包，凉后放入冰箱冷藏 3 个小时以上。

2. 将茶水倒入锅中加入白凉粉和糖浆，小火加热到白凉粉和糖浆融为一体即可关火，

3. 放入模具中 2 小时即可轻松脱模，再切成小丁。

4. 在杯中放入 100 克西瓜 ，将西瓜压成果泥。

5. 在杯子中倒入凉粉丁，再倒入压好的西瓜泥。

6. 在破壁机杯中倒入糖浆、冷藏好的茶汤 75 毫升、西瓜 130 克、冰块，打成沙冰。

7. 将打好的沙冰倒入装有凉粉丁和西瓜泥的杯中。

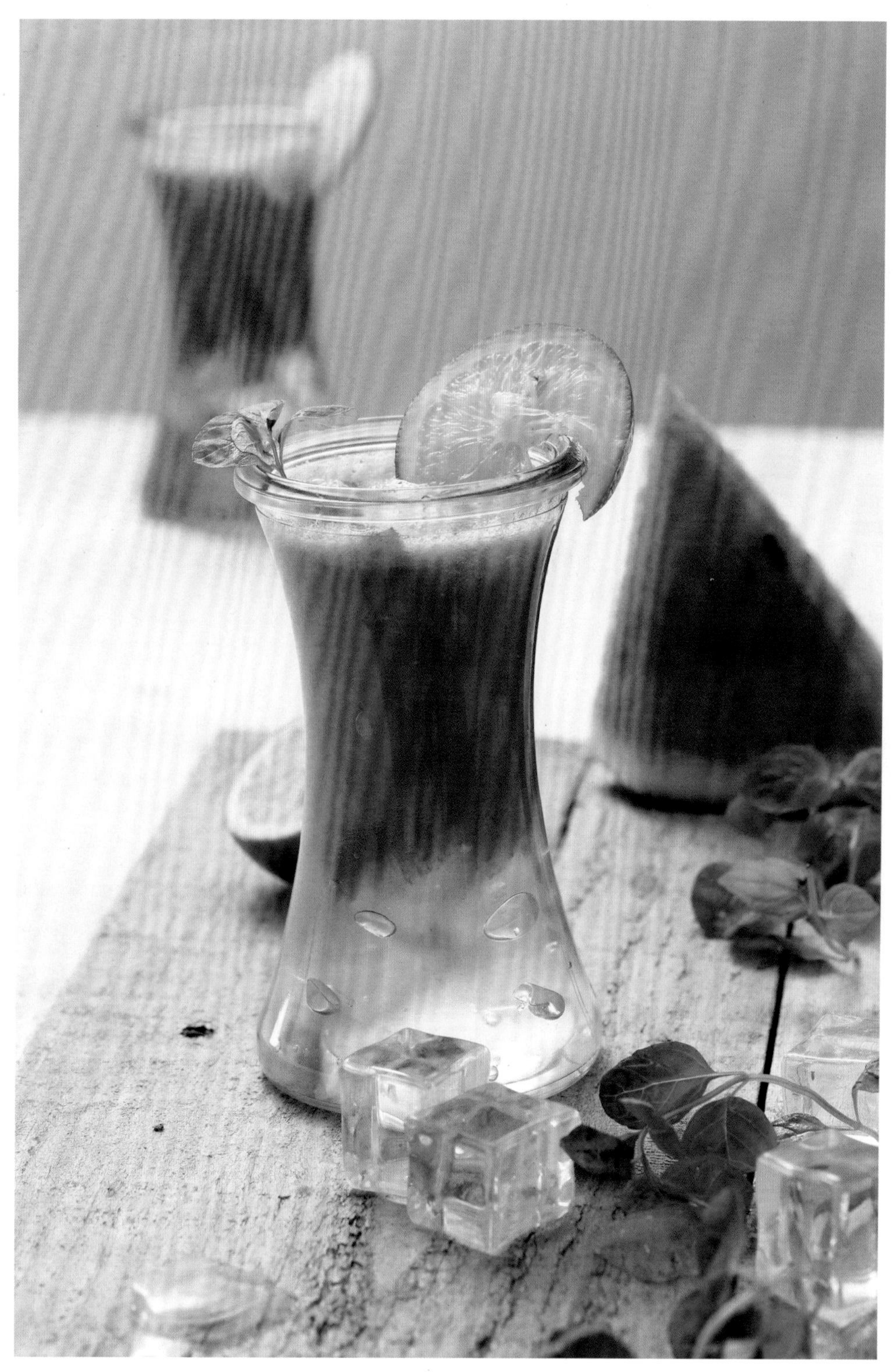

番外篇　端午节

每到端午节，互联网上总是一片热闹，南北甜咸粽子又要大比拼了。甜咸粽子的比拼和甜咸豆花的比拼应该算是饮食圈两大最热门的讨论啦。从小吃甜粽子的北方人似乎无法了解南方人心头的那块肉粽好在哪里，而从小爱极了咸蛋黄肉粽、海鲜粽子的南方人也没办体会到那一口甜粽的魅力，于是每年的端午自是一番热闹的景象。

“有棱有角,有心有肝；一身洁白,半世煎熬。”粽子作为中华的传统美食可谓屹立不倒，传说粽子的出现是因为人们要纪念屈原，但其实粽子早在春秋时代之前便有了，只是最早的时候是为祭祀而用，后来渐渐变成了端午必不可少的传统美食。粽子演变出如今丰富多彩的形态，经过了漫长的岁月。比如东汉末年用草木灰水浸泡黍米，因水中含碱，慢慢就演变成如今广东的咸水粽，宋代时流行蜜饯粽，即用果品入粽，诗人苏轼便有“时于粽里得杨梅”的诗句。

我准备了两款粽子，有北方人爱的水晶粽子，颜值高、口感软糯，做法也比较简单，可以根据自己的喜好加入馅料；也有南方人爱的蛋黄猪肉裹蒸粽。无论你是喜甜还是喜咸，你都能得到满足。

水晶粽子

烹饪时间：约 20 分钟

麸质　无坚果　蛋奶素

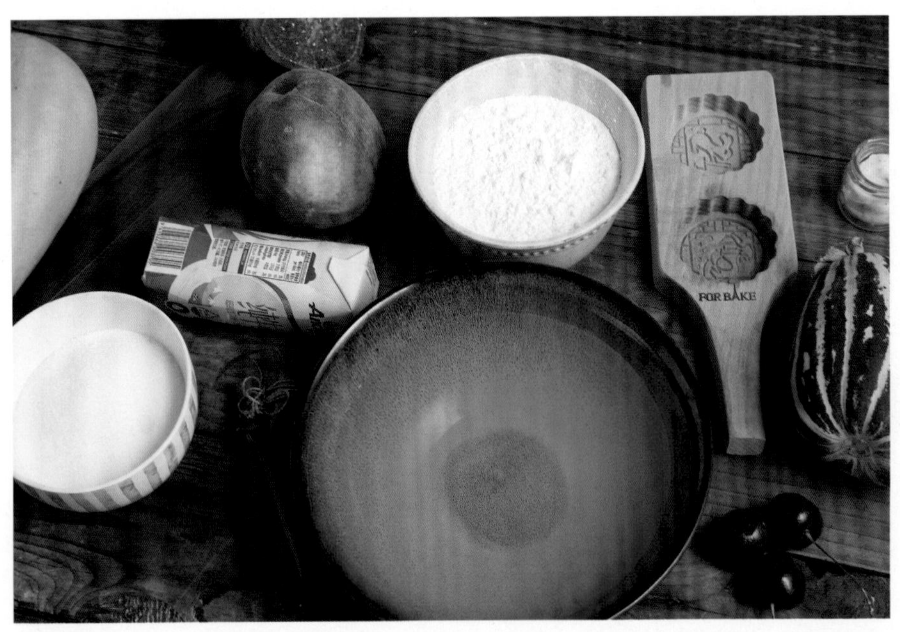

制作材料

主料：

水晶粉 50 克

纯净水 100 毫升

辅料：

桃子 1 个

紫薯半个

杧果 1 个

樱桃 5 颗

香瓜半个

纯牛奶 10 毫升

调料：

糖浆 50 毫升

黄油 5 克

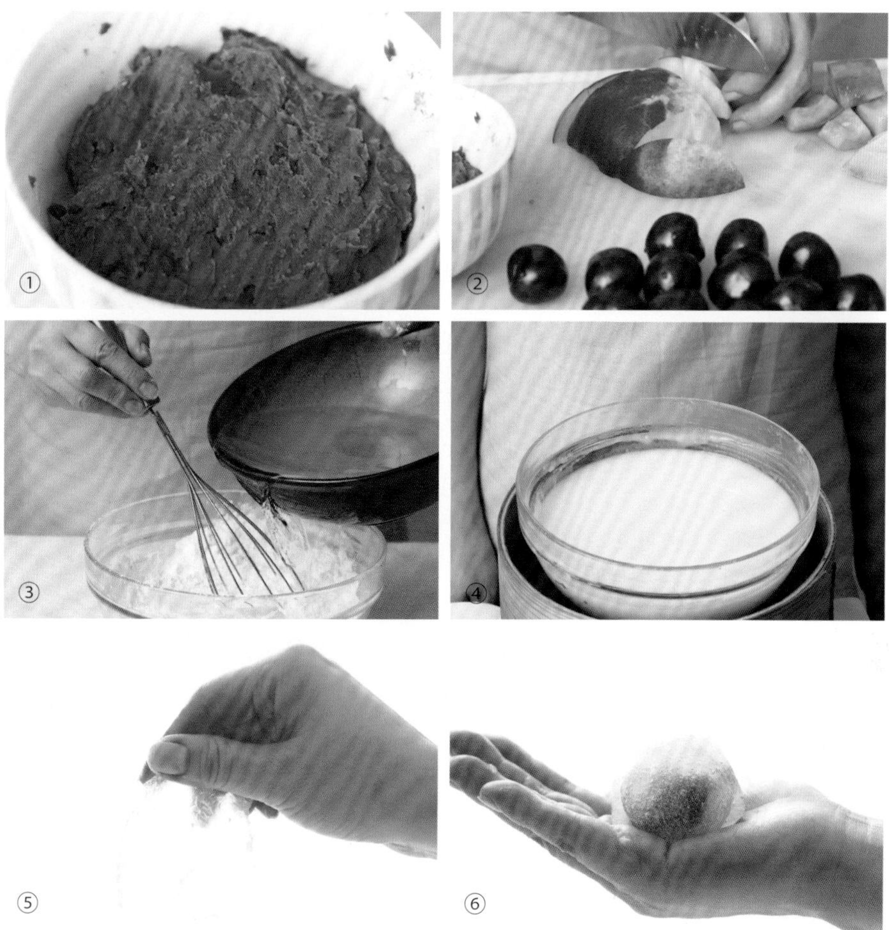

制作方法

1. 紫薯提前蒸熟，趁热加入黄油和牛奶，碾压成泥。

2. 桃子切成粒，杧果切成小丁，香瓜去皮去籽切成小丁。

3. 水晶粉中加入 100 毫升水、50 毫升糖浆，用筷子搅拌成水晶粉浆。

4. 水晶粉浆放到碗里盖上一个盘子，大火隔水蒸 15 分钟，至凝固晶莹剔透。

5. 将蒸好的水晶团分成多个 30 克的小剂子，滚圆、压扁。

6. 包入一颗馅料，用模子压成花状。按上述方法将所有的馅料包完。

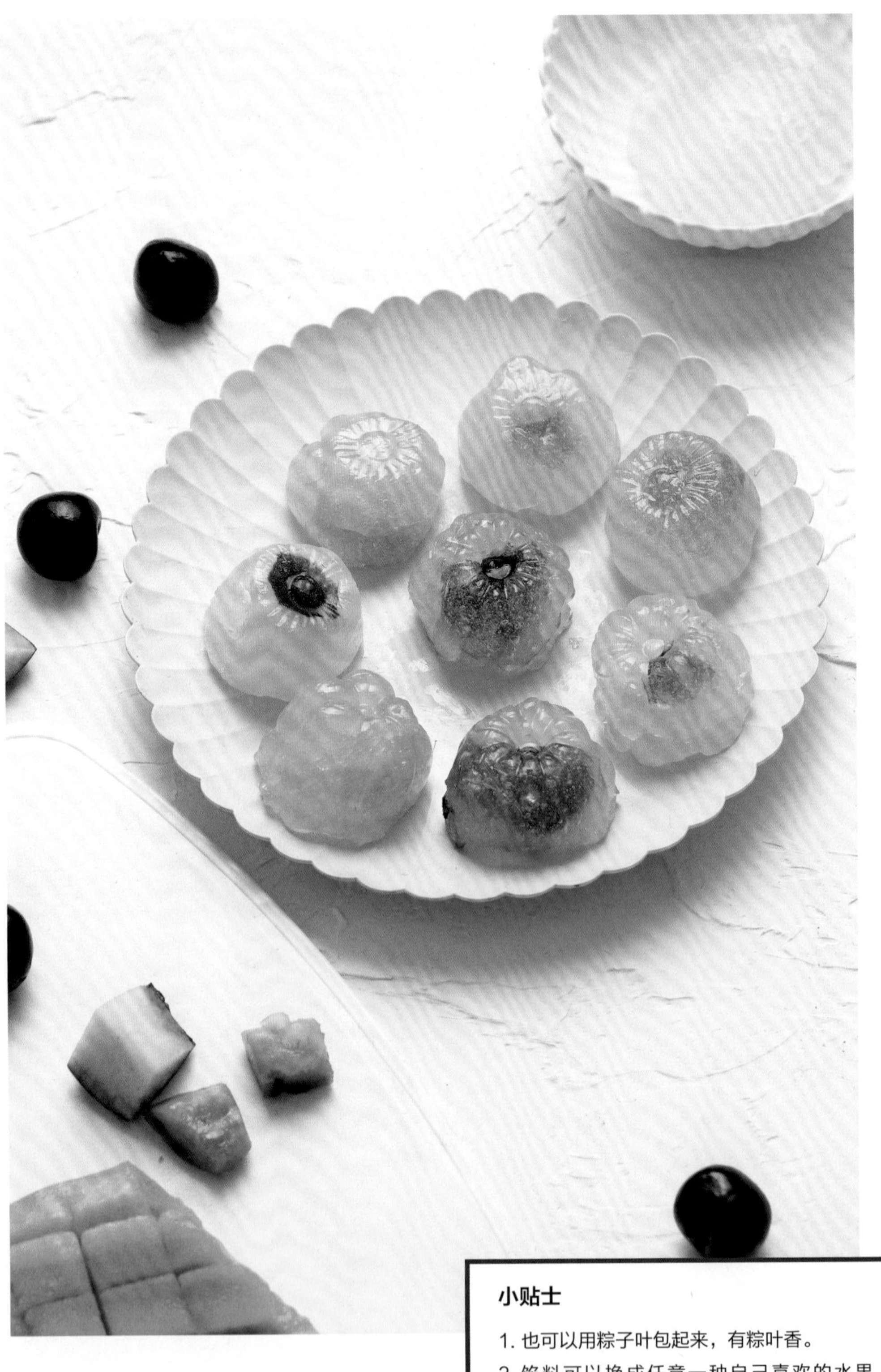

小贴士

1. 也可以用粽子叶包起来，有粽叶香。
2. 馅料可以换成任意一种自己喜欢的水果（如草莓等）。

蛋黄猪肉裹蒸粽

烹饪时间：约 180 分钟

无麸质　无坚果　无乳制品

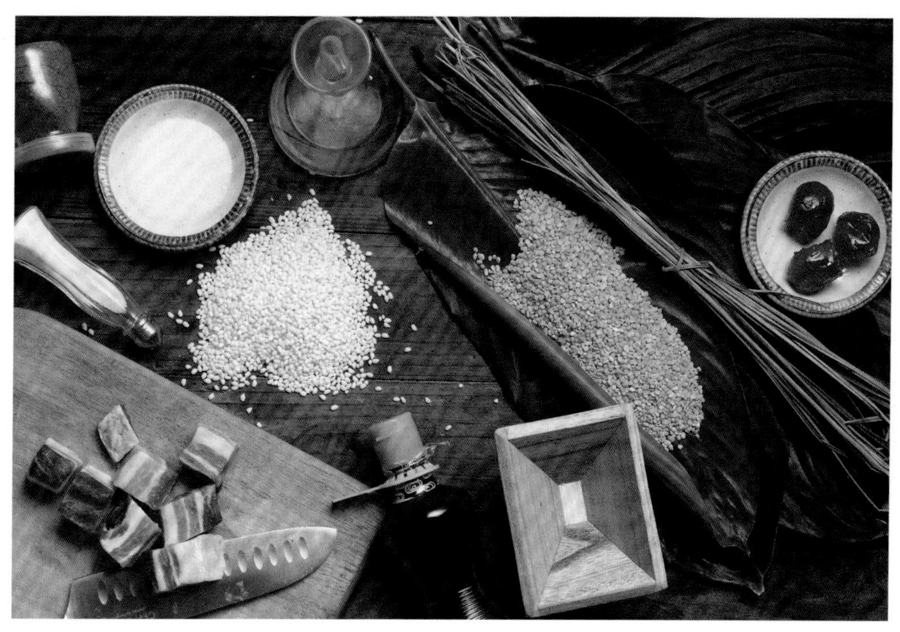

制作材料

主料：

柊叶 6 张

糯米 400 克

五花肉 100 克

辅料：

去皮绿豆 60 克

咸蛋黄 3 个

调料：

盐 10 克

油 30 毫升

酱油 15 毫升

糖 5 克

五香粉 2 克

香油 5 毫升

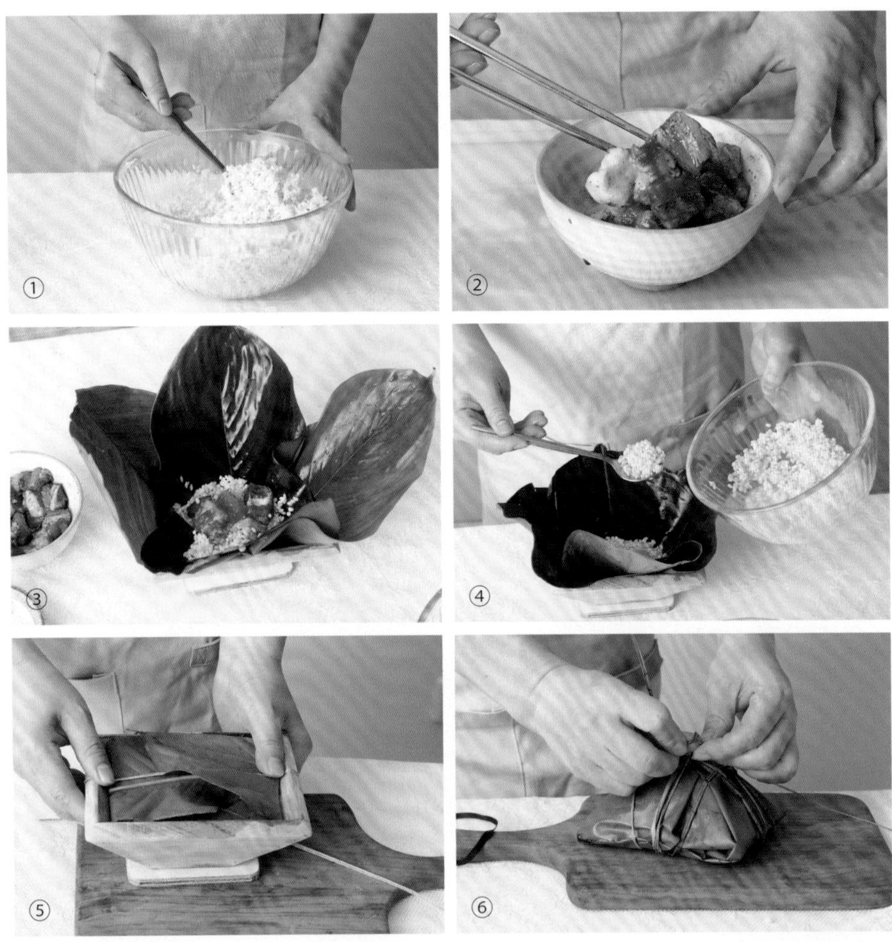

制作方法

1. 把柊叶洗净，糯米、绿豆浸泡 3 小时，多次清洗后沥干，在糯米中加一点盐、油拌匀。
2. 五花肉切块，用五香粉、盐、香油、酱油腌制入味。
3. 这里使用了传统的如同大碗一样的包粽子的模具，取一片柊叶放入模具，贴着模子壁压成倒锥形，如果叶子小，可以重叠起来放两片叶子。
4. 先放进适量糯米，沿着倒锥铺开，然后放入绿豆、五花肉、咸蛋黄、绿豆，再铺上糯米压实。
5. 把两边的叶子向中间折，另一端用同样的方法向中间折，叶子全部折好后，把模子倒过来。
6. 绑上绳子，系紧。
7. 放到锅里煮 2.5~3 小时就可以了。

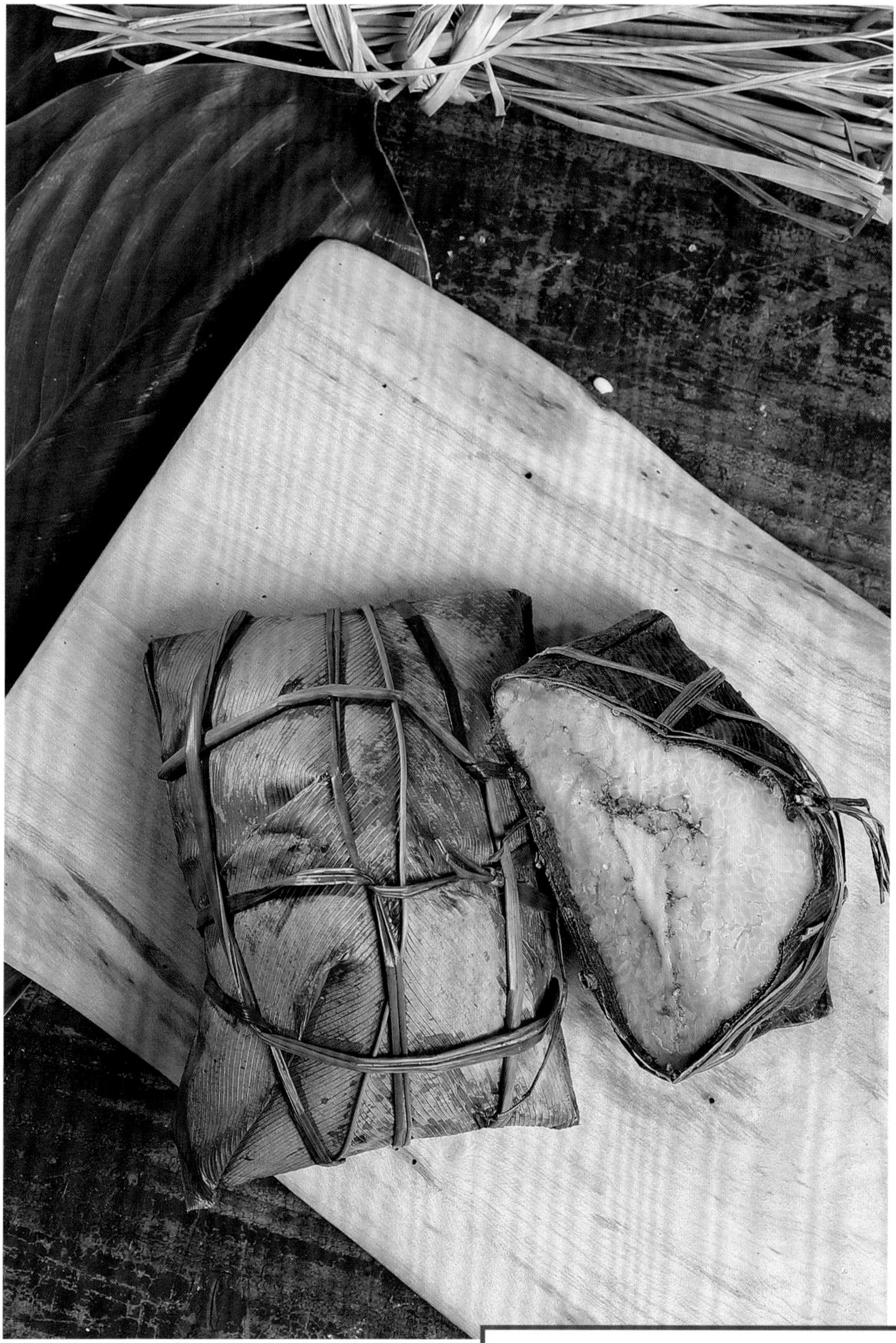

小贴士

没有粽子模具的话，可以用大碗代替。

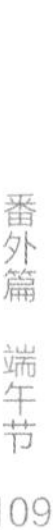

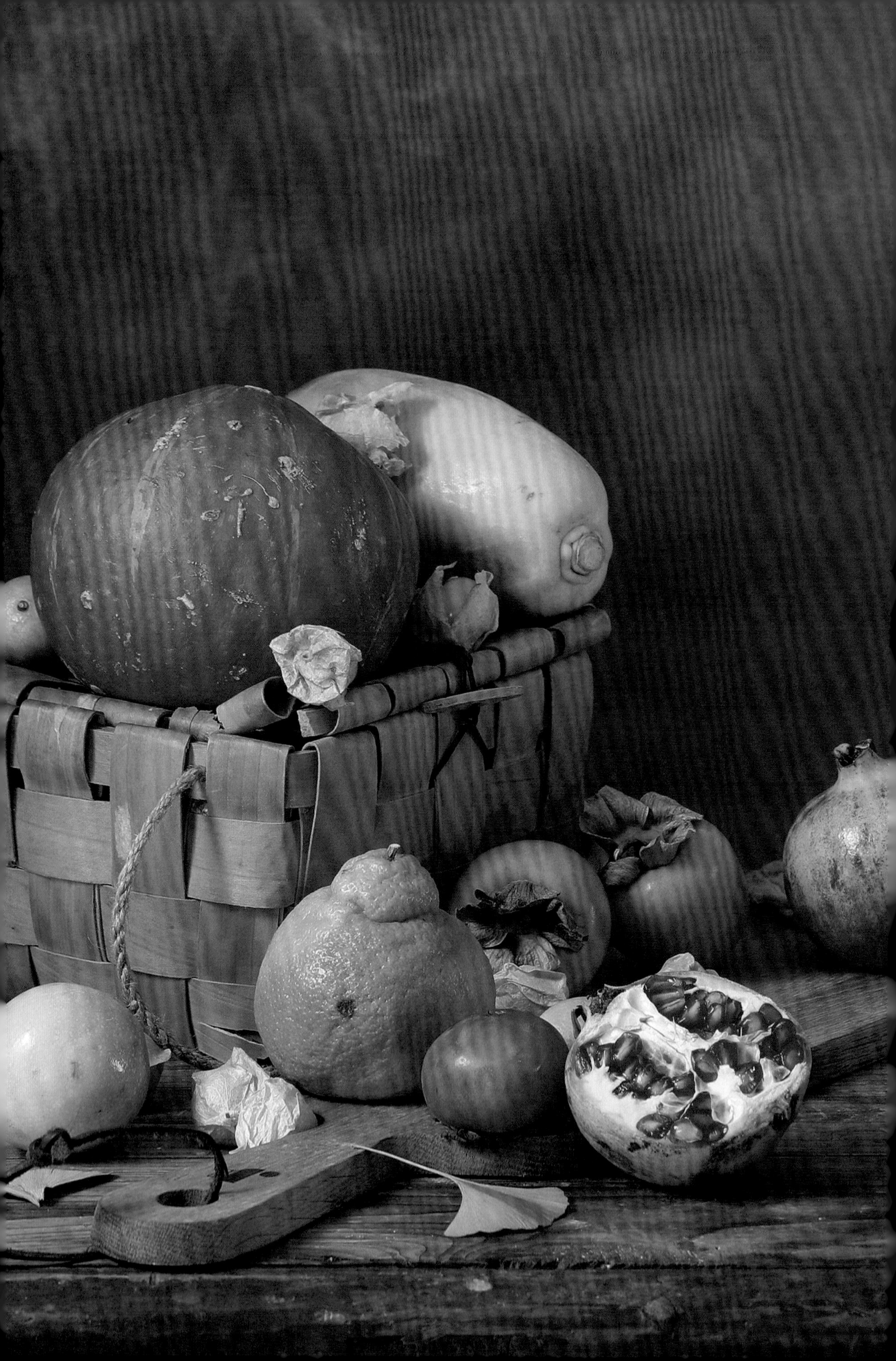

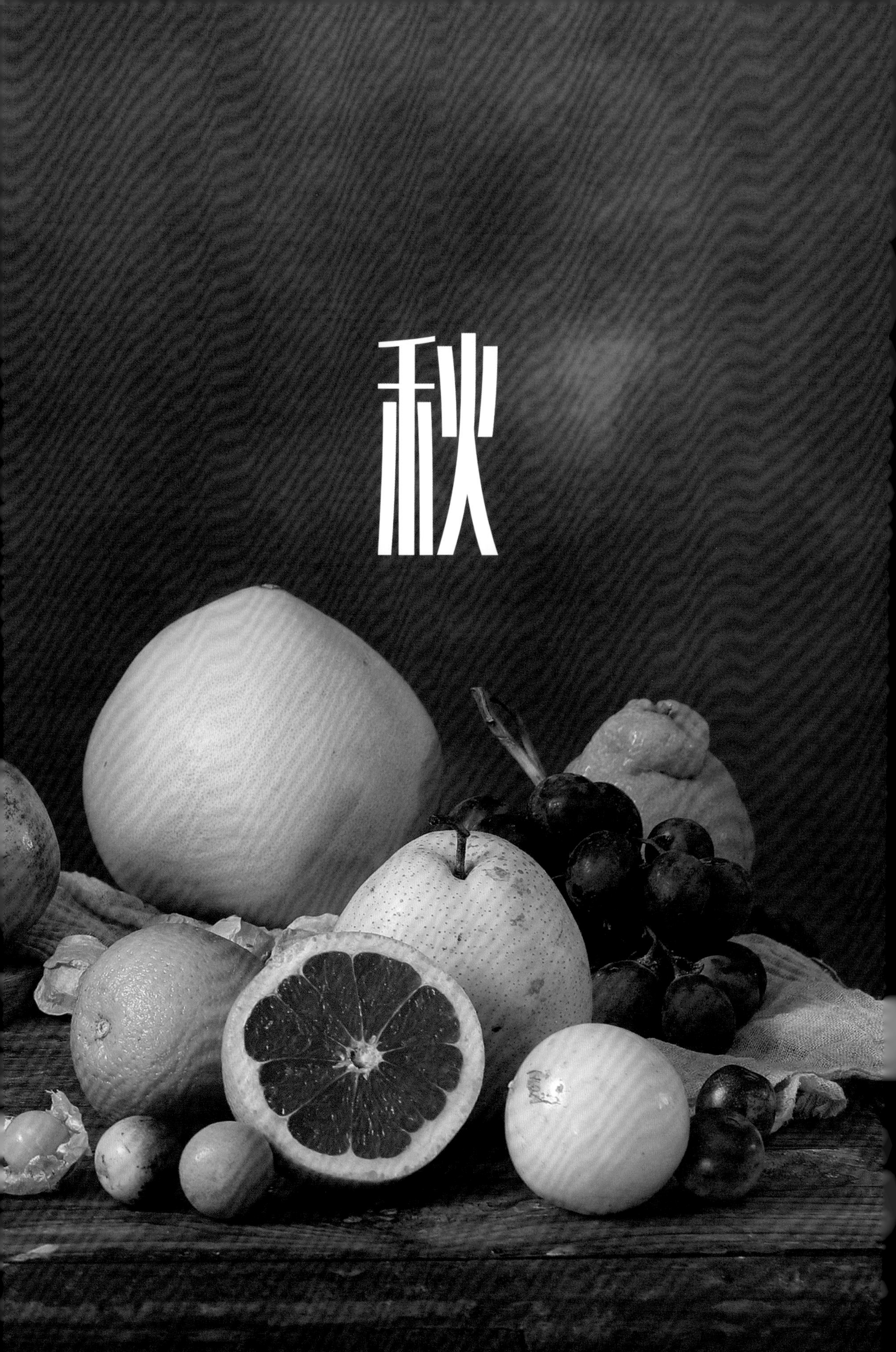
秋

『一叶梧桐一报秋，稻花田里话丰收。』

立秋

公历八月六日至八月九日

盛夏的余热还未散去，立秋便已到来。立秋是秋天的第一个节气，表示从这一天起秋天正式开始。据说在宋代，皇宫里有这样的习俗：在立秋这天将梧桐盆栽移入殿内，等到立秋时辰，太史官高奏："秋来！"梧桐应声落下一两片叶子，以寓报秋，这就是所谓的"一叶落知天下秋"吧。

"一叶梧桐一报秋，稻花田里话丰收。虽非盛夏还伏虎，更有寒蝉唱不休。"左河水的这首写实小诗，用短短的几句话，描述了立秋的"热闹景象"。虽然暑热还未散尽，但寒蝉已经在不停地鸣叫。与"自古逢秋悲寂寥"的感受不同，这首诗让我们看到了不一样的热闹的充满希望的秋天。

立秋进补宜多酸，养阴清热，宜多吃一些蛋白质和油脂含量高的食物。猪肉和鸡肉都不错，我给大家推荐的是秘制叉烧肉和普罗旺斯烩鸡。秘制叉烧肉是广东的传统名菜，软嫩多汁，色泽鲜明，看起来非常有食欲；普罗旺斯烩鸡，听名字就能感受到浓浓的浪漫，金黄诱人的色泽，就像秋日的麦穗，外观和口味都非常适合立秋。

推荐食材

猪肉滋阴润燥，鸡肉蛋白质含量高，易被人体吸收利用，能强筋骨，补虚劳，番茄富含维生素，味甘清热生津酸，能帮助蛋白质吸收。

饮食要点

宜多酸，增加蛋白质和油脂的摄入。养阴清热，润燥止渴，清心安神。

秘制叉烧肉

烹饪时间：约 300 分钟

无麸质　无坚果　无乳制品

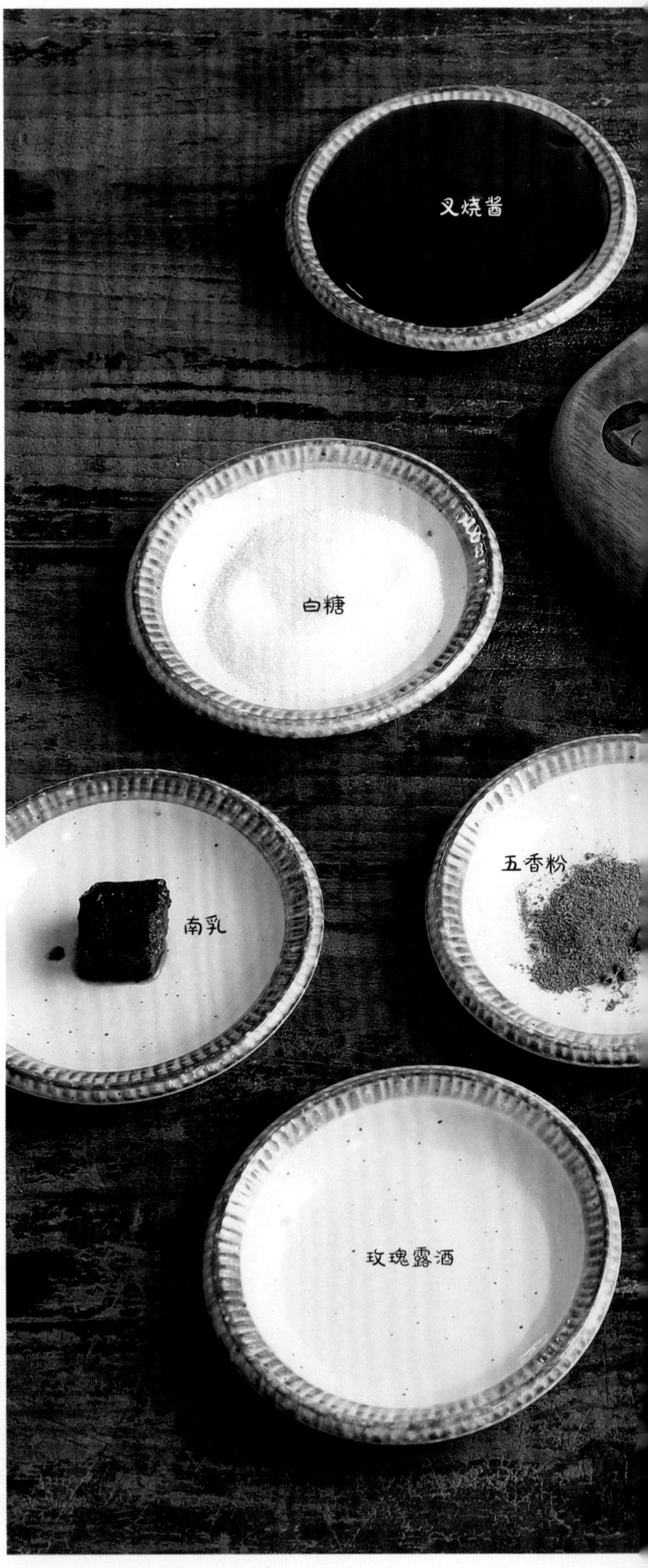

制作材料

主料：

猪肉 1 000 克（可选梅头肉）

白糖 20 克

玫瑰露酒 8 毫升

鸡蛋 1 个

叉烧腌制料：

生抽 30 毫升

南乳 8 克

盐 4 克

甘草 2 克

柠檬汁 10 毫升

五香粉 2 克

叉烧酱 150 克

叉烧皮水：

麦芽糖 200 克

清水 200 毫升

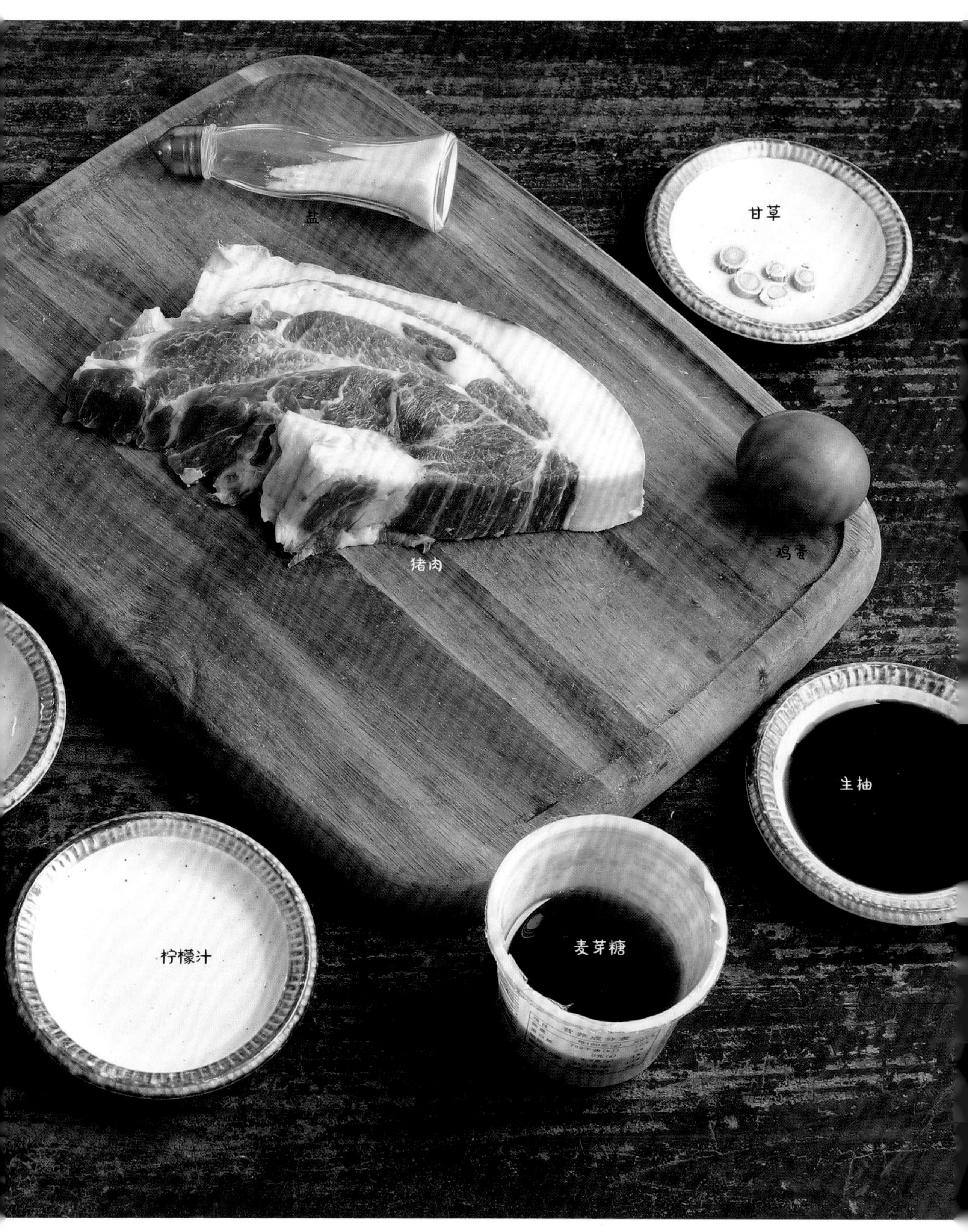
盐
甘草
猪肉
鸡蛋
主抽
柠檬汁
麦芽糖

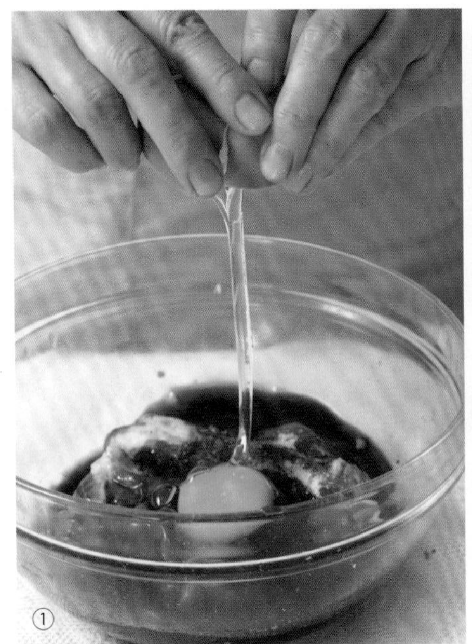

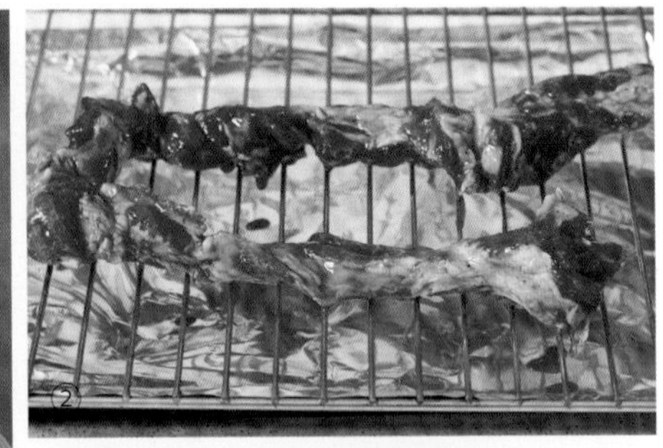

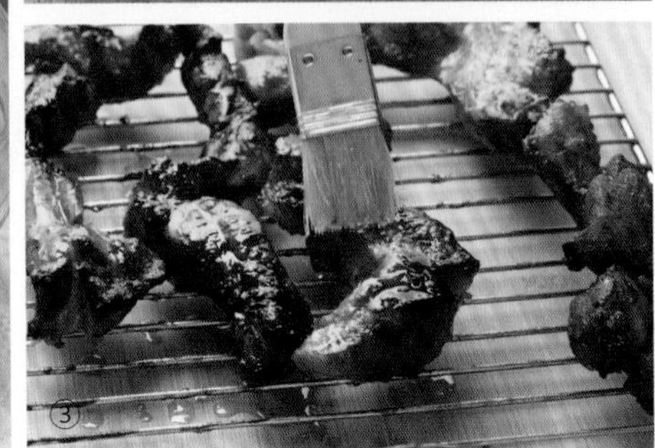

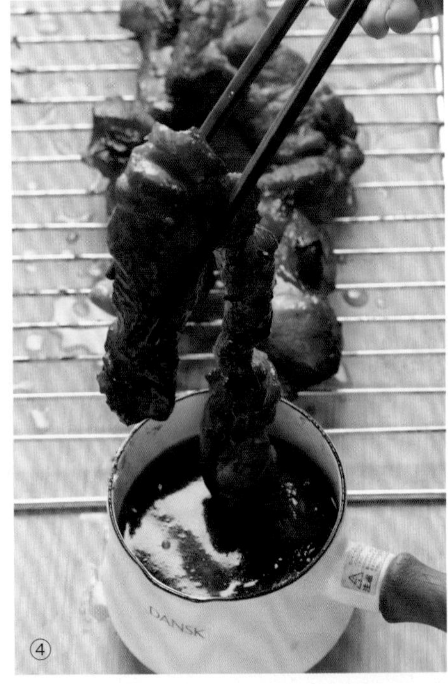

制作方法

1. 先把肉切成 1 厘米厚、2 厘米宽、25 厘米长的条。
2. 放入盐抓匀，把肉腌制一下。
3. 放入准备好的全部叉烧腌制料，加入 1 个鸡蛋，反复抓匀后，放入冰箱冷藏室，冷藏 5~10 小时。
4. 将腌制完的猪肉条放置在烤网上。烤箱调温至 250 摄氏度，先预热，然后放入腌制好的叉烧肉条，烘烤 12 分钟。
5. 将烤箱温度调到 210 摄氏度，再烤制 25 分钟。
6. 在烤叉烧的时候准备叉烧皮水：将准备好的 200 毫升清水和 200 克麦芽糖混合在一起，小火熬制大约 10 分钟。
7. 将烤好的叉烧放进熬制好的叉烧皮水中，翻动叉烧肉，让叉烧肉两面都沾上叉烧皮水。
8. 将沾好叉烧皮水汁的叉烧肉再以上下火 210 摄氏度左右烤制 15 分钟就可以食用了。

叉烧肉有滋补的功效，可以养血补肾，滋阴润燥，尤其适合身体虚弱的人食用。而且吃叉烧肉还能滋润肌肤，女士们吃也有美容的效果。

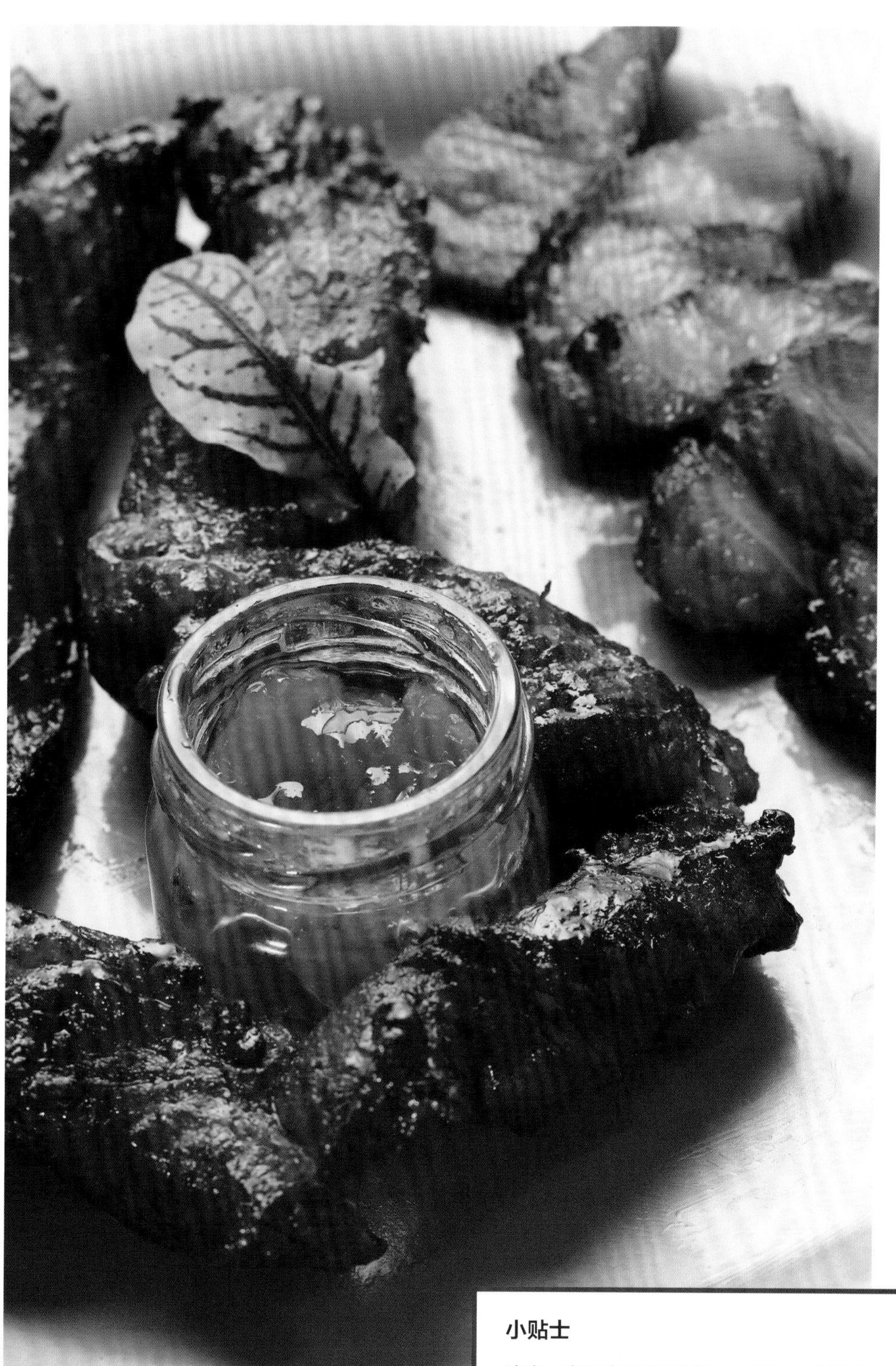

小贴士

猪肉一定要选肥瘦相间的，太瘦的肉会影响口感。尽量选瘦肉和肥肉交织在一起，看起来像梅花那样的肉。

普罗旺斯烩鸡

烹饪时间：约40分钟

无麸质　无坚果　无乳制品

制作材料

主料：	辅料：	调料：
鸡腿4只	蒜2瓣	橄榄油30毫升
番茄2个	水250毫升	盐3克
土豆1个	藏红花1克	白胡椒粉2克
洋葱1个	香菜10克	迷迭香3克
	黑橄榄50克	百里香3克

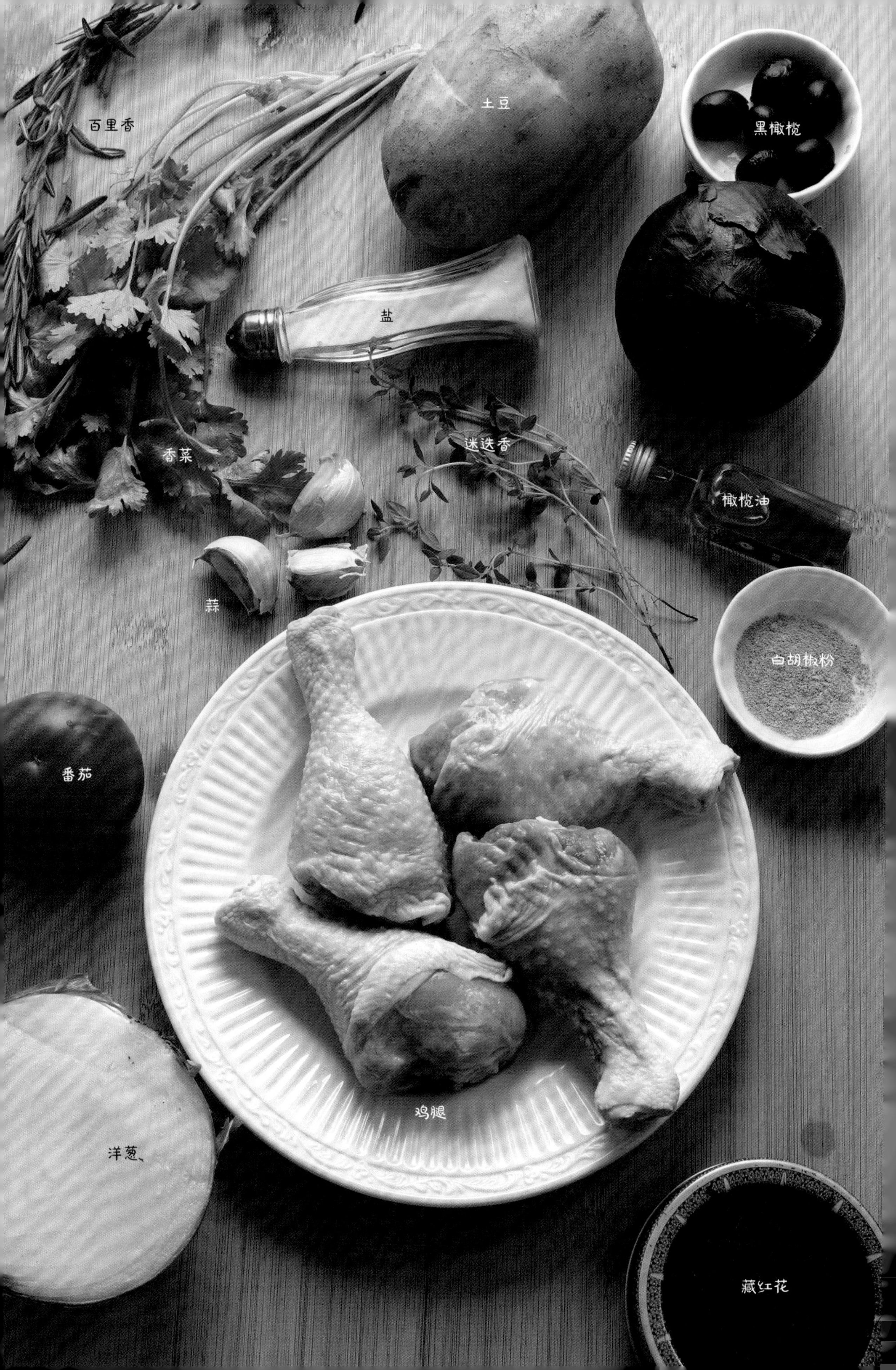
百里香
土豆
黑橄榄
盐
迷迭香
香菜
橄榄油
蒜
白胡椒粉
番茄
鸡腿
洋葱
藏红花

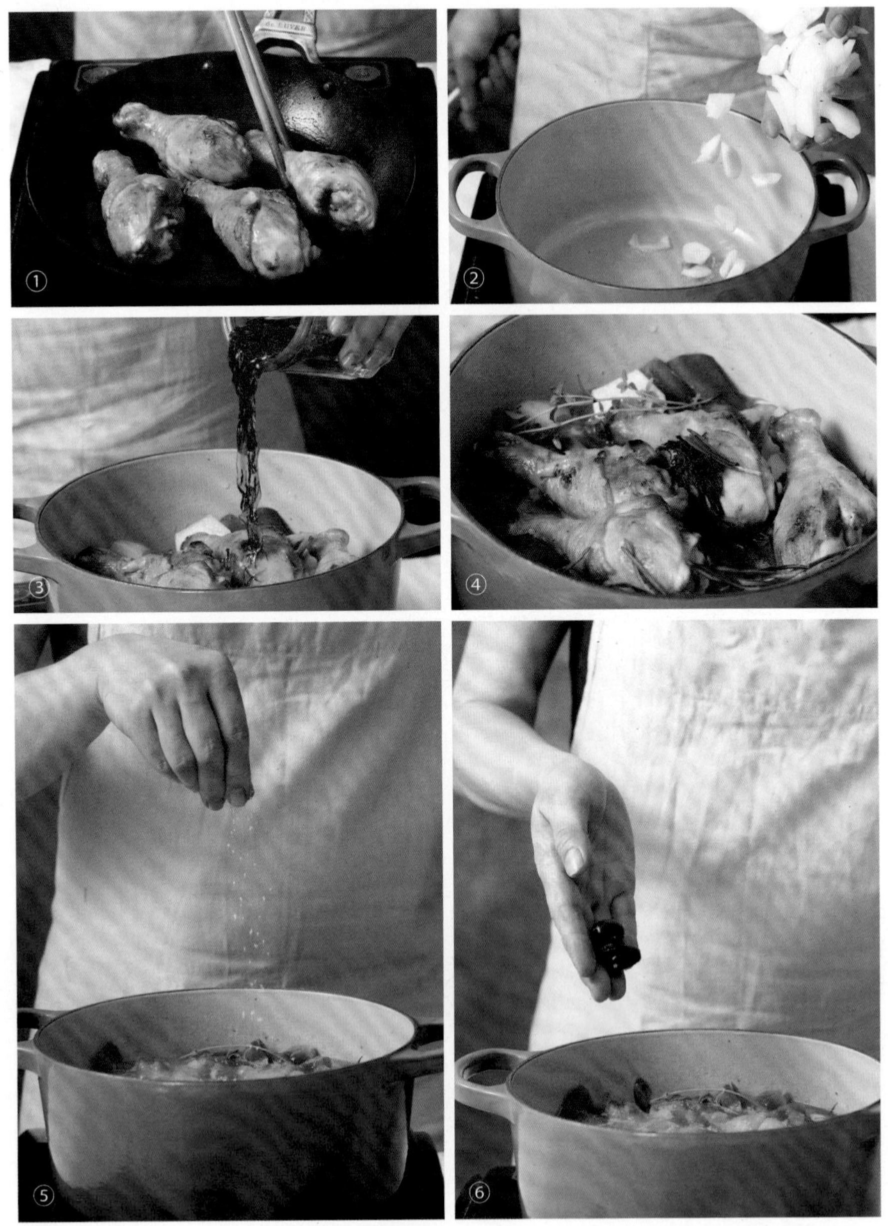

制作方法

1. 洋葱切丁，大蒜去皮切片，土豆切成滚刀块，番茄切丁，黑橄榄对半切开。

2. 藏红花泡水备用。

3. 中火，锅中的橄榄油烧热后将鸡腿放入，每面煎约 3 分钟，煎至金黄色取出，留底油。

4. 将洋葱、蒜炒香，再将土豆块放入锅中翻炒约 3 分钟，放入鸡腿、番茄丁，继续翻炒 3 分钟。

5. 依次加入藏红花水、迷迭香和百里香，加水烧开后转小火，加盖焖煮 25 分钟。

6. 最后加入黑橄榄，用盐和白胡椒粉调味，撒香菜装饰。

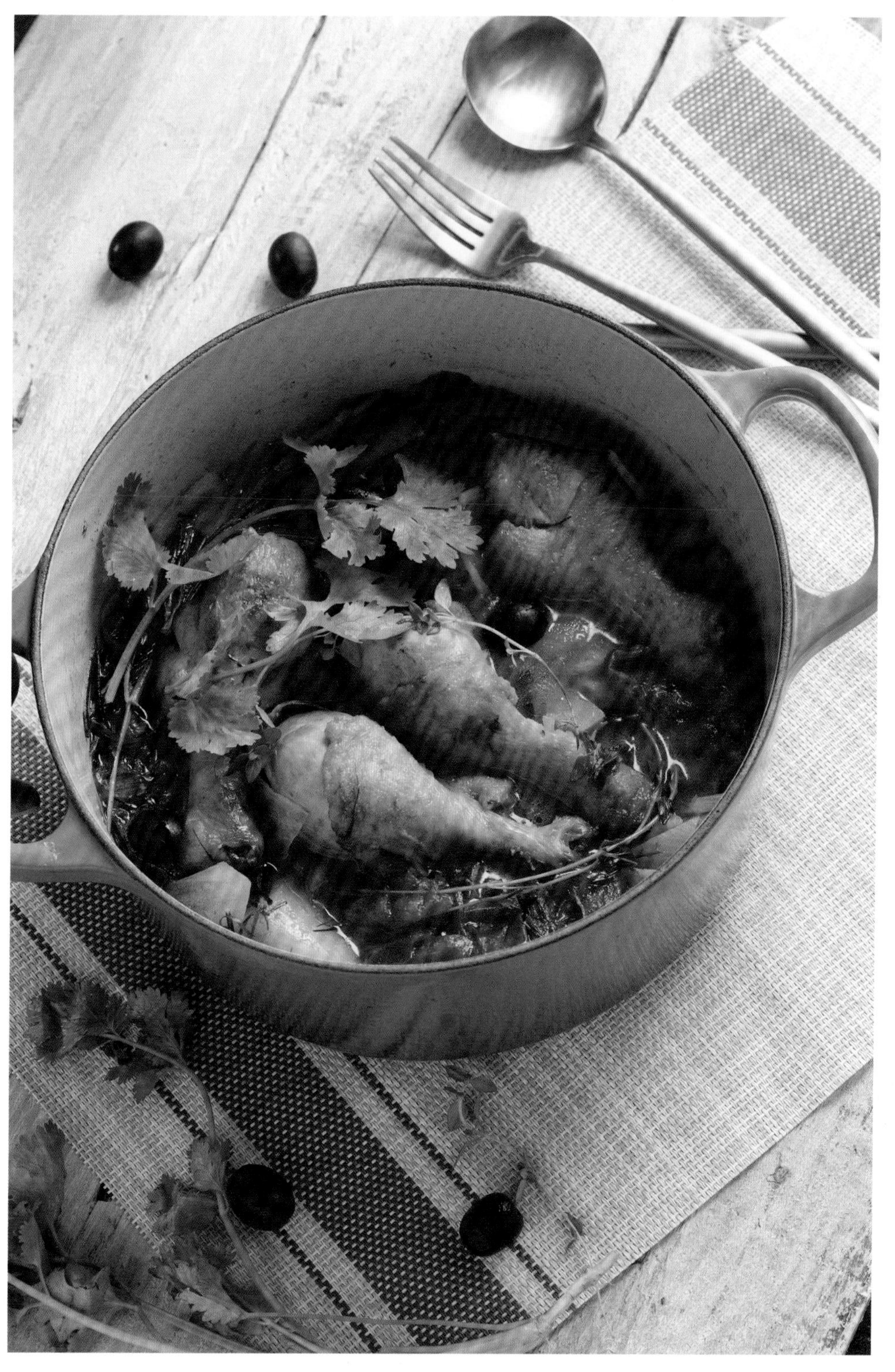

处暑

公历八月二十二日至八月二十四日

“一度暑出处暑时，秋风送爽已觉迟。”处暑虽然还有一个“暑”字，却已不再炎热。处暑节气表示夏日的落幕，秋天正式开始。然而秋天的凉意到来之前，人们可能还会再感受几次夏日的炎热，也就是我们常说的“秋老虎”。“秋老虎”天气干燥，易引发一些疾病，此时要注意防秋燥。

处暑过后，秋意渐浓，是人们迎秋赏景的好时节，民间向来有“七月八月看巧云”之说。除此之外古代也有不少处暑的习俗。比如祭祖、放河灯，等等，沿海渔民还有开渔节。所以在处暑时节除了养生、食补之外，不如也多到户外走走，锻炼身体，感受一下秋日的美好景色。

推荐食材

处暑宜多食用滋阴润燥的食物。鸭子被视为补虚劳的良药，鸭肉味咸、性寒，滋五阴，养胃生津，适于滋补。百合润肺止咳，清心安神。猪肚滋补脾胃，莲子安神养心，润燥、益气。

饮食要点

补脾、补肾气、祛湿，防止秋燥，少食花椒、辣椒等辛辣的食物。

橙汁鸭胸

烹饪时间：约 180 分钟

无麸质　无坚果　无乳制品

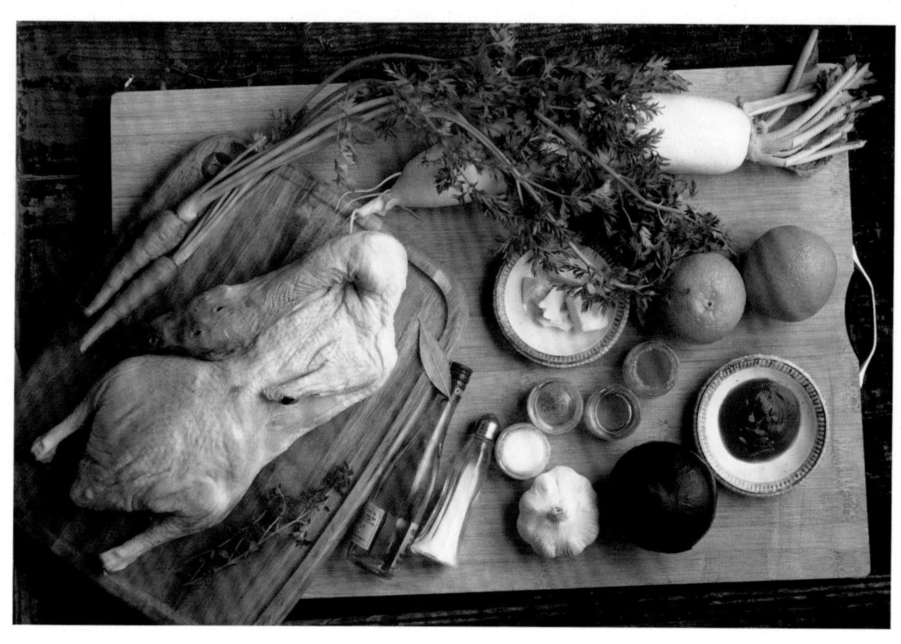

制作材料

主料：

鸭子 1 只

橙子 2 个

辅料：

白萝卜 100 克

洋葱 1 个

胡萝卜 200 克

大蒜 80 克

调料：

蜂蜜 10 克

五香粉 0.5 克

黄油 10 克

百里香 10 克

香叶 1 片

白葡萄酒 100 毫升

番茄酱 15 克

白糖 35 克

盐 1 克

橄榄油 30 毫升

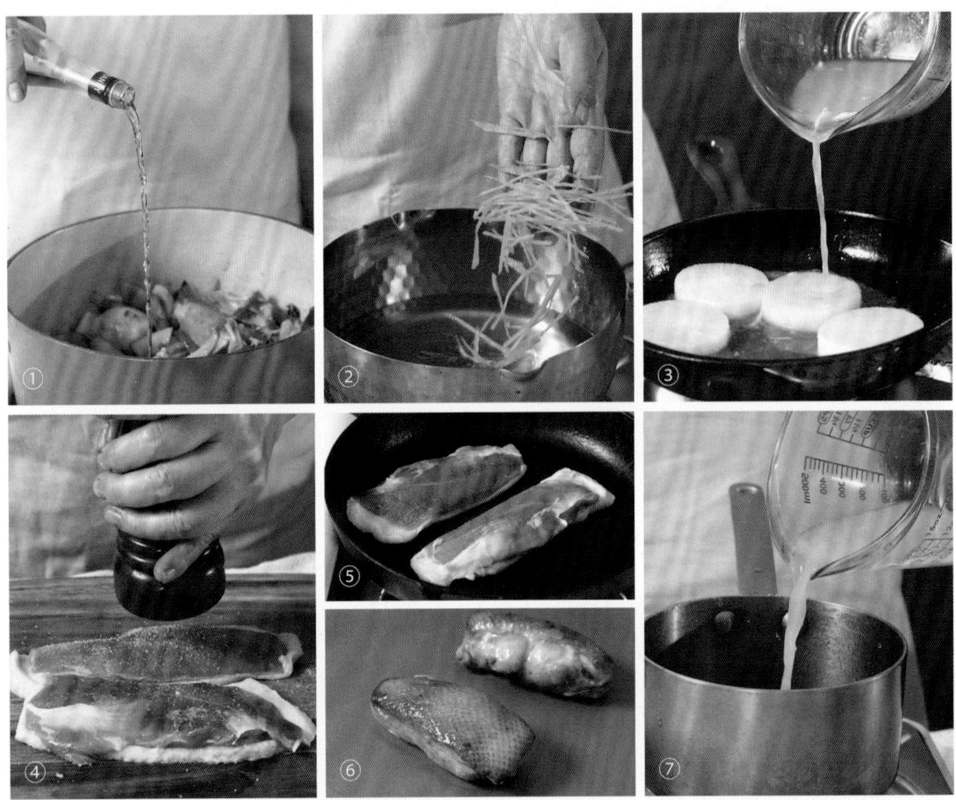

制作方法

1. 取鸭胸肉，其余部分切成块，焯水备用。洋葱、胡萝卜洗净切大块，大蒜拍扁。
2. 锅内放入橄榄油，放入焯好水的鸭肉块煎炒上色。
3. 另起一锅，放橄榄油加入洋葱、胡萝卜炒香。
4. 加入鸭肉翻炒，再加番茄酱和百里香继续炒 2 分钟。倒入白葡萄酒，烧到几乎没有液体，加水熬 2 小时左右。
5. 橙子肉榨汁，橙子皮去掉白色的部分切成细丝，放到冷水中，煮开后捞出备用。
6. 白萝卜去皮，切成 1 厘米左右的厚片，锅内放黄油将萝卜炒一下，然后加蜂蜜炒上色。加入橙汁，放五香粉和足量的鸭高汤，盖上盖子烧 10 分钟到萝卜熟了，然后大火收汁到浓稠备用。
7. 鸭胸撒盐，锅内不用放油，让鸭皮朝下放入冷锅中开小火煎。5 分钟后，翻过来，继续煎 2 分钟即可。
8. 将煎好的鸭胸放入预热好的烤箱，180 摄氏度烤 5 分钟。
9. 在烤鸭胸的时候熬橙子酱。先将白砂糖放入锅里，烧成焦糖色，加入白葡萄酒，加入橙汁熬煮，中途加入 200 毫升鸭高汤，浓缩到 1/4 然后加入黄油 10 克。
10. 鸭胸烤好后，放置 5 分钟后切薄片，放入盘中，淋橙子酱，点缀橙子皮丝，盘中配橙子肉和萝卜。

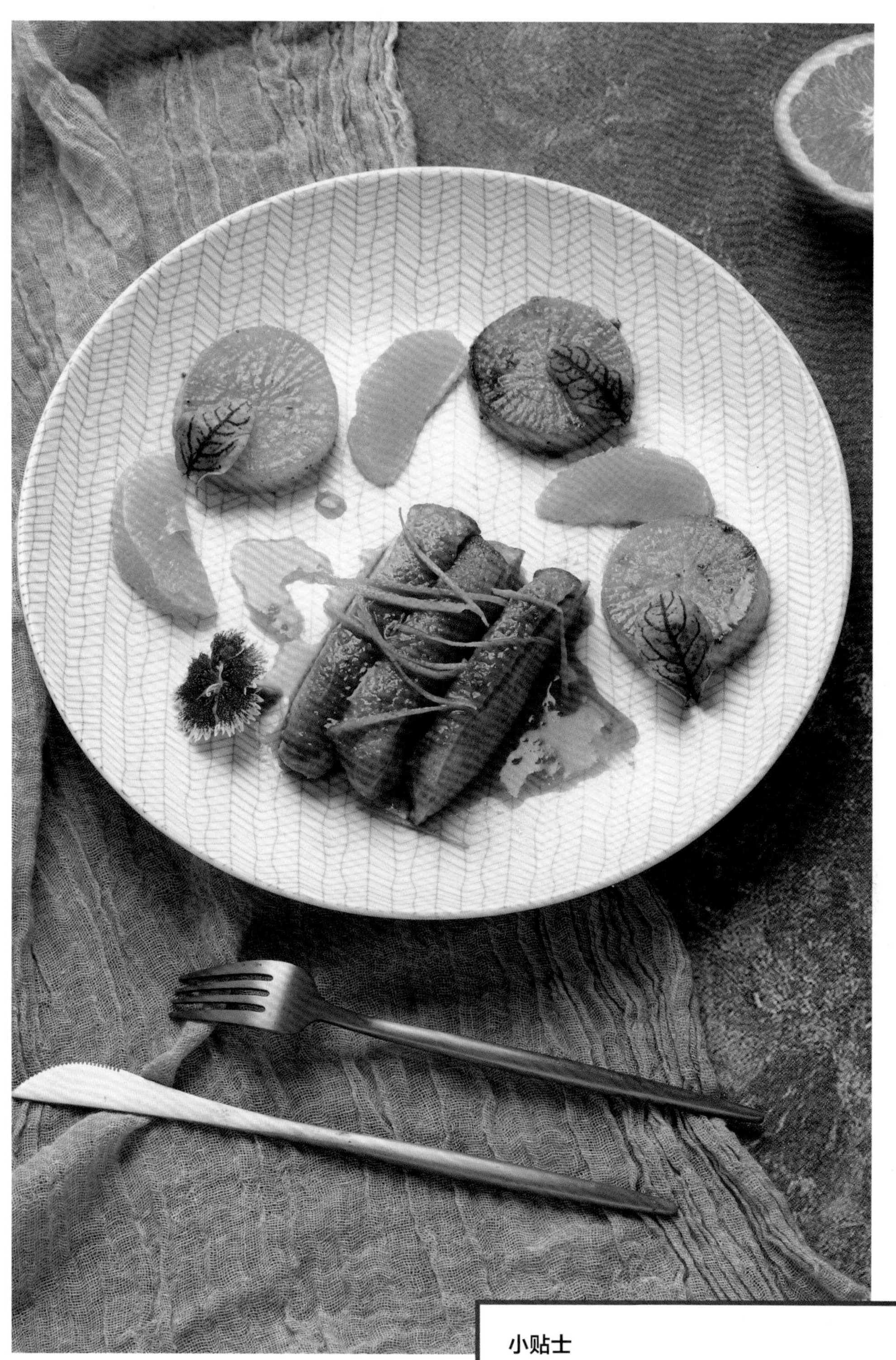

小贴士

如果没有时间熬高汤，可以做简易版的，即从第 5 步开始，高汤可以用水代替。

莲子百合猪肚汤

烹饪时间：约90分钟

无麸质　无坚果　无乳制品

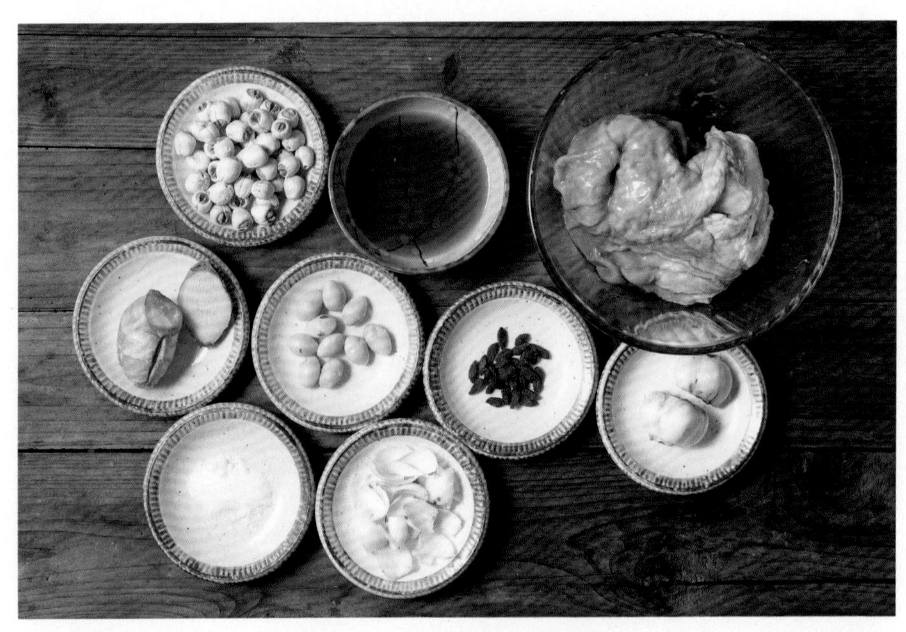

制作材料

主料：

猪肚 1 个

去芯莲子 100 克

百合 1 朵

辅料：

枸杞 10 克

姜 20 克

白果 20 克

水 2 000 毫升

调料：

盐 6 克

料酒 50 毫升

白胡椒粒 10 克

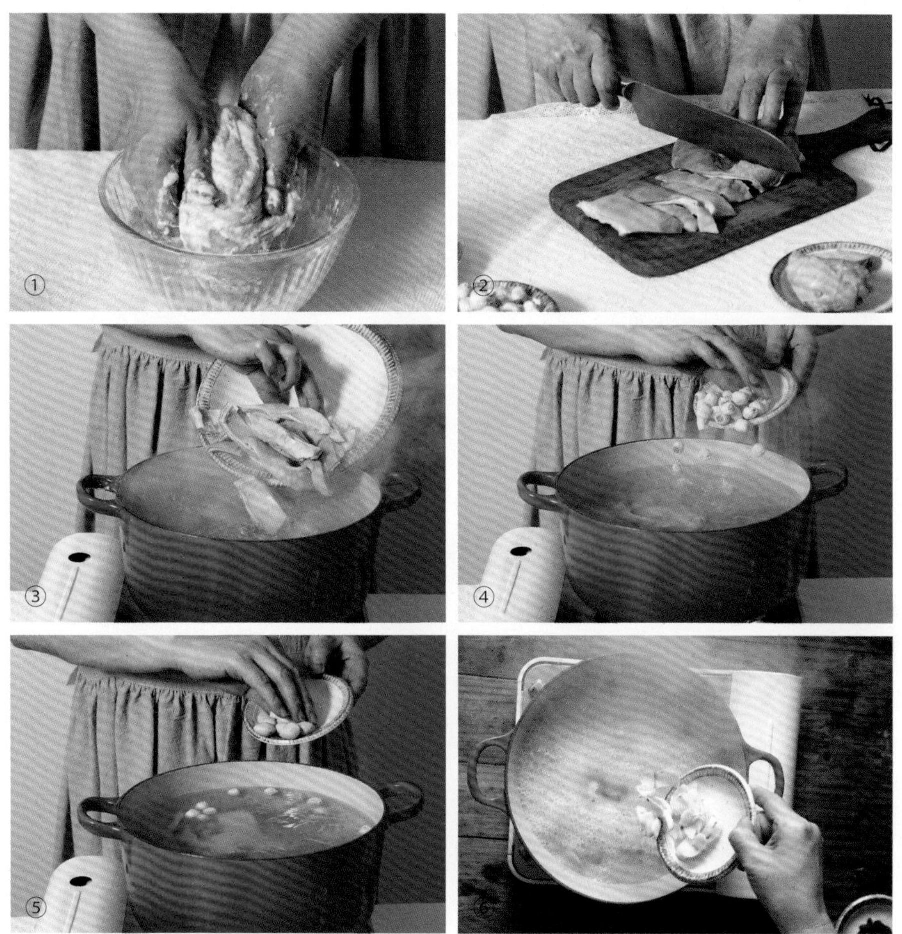

制作方法

1. 所有食材清洗干净，姜切片，百合切根，掰成片。
2. 猪肚用盐和白醋搓洗后冲洗干净，再用面粉搓洗一遍，去掉多余油脂，洗净后切成大块。
3. 猪肚放入冷水锅中，水中放料酒、几片生姜，开火至水沸腾，猪肚焯熟，从沸水中捞出，用刀切成两指宽的条状。
4. 另起一锅，放生姜，一次性加够水，开大火至沸腾，将猪肚、干莲子、白果投放进去，莲子无须提前浸泡。
5. 转中小火慢煲 1 小时以上，此时汤色乳白浓厚，猪肚弹牙渐软。
6. 放入百合、枸杞、白胡椒粒，再小煮片刻至猪肚软烂。关火前加盐调味。

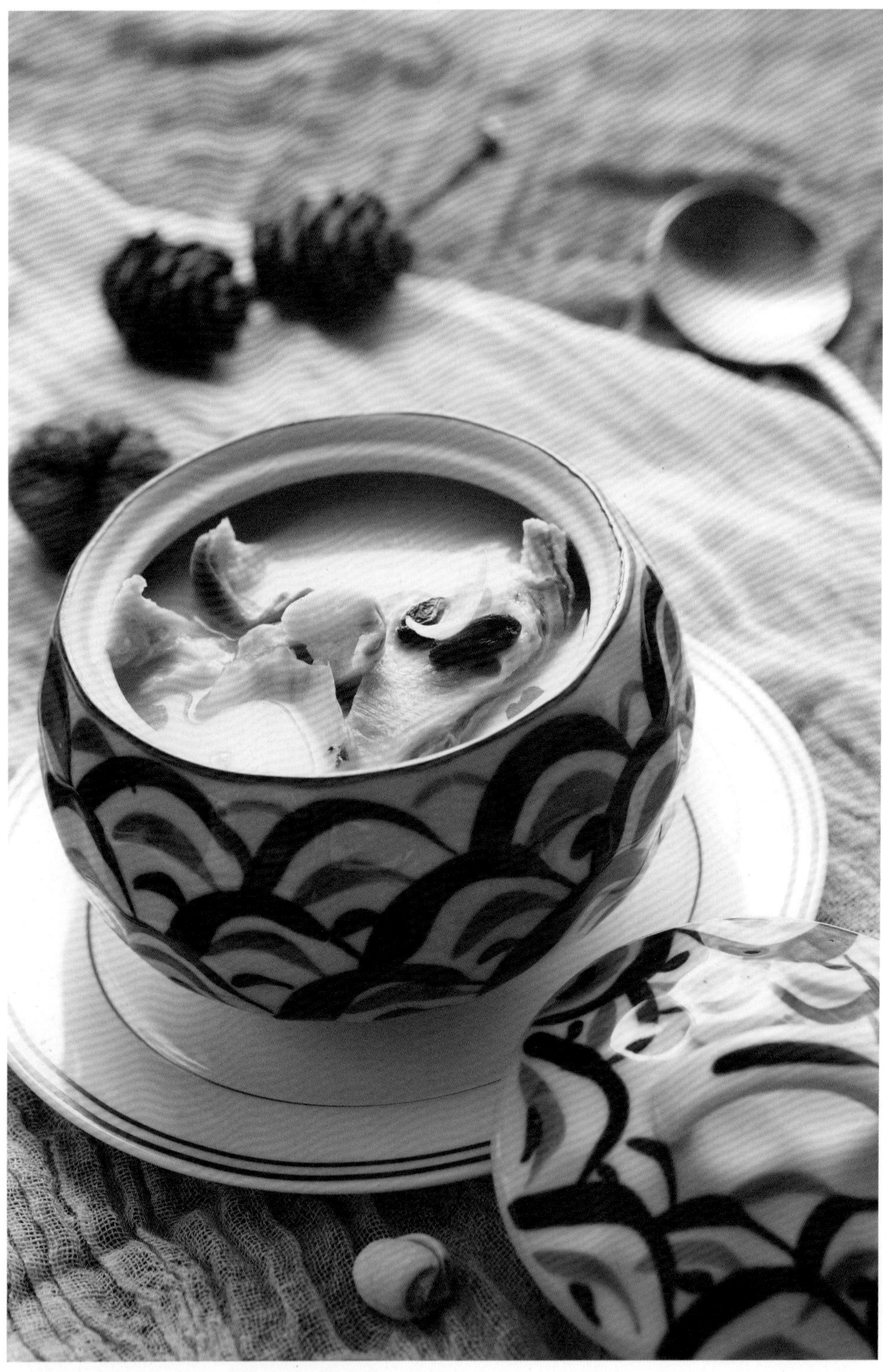

白露

公历九月六日至九月九日

如果用一个词来形容白露，我想我会用“文艺”。这种文艺气息体现在“蒹葭苍苍，白露为霜，所谓伊人，在水一方”的诗歌里；体现在“一候鸿雁来，二候玄鸟归，三候群鸟养羞”的物候里；体现在“日照窗前竹，露湿后园薇”的景色中。暑气散去，凉风袭来，秋意渐浓，清晨，花朵、绿叶上凝结着的小水滴在阳光下晶莹闪耀，古人便以四时配五行，秋属金，金色白，以白形容秋露，此时节故名白露。

白露秋风夜，一夜凉一夜，白露过后气温就开始下降了。秋风在降温的同时，把空气中的水分也吹干了，因此，同处暑一样，白露也是特别需要防“秋燥”的。此时来一份红酒炖梨自是不错，梨清心润肺，冰糖补中益气，加之红酒有美容养颜的功效，是非常健康治愈的一道甜品哦。

另外给大家准备的一道小甜点是“芝士焗红薯”。红薯味道甜美，营养丰富，利于消化，能提供大量热量，健脾开胃，强肾阴，利肠通便，是有名的长寿食品。红薯富含碳水化合物，又没有脂肪，是健身人士的恩物。常言道：“白露起，红薯生。”白露之后温差较大，来一份热腾腾的烤红薯最是甜蜜。记得小时候，入秋，街上总有卖烤红薯的小摊位，散发着诱人的香气。热乎乎的红薯皮一撕开，金黄色的瓤儿就露了出来，还冒着热腾腾的白气。如今街上的红薯摊位变少了，但记忆中的那份甜蜜却永远都不会忘。你也有过这样美好的记忆吗？

推荐食材

梨清心润肺。萝卜多维生素C，抗氧化，防秋燥。红薯味甘，入脾肾、宽肠胃，民间有白露吃红薯的习俗，此日吃红薯，全年不胃酸。

饮食要点

养肺清润，清心降火解秋燥。

红酒炖梨

烹饪时间：约 30 分钟

无麸质　无坚果　无乳制品　纯素

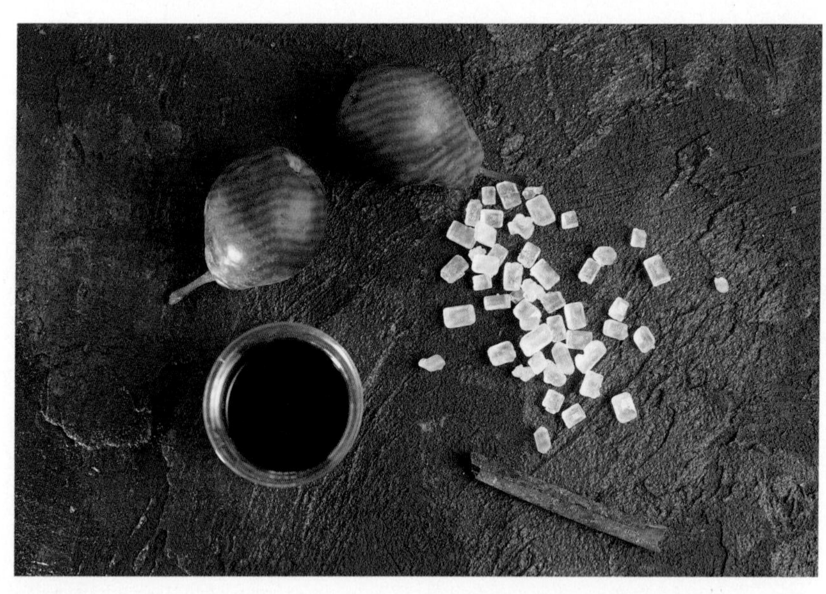

制作材料

主料：

红酒 500 毫升

啤酒梨 2 个

辅料：

肉桂 1 根

冰糖 80 克

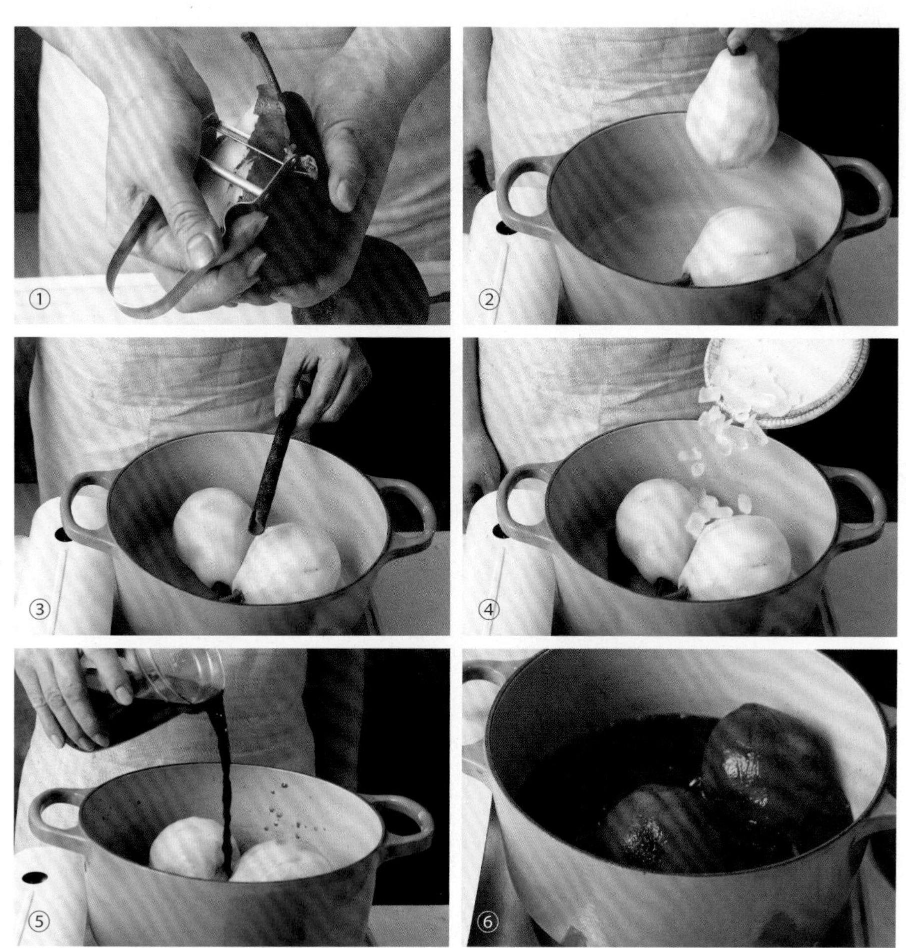

制作方法

1. 啤酒梨洗净去皮。

2. 锅内放入冰糖、肉桂和梨，浇上红酒。

3. 大火烧开转小火，煮 20 分钟沸腾后关火。

4. 浸泡一天待入味变色，吃梨喝酒。

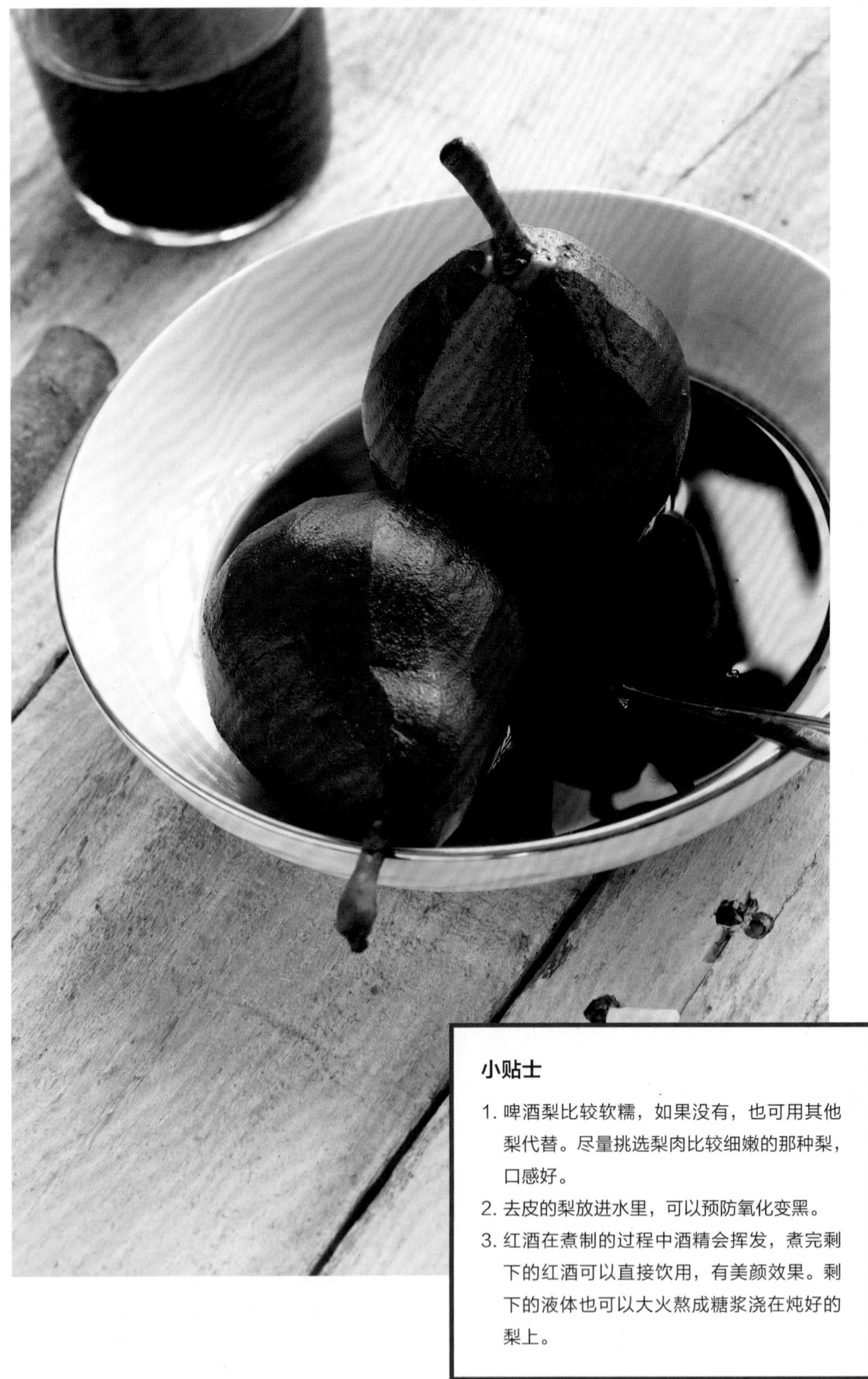

小贴士

1. 啤酒梨比较软糯，如果没有，也可用其他梨代替。尽量挑选梨肉比较细嫩的那种梨，口感好。
2. 去皮的梨放进水里，可以预防氧化变黑。
3. 红酒在煮制的过程中酒精会挥发，煮完剩下的红酒可以直接饮用，有美颜效果。剩下的液体也可以大火熬成糖浆浇在炖好的梨上。

芝士焗红薯

烹饪时间：约 90 分钟

无麸质　无坚果　蛋奶素

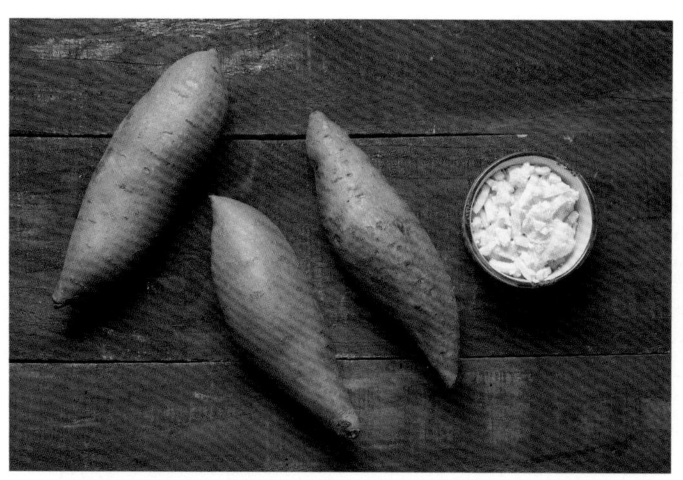

制作材料

主料：

红薯 3 个

马苏里拉芝士 150 克

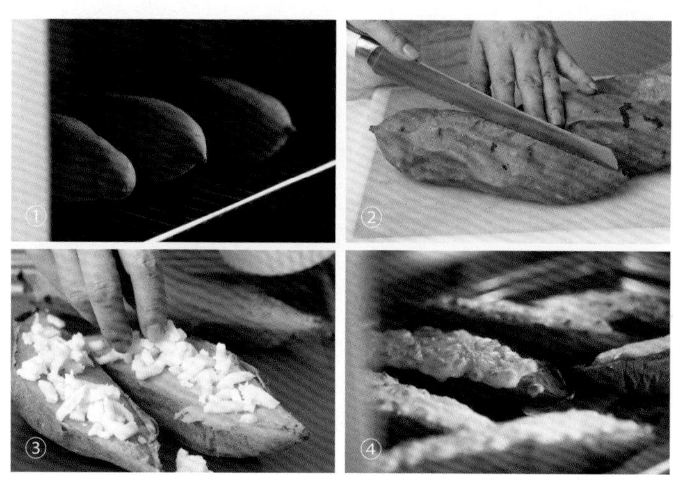

制作方法

1. 烤箱预热，230 摄氏度。红薯洗净，擦干水，放入烤箱中层，烤 60 分钟。
2. 红薯烘烤到软熟，将红薯纵向切开。
3. 在剖面上撒上马苏里拉芝士。
4. 再放回烤箱，210 摄氏度烤 20 分钟到芝士融化有焦色。

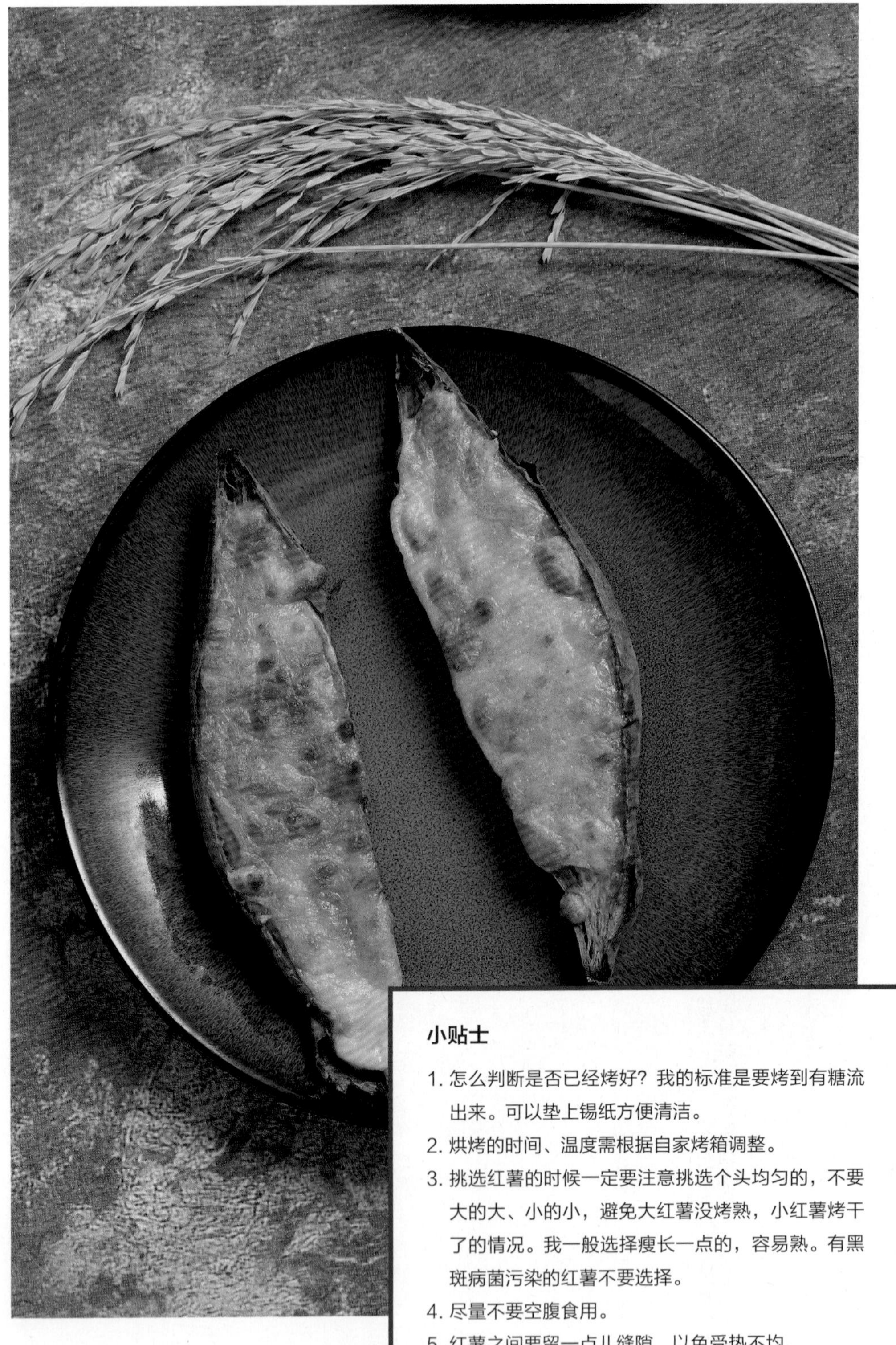

小贴士

1. 怎么判断是否已经烤好？我的标准是要烤到有糖流出来。可以垫上锡纸方便清洁。
2. 烘烤的时间、温度需根据自家烤箱调整。
3. 挑选红薯的时候一定要注意挑选个头均匀的，不要大的大、小的小，避免大红薯没烤熟，小红薯烤干了的情况。我一般选择瘦长一点的，容易熟。有黑斑病菌污染的红薯不要选择。
4. 尽量不要空腹食用。
5. 红薯之间要留一点儿缝隙，以免受热不均。
6. 红薯一次不要吃过量，以免产生胃酸胃灼热。

秋分

公历九月二十二日至九月二十四日

秋分，昼夜均，寒暑平。一场雨，一朝寒。此时草木染青黄，柿子香、红薯甜，空气中还随风飘着桂花香。秋分大概是我心目中最美的一个节气了。

记得很早之前看过一部电影《小森林》，女主人公始终无法融入大城市的生活，于是从喧嚣的城市回到偏僻的农村，守着一块田地每日农耕、烹饪，淡淡度过春夏秋冬。很多人都很喜欢这部电影，除了向往田园静谧的生活之外，我感受最深的是因四季而变的食材。比如冬季的圣诞蛋糕，春日的野菜意面，夏日的烤鱼以及深秋的糖炒板栗……大城市以及现代科技的发达，让时节的食材变得不那么明显，因此也少了许多的乐趣。写这本书的初衷也是希望通过二十四节气的美味，让更多的人感受到不同的节气里大自然的馈赠，以及食物给我们带来的美好。

秋分时，蟹肥桂香酒正浓，那么第一道菜就从一笼美味的蟹粉小笼包开始吧。

秋天也是养肺、补肺的好时节，银耳、雪梨、杏仁都是不错的食补食材，因此还给大家准备了银耳枸杞雪梨养颜盅。

推荐食材

大闸蟹含有丰富的蛋白质和维生素A，蟹肉性寒，滋补肝阴、养筋活血。

银耳润肺养胃，枸杞平补阴阳，北杏仁润肠止咳，梨养阴清热，百合清心安神。

饮食要点

以滋阴润肺、养阴生津为主，宜清心降火，多吃清润、温润的食物。

蟹粉小笼包

烹饪时间：约 30 分钟

无坚果　无乳制品

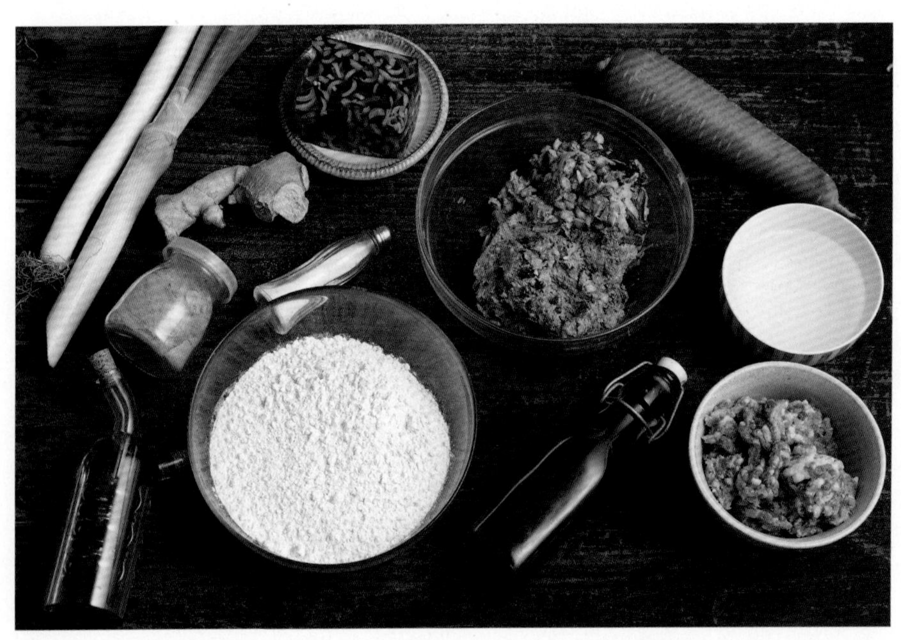

制作材料

主料：	辅料：	调料：
中筋面粉 400 克	肉皮冻 100 克	花雕酒 30 毫升
水 200 毫升	胡萝卜 1 根	白胡椒 5 克
猪肉馅 300 克	葱 1 根	盐 3 克
蟹粉蟹肉 200 克	姜 1 块	香油 10 毫升

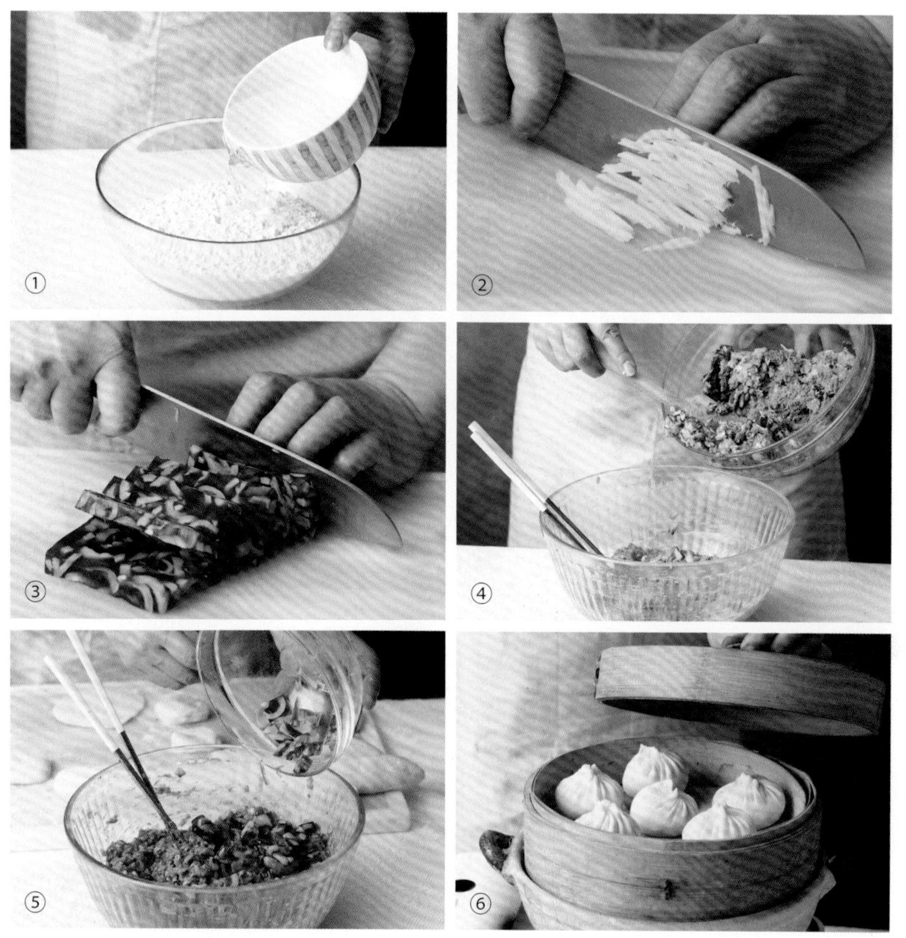

制作方法

1. 先和面。面粉分次加入温水，先用筷子搅成絮状，再揉成光滑面团，静置 20 分钟。
2. 葱、姜洗净，切成小丁分别放入小碗，姜碗里倒热水，葱碗里倒温水，做成葱姜水备用。
3. 醒面的时候可以调馅，猪肉馅里放生抽、花雕酒，倒入葱姜水并顺着一个方向搅打成团，让肉馅变得有黏性。
4. 蟹粉蟹肉 200 克放入肉馅中，放入盐、白胡椒、香油拌匀。肉皮冻切小丁，放入肉馅搅匀。
5. 取出面团揉匀，面团搓成长条，切成面剂子。取出剂子擀成直径 6 厘米圆形薄片，中间略厚，边缘较薄。
6. 一张面皮放在掌心，放入馅料，修平表面，沿着皮顺时针旋转捏出深而细的褶，收口成包子状。
7. 蒸笼放入胡萝卜片防粘，或抹油。火烧开后，放入有生胚的蒸笼，旺火蒸 7 分钟。
8. 用蟹黄装饰，食用时用香醋和姜丝做蘸料。

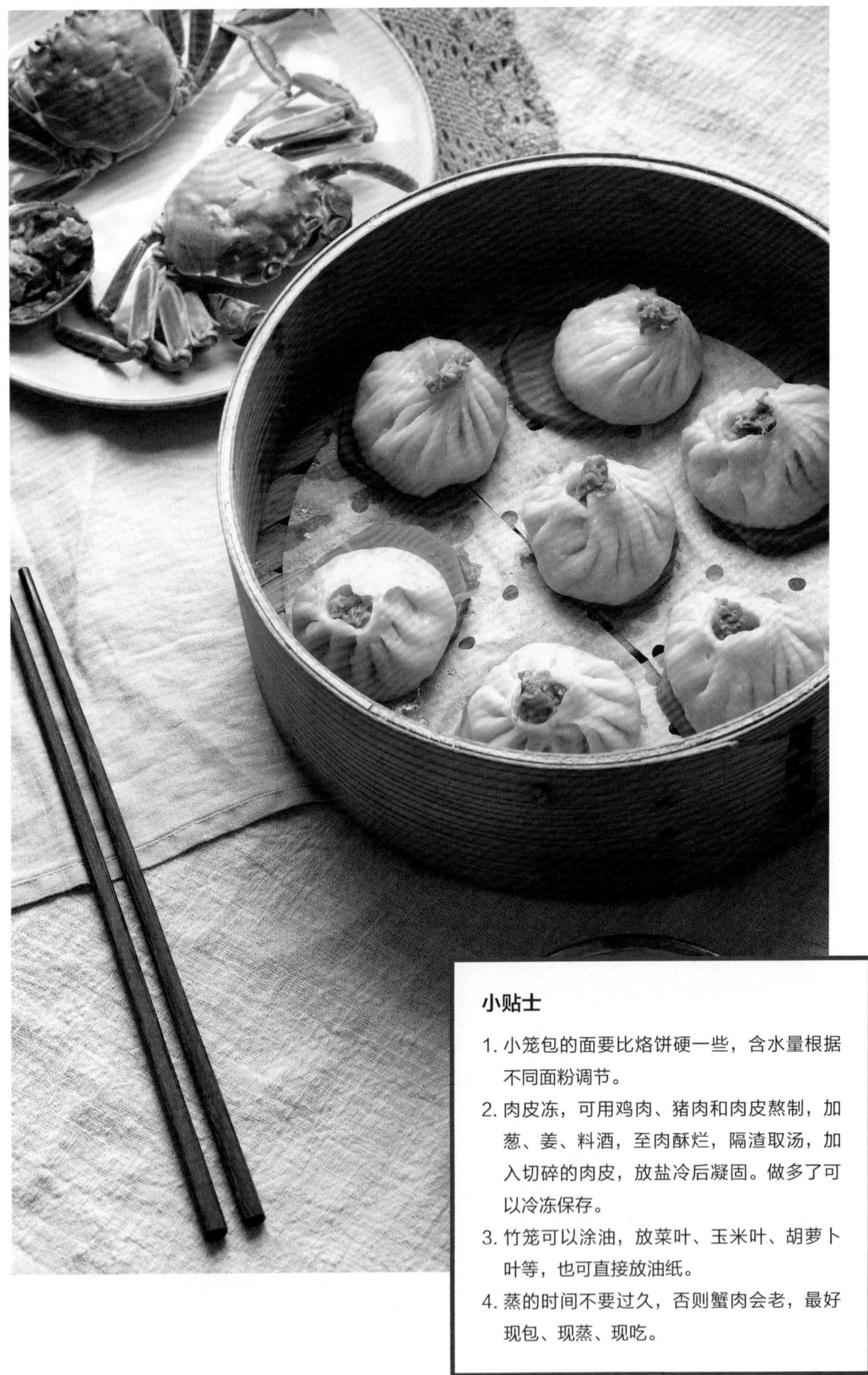

小贴士

1. 小笼包的面要比烙饼硬一些，含水量根据不同面粉调节。
2. 肉皮冻，可用鸡肉、猪肉和肉皮熬制，加葱、姜、料酒，至肉酥烂，隔渣取汤，加入切碎的肉皮，放盐冷后凝固。做多了可以冷冻保存。
3. 竹笼可以涂油，放菜叶、玉米叶、胡萝卜叶等，也可直接放油纸。
4. 蒸的时间不要过久，否则蟹肉会老，最好现包、现蒸、现吃。

银耳枸杞雪梨养颜盅

烹饪时间：约40分钟

无麸质　无乳制品　纯素

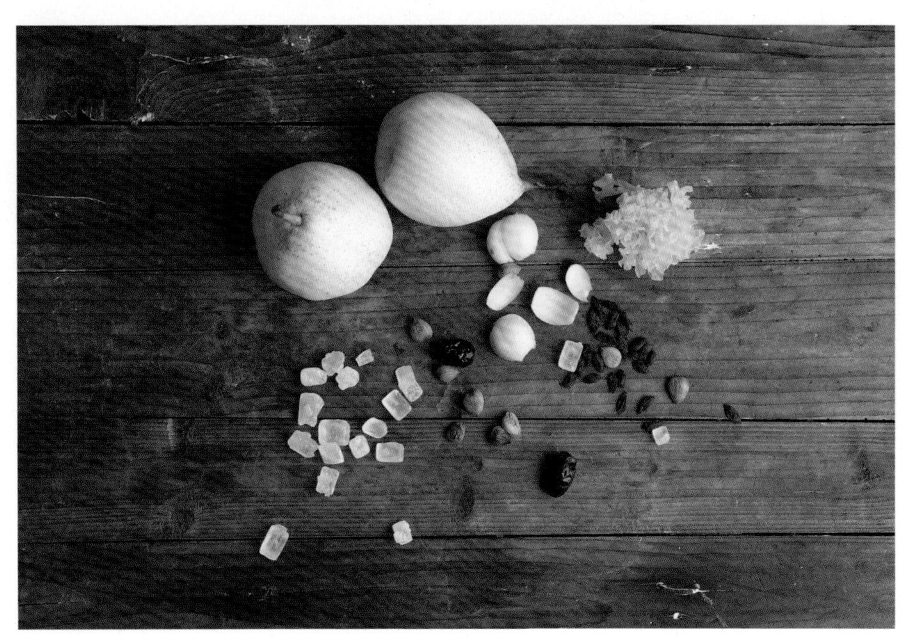

制作材料

主料：

雪梨2个

银耳20克

辅料：

杏仁5克

红枣2个

枸杞6克

百合3瓣

调料：

冰糖30克

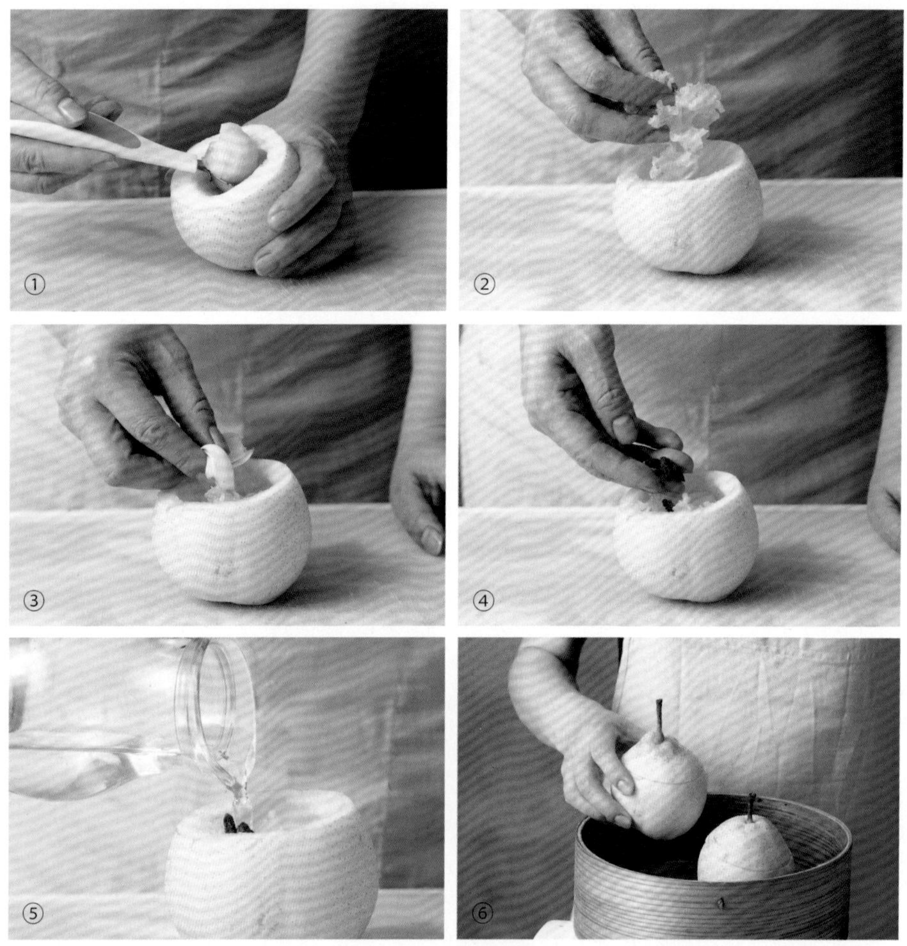

制作方法

1. 雪梨清洗干净，银耳提前 2 小时泡发，去除底部的硬块后撕成小片。

2. 红枣、枸杞事先稍微浸泡一下。杏仁洗净，红枣去核、切片。

3. 将雪梨顶部切开，下半部果核和果肉挖出来制成雪梨盅，梨肉切丁备用。

4. 把泡好的银耳、红枣、枸杞和梨肉、杏仁、冰糖一起放入雪梨盅中。将梨子的顶盖盖上。

5. 放入锅中隔水蒸 30 分钟。

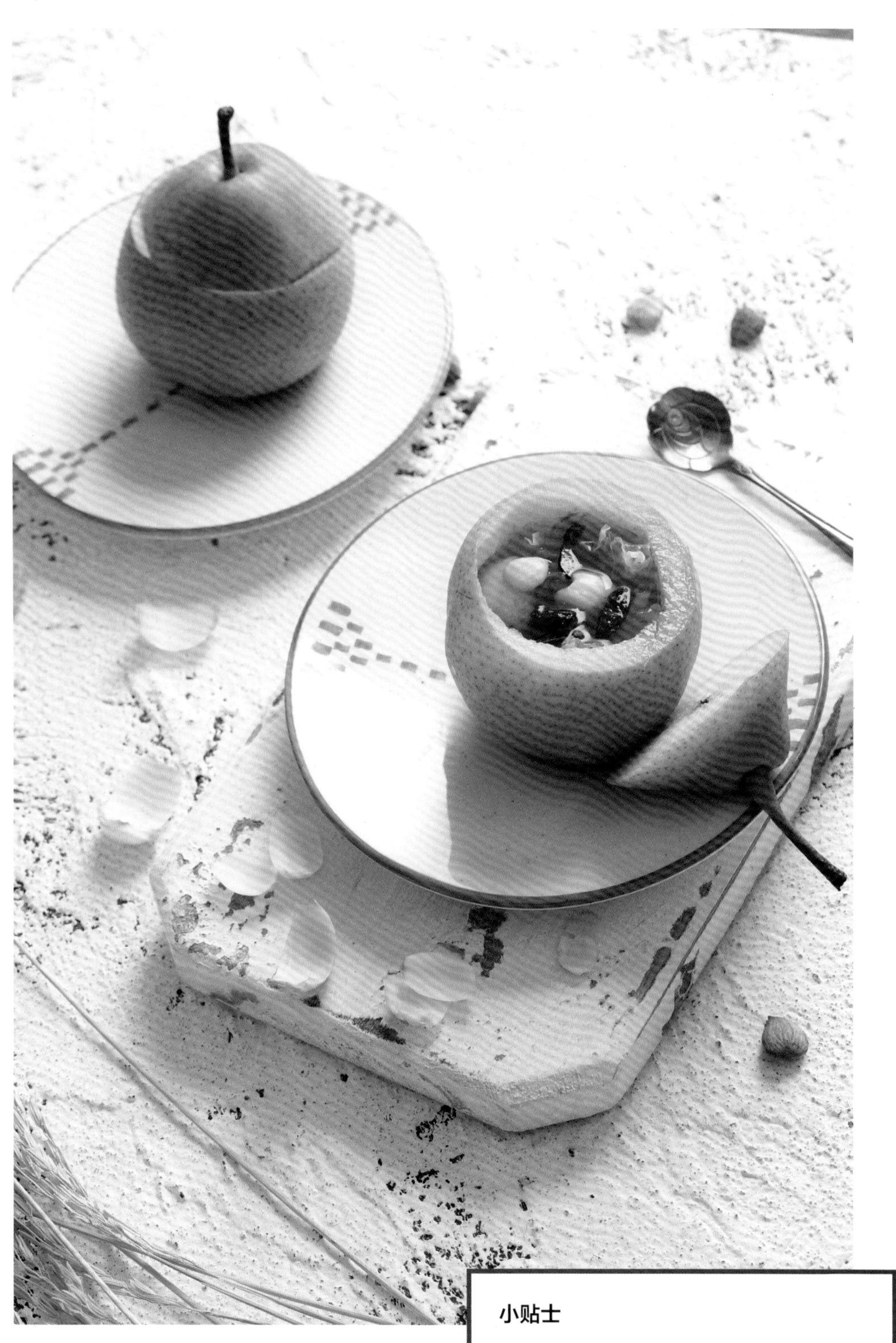

小贴士

秋天是养肺、补肺的好时节，银耳、雪梨、杏仁都有养阴润肺的作用。

寒露

公历十月七日至十月九日

“袅袅凉风动，凄凄寒露零。”10 月的第一个节气听名字便感受到些许寒冷——寒露。古书记载：“斗指寒甲为寒露，斯时露寒而冷，将欲凝结，故名寒露。”寒露和白露一样，其实都跟露水，也就是水气有关。仲秋的白露是“露凝而白”，而季秋的寒露“露气寒冷”。寒露时节，北方已是深秋景象，白云红叶，偶见早霜，而南方亦是秋意渐浓，蝉噤荷残了。

寒露过后，寒气增长，特别是夜里，温度会降得特别低，需要注意滋养肝血、养阴防燥。推荐金汤小米海参粥和板栗排骨饭。小米滋阴养血，海参养血润燥，金黄的颜色更有深秋的味道。板栗性温，养胃健脾。在之前提到的电影《小森林》中，就有这样一个画面——深秋，女主人公到山上捡栗子，做成糖煮板栗，然后放罐子中冷藏，等到大雪纷飞的冬日里，围着火炉吃软糯香甜的糖煮栗子，想想就很幸福。我将其做成中国人爱吃的板栗排骨饭，加入了应季的食材，一盘金色的板栗排骨饭吃起来都是浓浓的深秋的味道。

推荐食材

小米滋阴养血，海参养血补肾。板栗养胃健脾、活血止血，猪排滋阴润燥。

饮食要点

滋养肝血，养阴防燥，润肺益胃。

金汤小米海参粥

烹饪时间：约 40 分钟

无麸质　无坚果　无乳制品

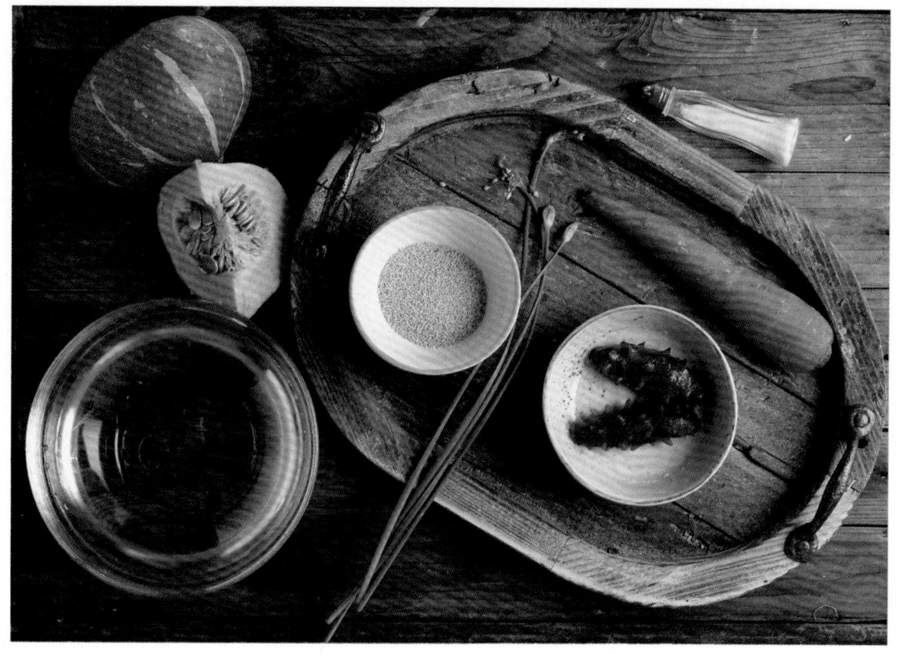

制作材料

主料：

海参 2 个

小米 50 克

辅料：

迷你小南瓜 160 克

胡萝卜 75 克

水 800 毫升

韭菜薹 2 根

调料：

盐 1 克

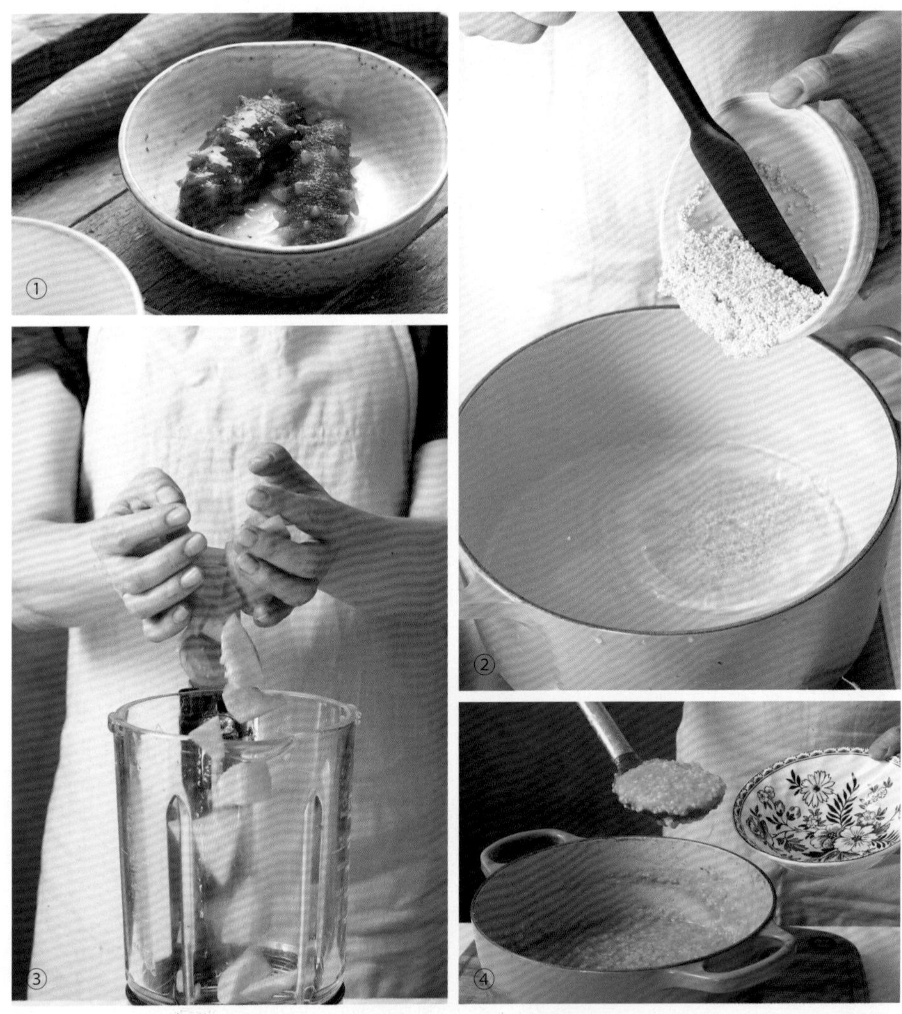

制作方法

1. 海参提前泡发。
2. 小米清洗干净，锅内放水，加入洗干净的小米，上火熬煮。
3. 南瓜切开、去籽，胡萝卜洗净、切块，一起放到料理机加水打成细腻的糊状。
4. 小米熬到黏稠，倒入南瓜胡萝卜糊，搅匀成金色的小米粥，再熬煮 5 分钟。
5. 加盐调味，将海参放入小米粥，煮 1 分钟即可，海参是熟的，只要加热就可以。盛到碗里，放韭菜薹装饰。

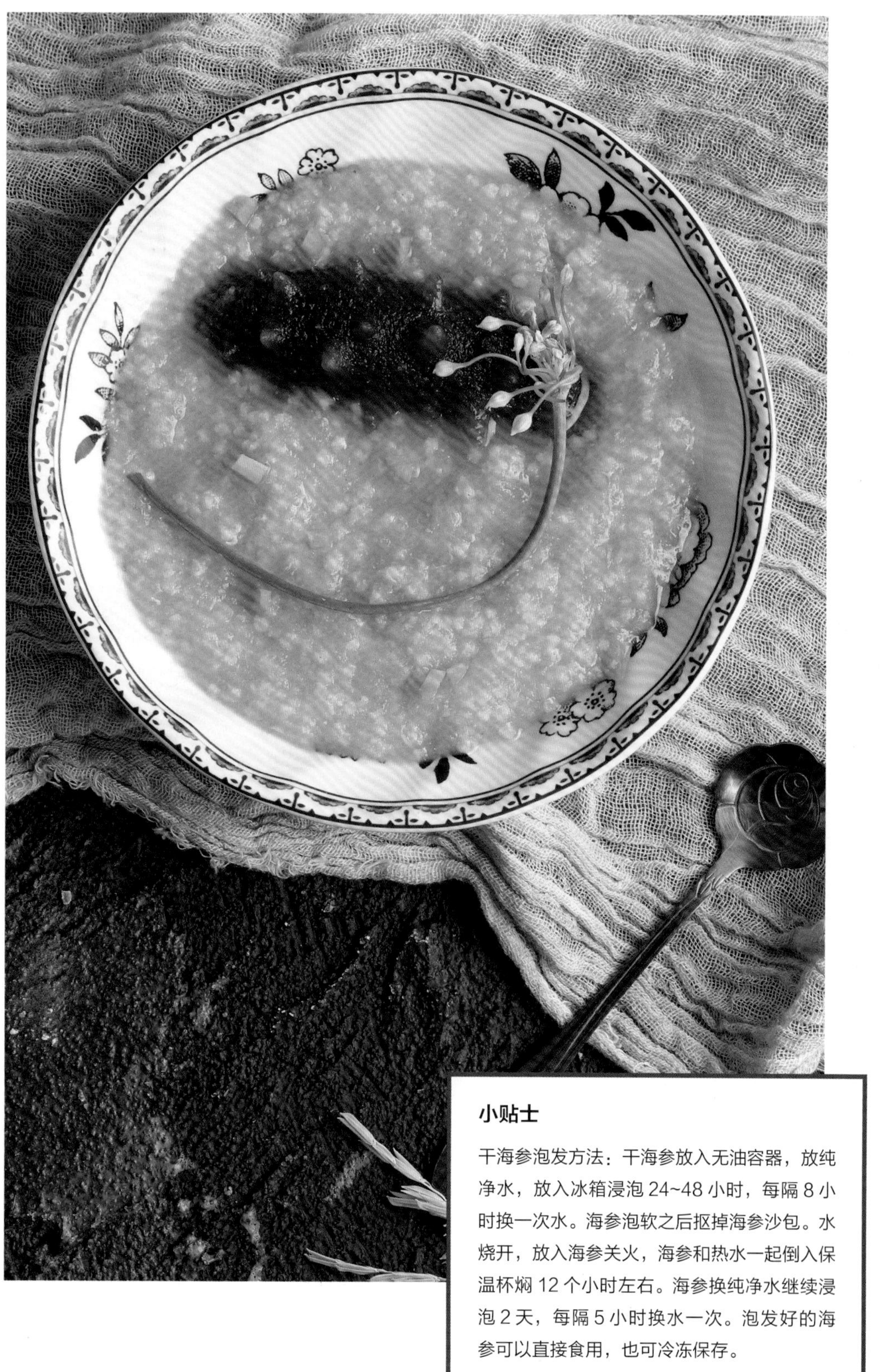

小贴士

干海参泡发方法：干海参放入无油容器，放纯净水，放入冰箱浸泡 24~48 小时，每隔 8 小时换一次水。海参泡软之后抠掉海参沙包。水烧开，放入海参关火，海参和热水一起倒入保温杯焖 12 个小时左右。海参换纯净水继续浸泡 2 天，每隔 5 小时换水一次。泡发好的海参可以直接食用，也可冷冻保存。

板栗排骨饭

烹饪时间：约 35 分钟

无麸质　无乳制品

制作材料

主料：	辅料：	调料：
大米 2 杯	香菇 5 朵	花雕 15 毫升
猪小排 200 克	胡萝卜 1 根	老抽 15 毫升
板栗 1 碗	香葱 1 根	生抽 15 毫升
	洋葱 1 个	冰糖 10 克
	蒜 1 瓣	油 15 毫升
	老姜 2 片	盐 2 克

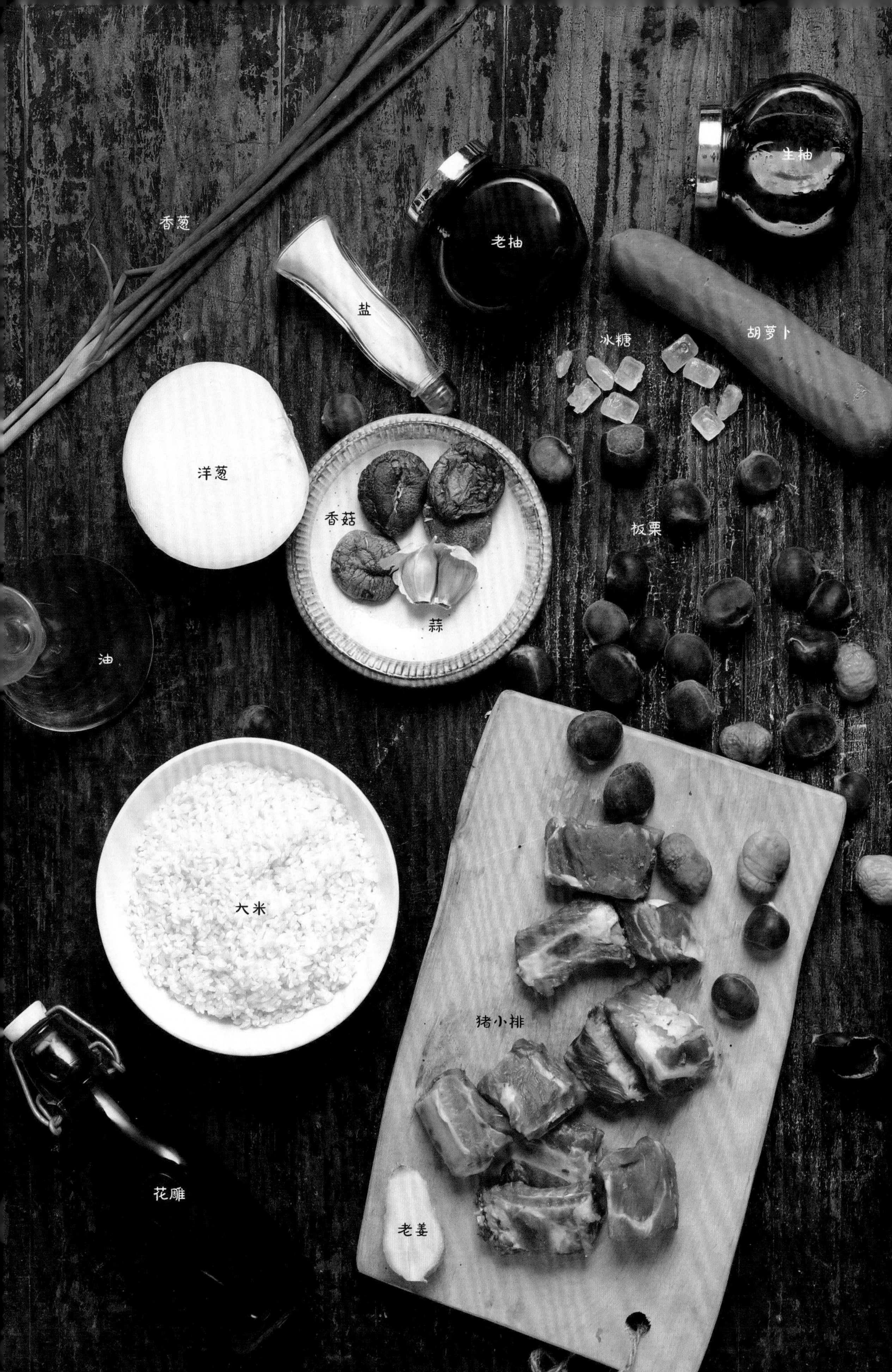

香葱
老抽
生抽
盐
胡萝卜
冰糖
洋葱
香菇
板栗
蒜
油
大米
猪小排
花雕
老姜

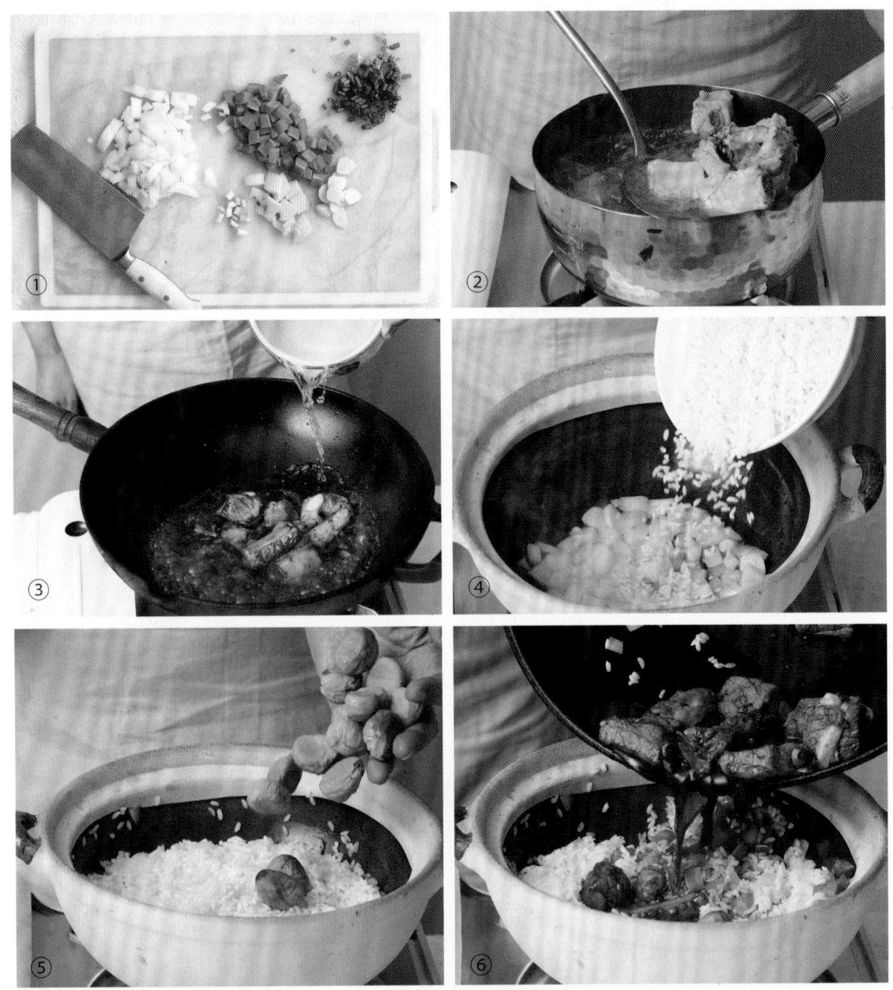

制作方法

1. 香菇用冷水泡发，去蒂切丁，浸泡香菇的水留用，洋葱切碎，胡萝卜切成1厘米见方的小丁，姜、蒜切片，香葱洗净打结备用，板栗取肉备用，清洗干净，控干水分。
2. 排骨清洗干净，冷水下锅，烧开后捞出，用热水清洗干净，控水备用。
3. 锅中放油，加热到五成热，放入排骨。
4. 放入小葱结、姜片、花雕酒，加入老抽、生抽、冰糖、盐和3.5杯热水，大火烧开后，转小火焖煮10分钟，捞出葱姜，熄火备用。
5. 另外拿一个砂锅放入油，大火加热到四成，放入洋葱末和蒜末，炒出香味后放入大米，略微翻炒一下，加入胡萝卜丁、香菇丁、栗子。
6. 把调味后的排骨连汤倒入砂锅中拌匀即可，如果水量不够，可再加少许冷水，盖好锅盖，大火烧开后调成微火，焖20分钟即可直接上桌。

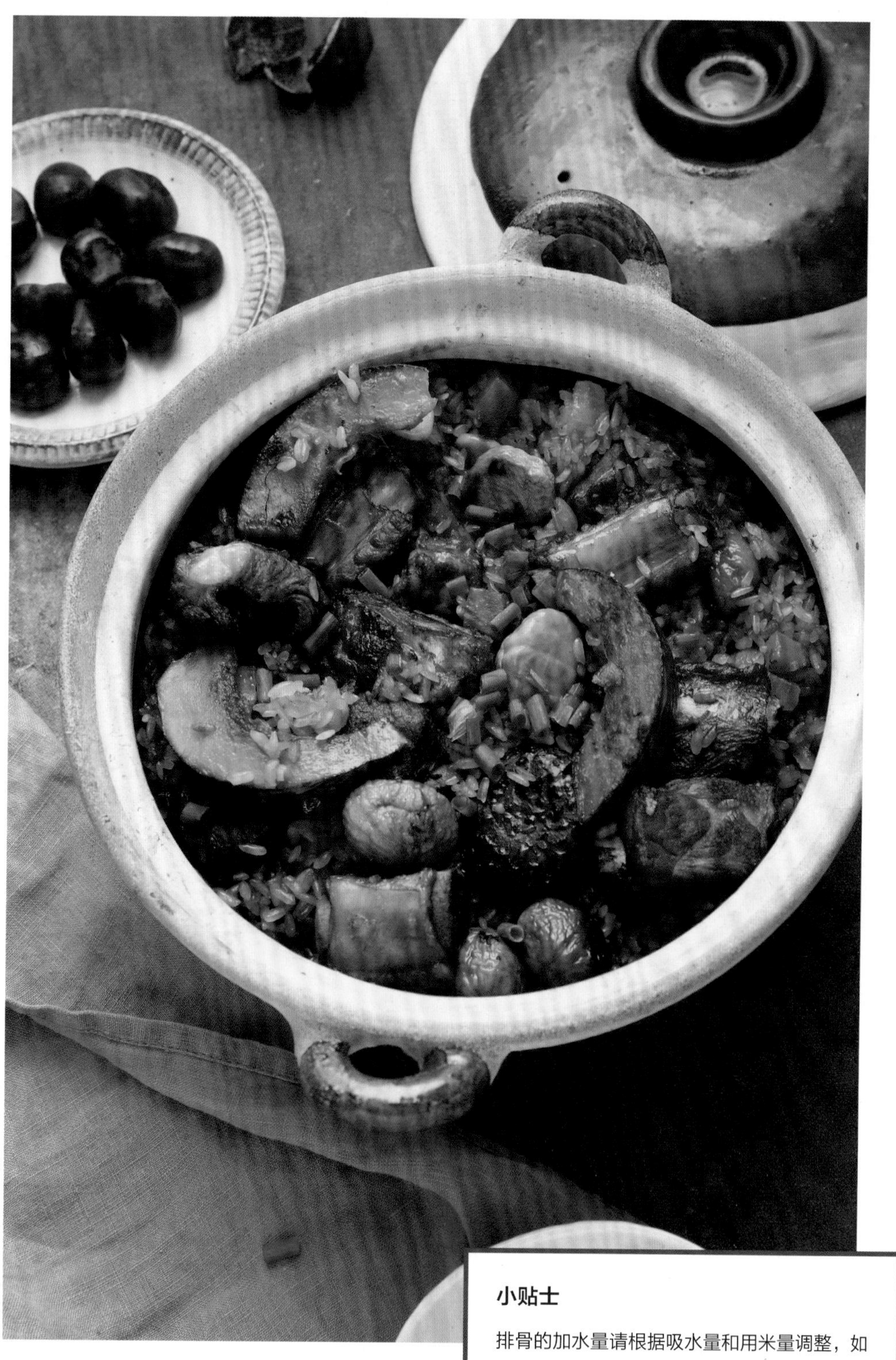

小贴士

排骨的加水量请根据吸水量和用米量调整，如果焖煮时间过长，水分蒸发得多，煮米饭时可以多加一点水。

霜降

公历十月二十三日至十月二十四日

《月令七十二候集解》上说："九月中，气肃二凝，露结为霜矣。"霜降为秋季的最后一个节气，此时北方夜里温度剧降，露水结成霜。古人以为霜从天而降，所以给初霜的节气取名"霜降"。

霜降是秋季向冬季过渡的开始，天气渐冷，初霜出现，草木开始泛黄。"霜降三候"中的"二候"说的便是"草木黄落"。霜降虽然听起来是一个冷冽的词语，却是大自然最后的狂欢，是色彩浓烈的。虽然草木泛黄、落叶满地，却是欣赏秋景最佳的时节。"停车坐爱枫林晚，霜叶红于二月花"，杜牧的这首千古绝唱为我们描述了霜降时节枫林的美好景象，层林尽染，满山云锦，如烁彩霞，此景此色应该是漫漫寒冬之前大自然给我们准备的礼物吧。

"霜降过后柿子红"——柿子应该是最能代表霜降的一种水果了，此时也是柿子成熟的季节。

在我国很多地方有霜降时节吃柿子的习俗，"霜降吃丁柿，不会流鼻涕"，古人认为，柿子的营养价值非常高，不仅可以御寒保暖，而且还有强筋骨的作用。

推荐食材

柿子，清热润肺，健脾化痰，但注意，柿子不宜与螃蟹等寒性食物同食；
桂花疏肝理气，暖胃健胃；米酒滋阴补肾，补气养血。

饮食要点

健脾养胃，补肝肾，养阴润燥。

柿柿如意

烹饪时间：约 25 分钟

无坚果　无乳制品　蛋奶素

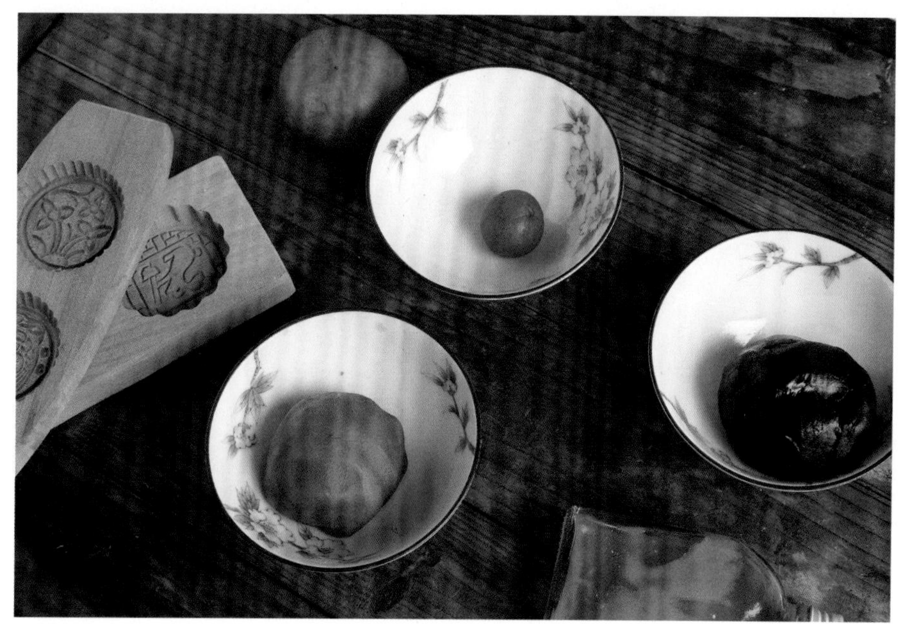

制作材料

主料：

樱桃桃山皮[①]250 克

抹茶桃山皮 30 克

辅料：

豆沙馅 185 克

蛋黄流心馅 50 克

熟糕粉适量

水适量

① 桃山皮，起源于日本桃山，以白芸豆沙、蛋黄、牛奶、奶油等调配成。口感细腻。

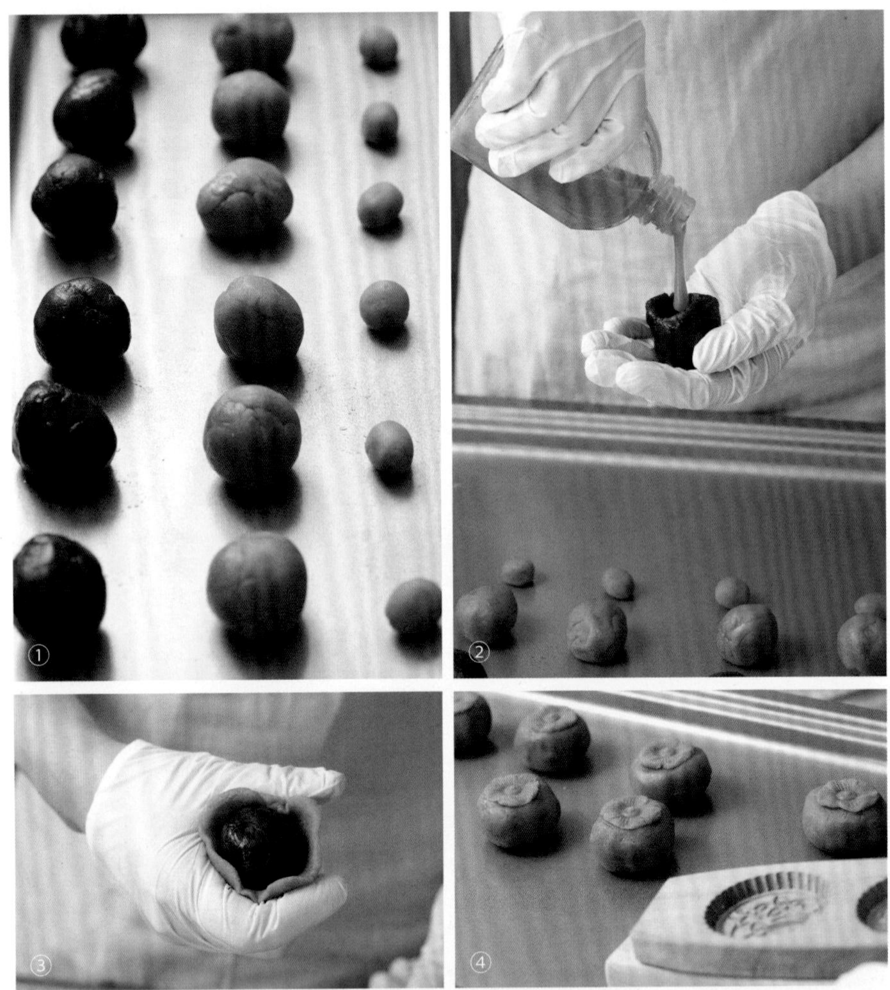

制作方法

1. 将樱桃桃山皮分成 25 克一个的剂子。红豆沙馅分成 20 克一个的剂子，抹茶桃山皮分成 3 克一个的剂子。分别滚圆，盖上保鲜膜防止风干。
2. 每份红豆沙馅中放入约 5 克蛋黄流心馅，收口搓圆。
3. 将豆沙馅包入樱桃桃山皮中，收口并搓圆。
4. 在模具中刷一层熟糕粉防止粘连，将抹茶桃山皮放入柿子模具中的柿子蒂部分，另一半模具放入月饼主体，合上轻轻按压。
5. 烤箱预热至 150 摄氏度，烤盘铺上油纸，在脱模后的柿子饼表面均匀喷上少许水，放入烤箱烘烤 8 分钟。

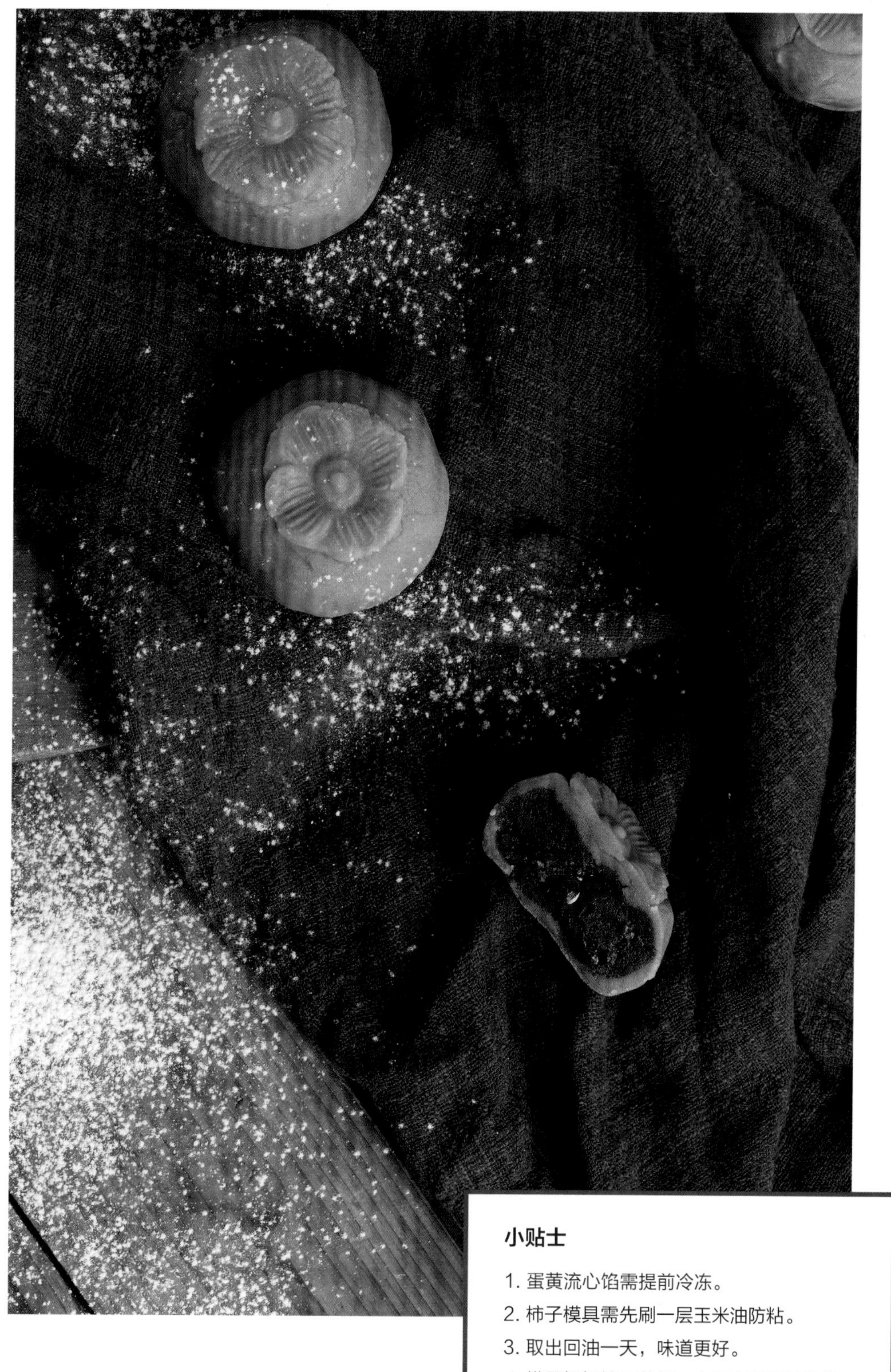

小贴士

1. 蛋黄流心馅需提前冷冻。
2. 柿子模具需先刷一层玉米油防粘。
3. 取出回油一天，味道更好。
4. 模具轻轻按压就好，太用力则不易脱模。

柿子酒酿五彩芋圆

烹饪时间：约 30 分钟

无坚果　无乳制品　纯素

制作材料

主料：	辅料：	调料：
火晶柿子 2 个	枸杞 10 粒	酒酿 100 克
紫薯 160 克	桂花 5 克	冰糖 30 克
土豆 160 克		
木薯粉 370 克		

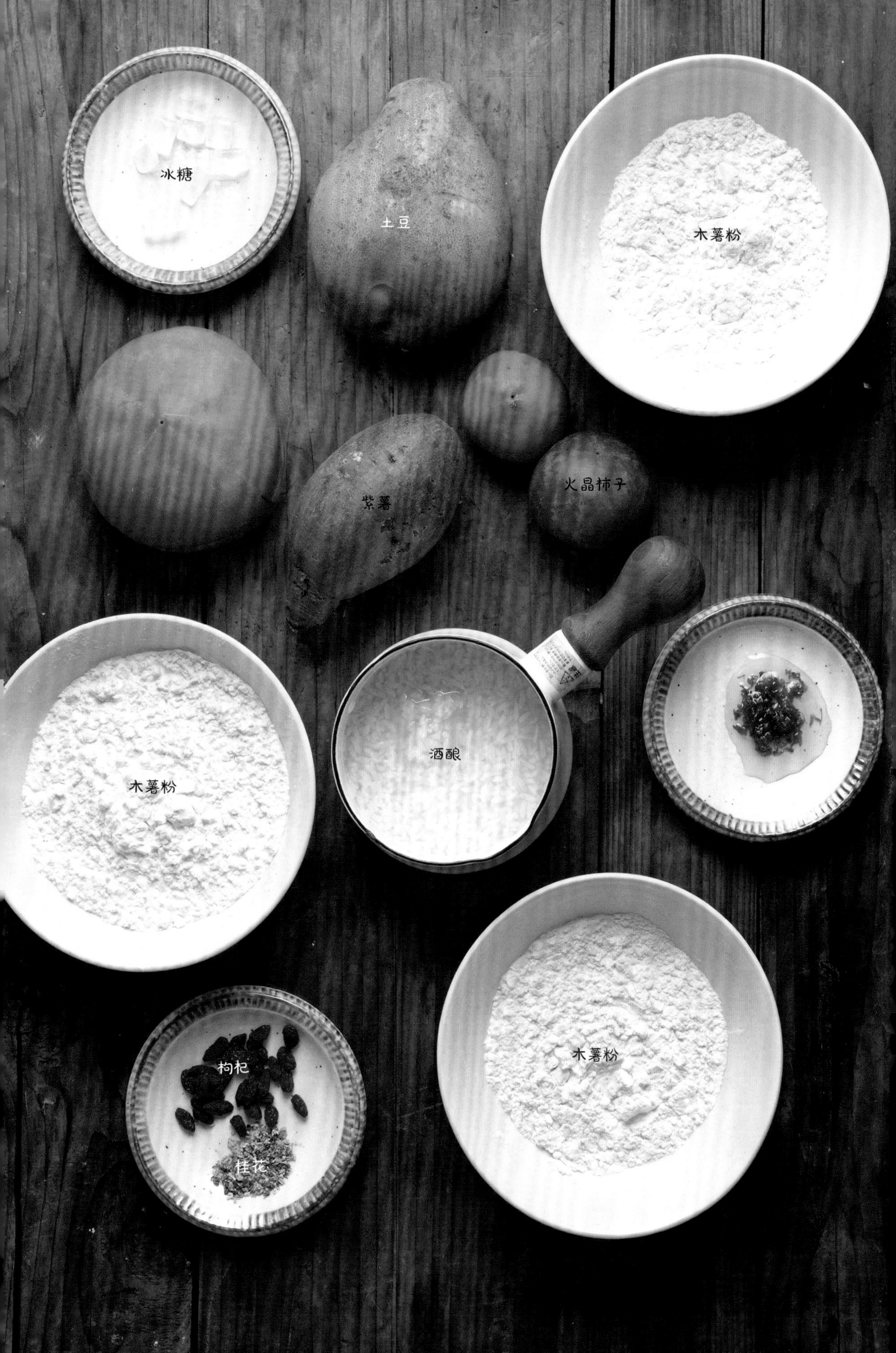
冰糖
土豆
木薯粉
紫薯
火晶柿子
木薯粉
酒酿
枸杞
桂花
木薯粉

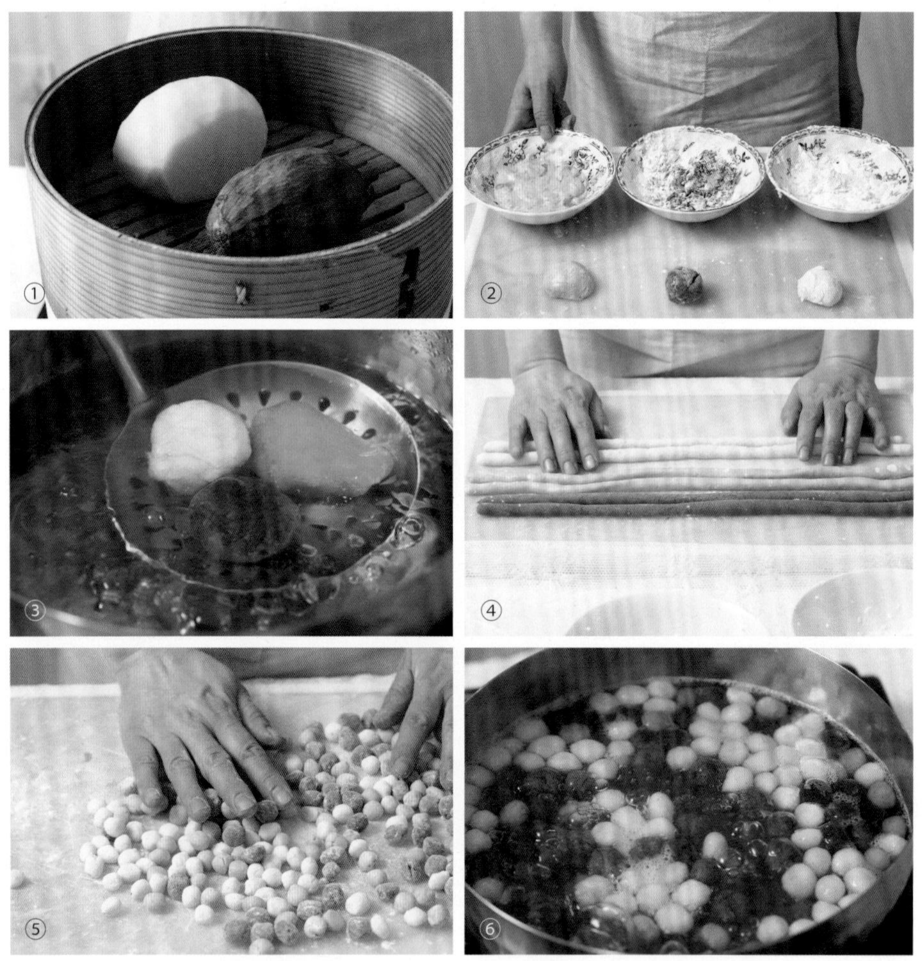

制作方法

1. 紫薯、土豆去皮，洗净、切块，放入锅里蒸熟。柿子清洗干净，去皮，切成大块。另取 120 克柿子肉做芋圆。枸杞放入水中泡发。
2. 准备三个碗，分别装上土豆用木薯粉 100 克，紫薯用木薯粉 60 克，柿子用木薯粉 210 克，土豆、紫薯趁热放到各自的粉碗里，柿子肉放到木薯粉碗里，各自揉成一个小团面。
3. 锅里烧水，将紫薯、土豆、山药面团各揪 30 克放到水里，煮到漂浮起来。
4. 将煮好的紫薯、土豆、山药面团分别倒入紫薯、土豆、山药面团里，揉成软度适中的光滑面团。撒少许干粉搓成长条。
5. 揉好的长条面团直接切成均匀的小粒，滚圆撒干粉防粘。
6. 水烧开把芋圆扔进去，煮到膨胀浮起捞出。
7. 锅内酒酿加水烧开，加入芋圆和柿子块，搅匀。装入碗中，撒上枸杞和桂花。

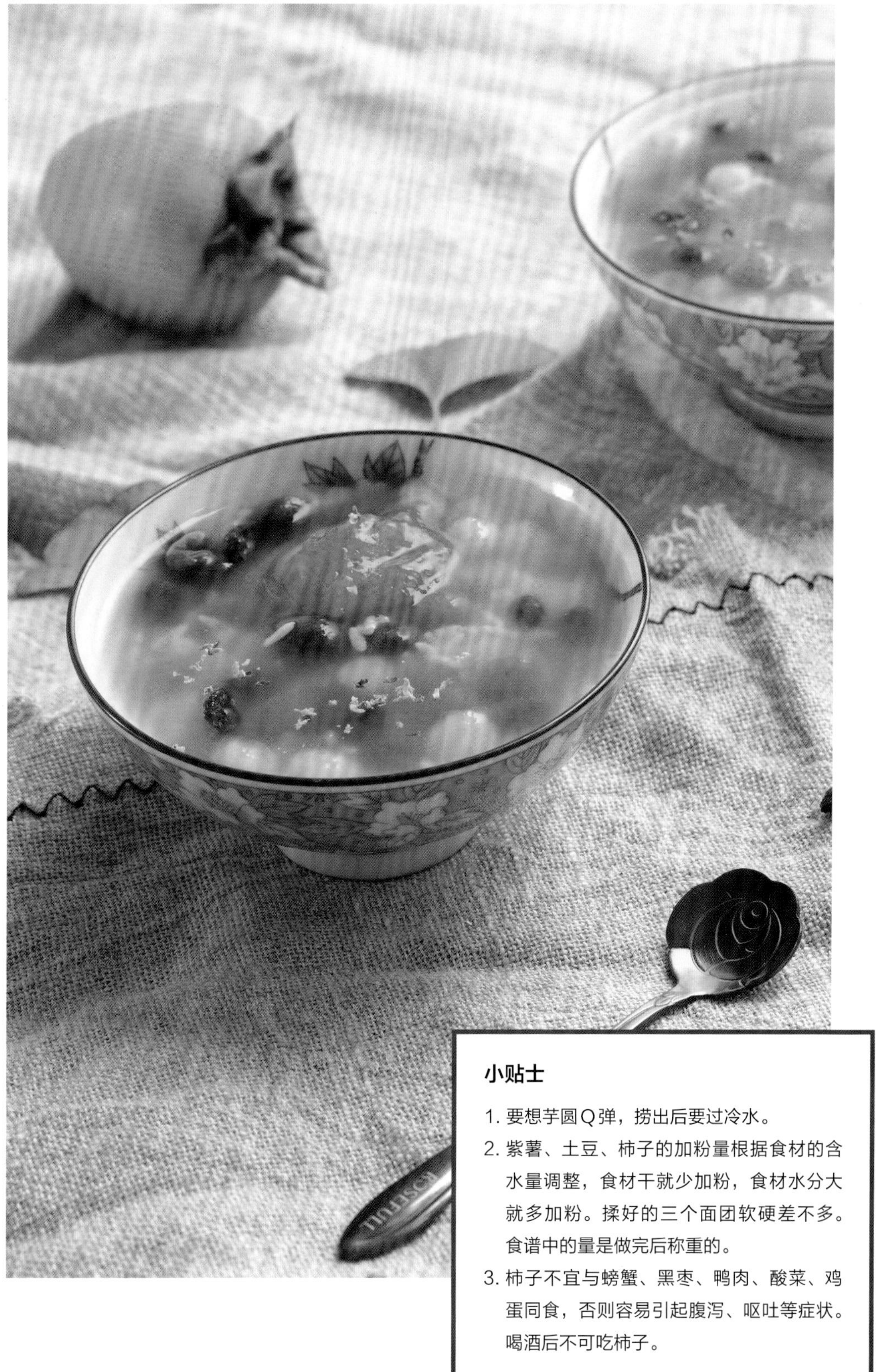

小贴士

1. 要想芋圆Q弹，捞出后要过冷水。
2. 紫薯、土豆、柿子的加粉量根据食材的含水量调整，食材干就少加粉，食材水分大就多加粉。揉好的三个面团软硬差不多。食谱中的量是做完后称重的。
3. 柿子不宜与螃蟹、黑枣、鸭肉、酸菜、鸡蛋同食，否则容易引起腹泻、呕吐等症状。喝酒后不可吃柿子。

饮料：秋梨膏

烹饪时间：约 40 分钟

无麸质　无坚果　无乳制品　纯素

冬季来临，天干物燥。比起体表感觉凉，五脏六腑更容易感受到季节带来的变化，很容易出现咽干喉燥、口唇干裂、干咳、皮肤头发干燥的症状。这时候润燥补虚，秋梨膏再合适不过。在古代，秋梨膏专供皇家贵族，直至清朝末年才传至民间，咽喉不适，挖一勺吃下，嗓子立马舒服很多。

每到冬天来临，我都会熬几瓶秋梨膏给亲朋好友送去，嗓子不舒服或是咳嗽时，喝上一杯用秋梨膏调制的温水，甜丝丝的没一点药味儿，还带着淡淡的梨香，立刻会觉得不再那么烦躁，心也就安下来了。

秋梨膏是以秋梨为主料，配以其他止咳、生津、润肺之物（比如菊花、胖大海、川贝、麦冬、茯苓、贝母、蜂蜜等）熬制而成的膏剂，相传始于唐代，后由《本草求原》中所载的“秋梨蜜”经宫廷御医加工演变而成。

秋梨膏梨香芬芳、甜润可口。

梨：解燥润肺，止咳化痰。

白茯苓：安神宁心，健胃和脾。

川贝：止咳利水。

蜂蜜：润燥止痛，补中益气。

制作材料

主料：	辅料：	调料：
梨 2 个	姜 25 克	冰糖 30 克
白茯苓 30 克	水约 500 毫升	蜂蜜 200 毫升
川贝 20 克		
麦冬 20 克		
红枣 30 克		

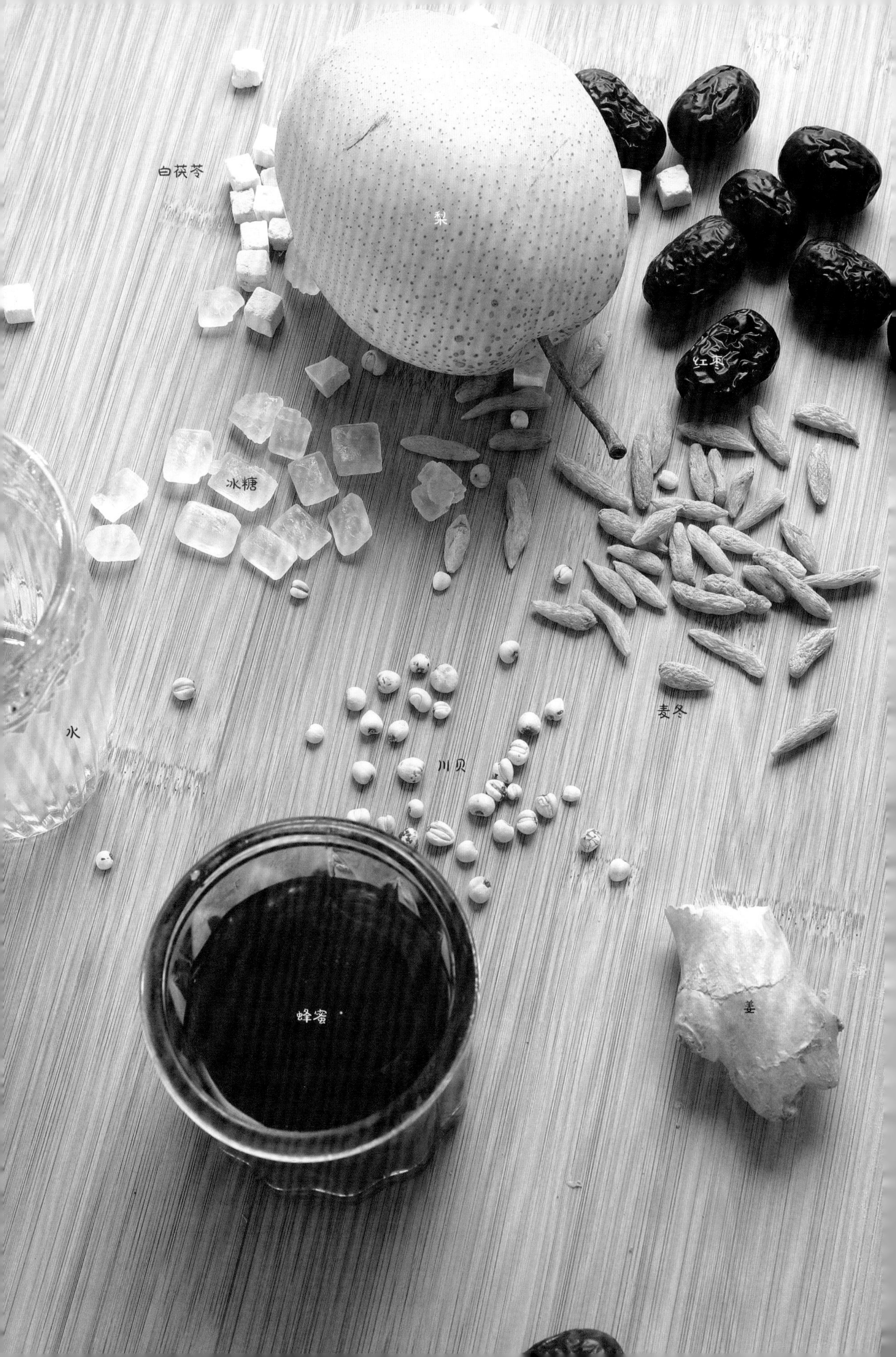
白茯苓
梨
红枣
冰糖
麦冬
水
川贝
蜂蜜
姜

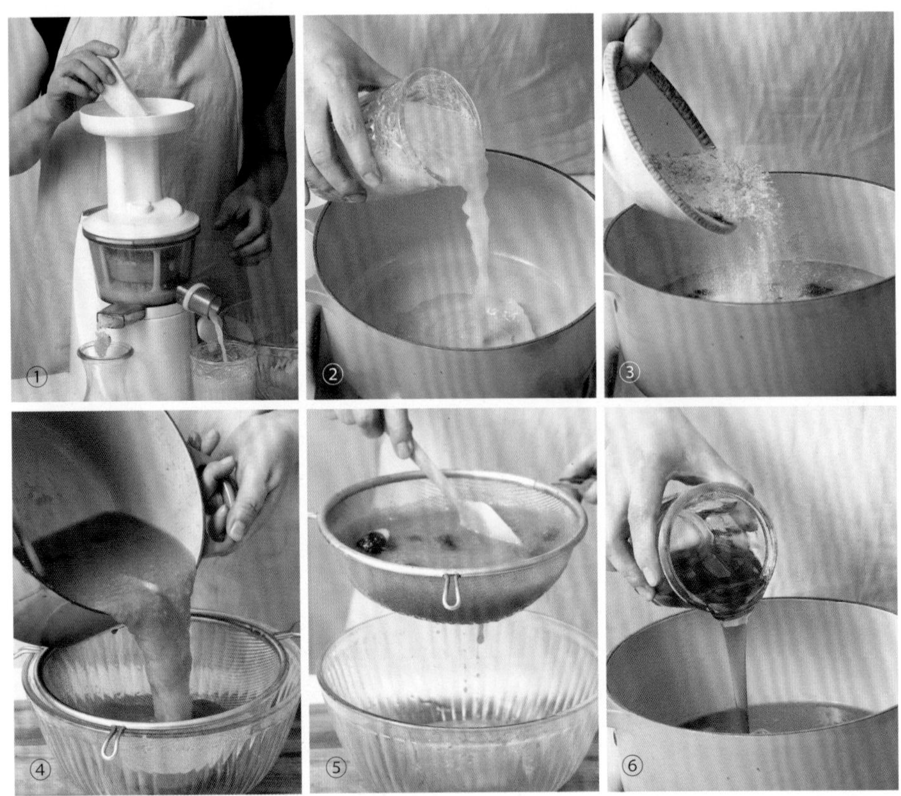

制作方法

1. 白茯苓、川贝研磨成粉，红枣去核，麦冬清洗干净备用。
2. 梨洗干净去核取果肉，切成大块，放入榨汁机榨出果汁。
3. 将除蜂蜜以外的所有材料放入锅中大火煮开，然后转小火熬制黏稠，隔几分钟就搅拌一下，防止糊底。
4. 过滤后将液体倒回锅里继续熬制。
5. 放入冰糖，冰糖熬融化后放至温热，加入蜂蜜搅拌均匀。
6. 秋梨膏装入瓶子，放凉后密封，放冰箱保存。

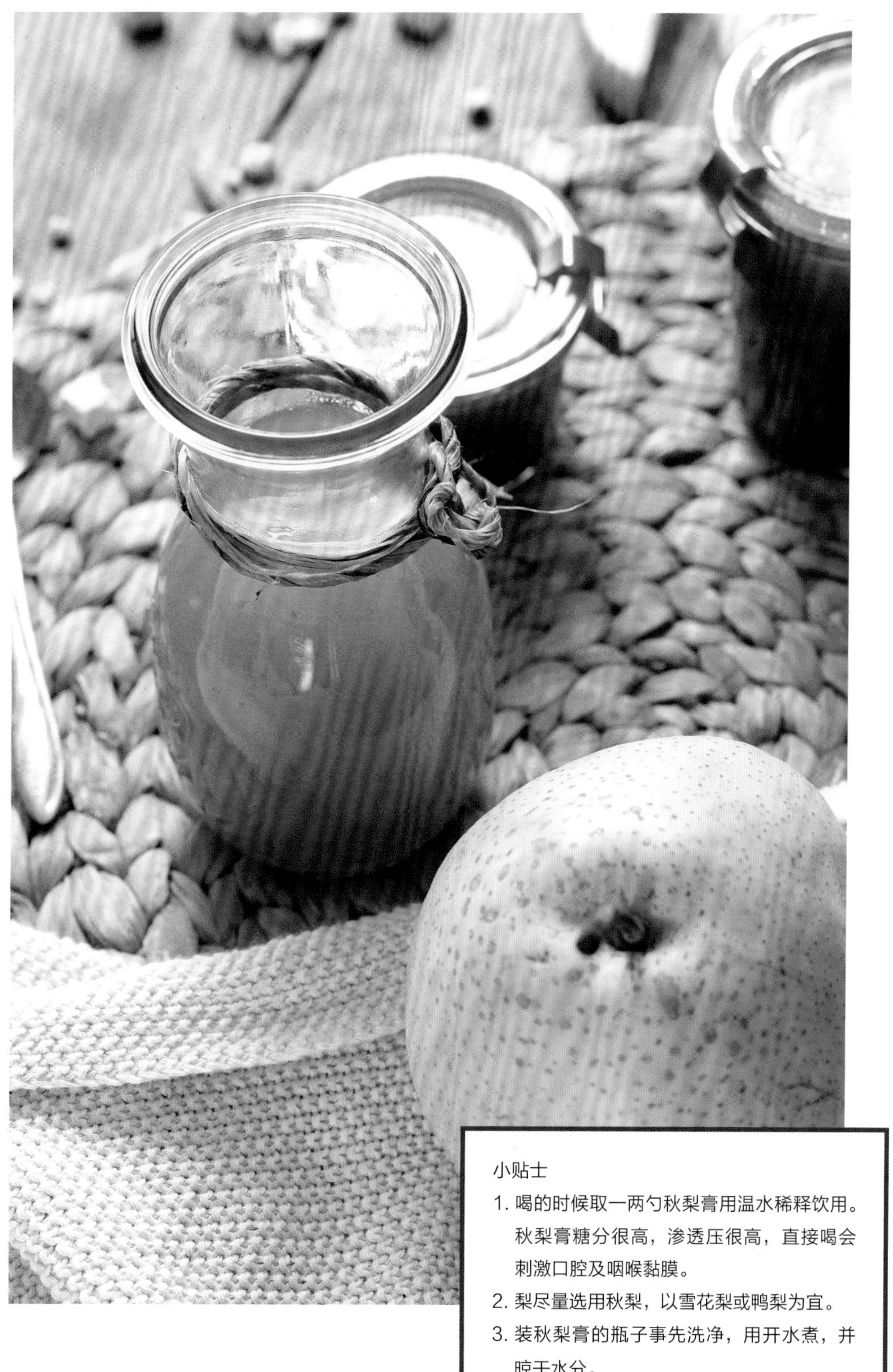

小贴士

1. 喝的时候取一两勺秋梨膏用温水稀释饮用。秋梨膏糖分很高，渗透压很高，直接喝会刺激口腔及咽喉黏膜。
2. 梨尽量选用秋梨，以雪花梨或鸭梨为宜。
3. 装秋梨膏的瓶子事先洗净，用开水煮，并晾干水分。

番外篇　中秋节

海上生明月，天涯共此时。中秋节大概是文人墨客咏叹最多的一个节日了吧，甚至在某种程度上远胜过年。彼时望着月圆，无数思绪涌上心头。翻看文人笔下的诗词歌赋，有“但愿人长久，千里共婵娟”的思念之味，有“暮云收尽溢清寒，银汉无声转玉盘”的喜悦，也有“举杯邀明月，对影成三人”的孤寂……翻看这些关于中秋节的诗歌，不难窥见那高挂天空的一轮圆月在中国人心中的分量。

中秋节算是历史比较悠久的节日了，关于中秋节的起源说法比较多。中秋一词，最早见于《周礼》：“仲秋之月养衰老，行糜粥饮食。”不过，中秋到了唐代才慢慢变成一个固定的节日，并在宋代开始流行，至明清时，已成为与春节齐名的主要节日了。

祭月、赏月、观潮、吃月饼、饮桂花酒……中秋的习俗颇多，关于吃，至今仍在流行的便是吃月饼了。月饼原本是祭月时的一种供品，后来成了民间互相馈赠的礼品。广式月饼、苏式月饼再到蛋黄酥、奶黄流心月饼，每年月饼口味都在不断地翻新，由此也可看出人们对这个节日的重视以及对口腹之欲的要求，或许一口美味的月饼会让这个节日的味道更加不一样吧。

好时节，愿得年年，常见中秋月。

流心月饼

烹饪时间：约120分钟

无坚果　蛋奶素

制作材料

酥皮：

糖粉25克

黄油65克

蛋液10克

淡奶油15克

低筋面粉122克

奶粉10克

吉士粉10克

内馅：

鸡蛋100克

砂糖40克

淡奶油110克

低筋面粉25克

澄粉25克

奶粉25克

黄油30克

咸蛋黄碎60克

流心馅100克

表面刷蛋液：

咸蛋黄1个加5毫升水后过筛待用

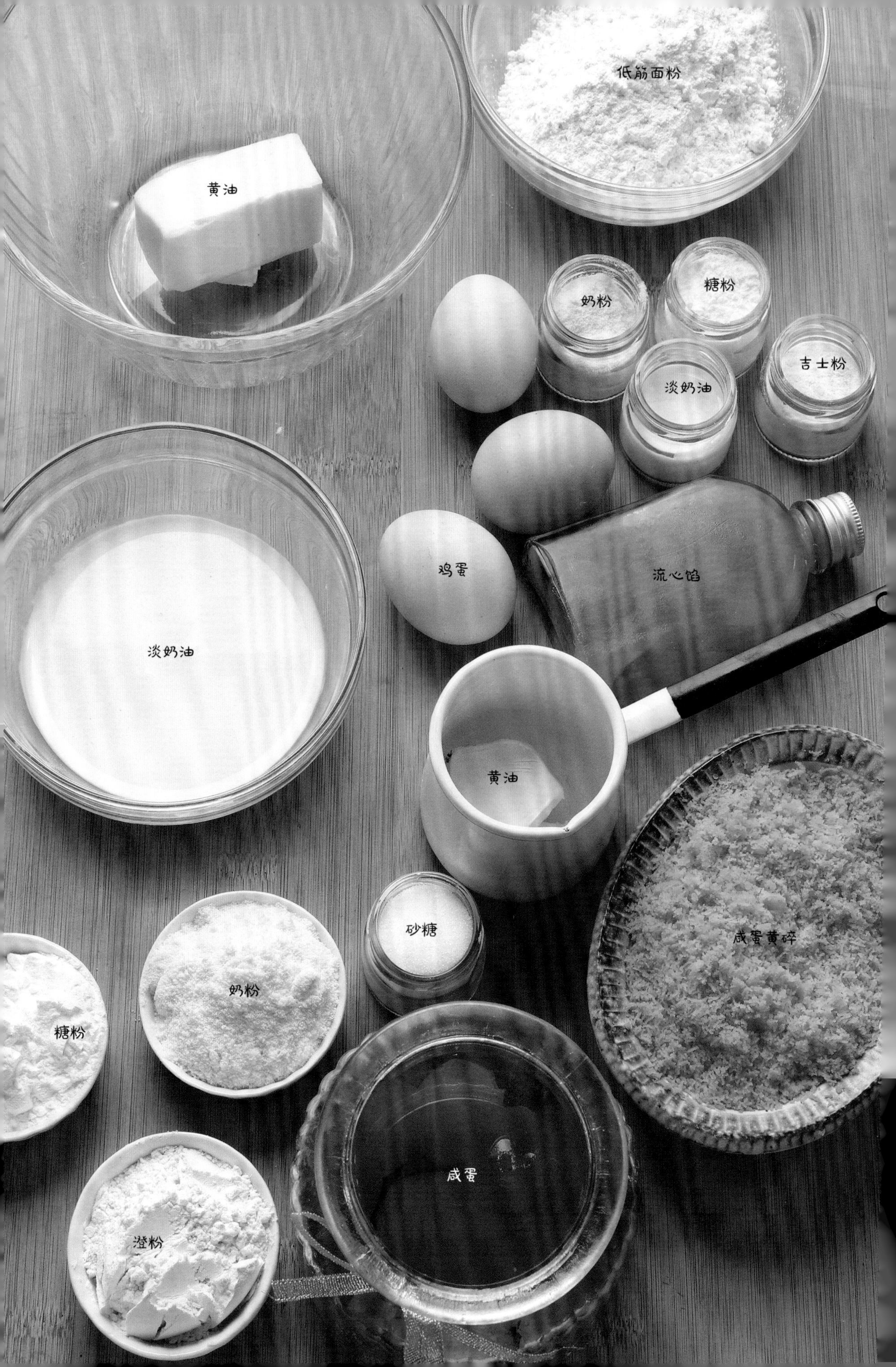
低筋面粉
黄油
奶粉
糖粉
吉士粉
淡奶油
鸡蛋
流心馅
淡奶油
黄油
砂糖
咸蛋黄碎
奶粉
糖粉
咸蛋
澄粉

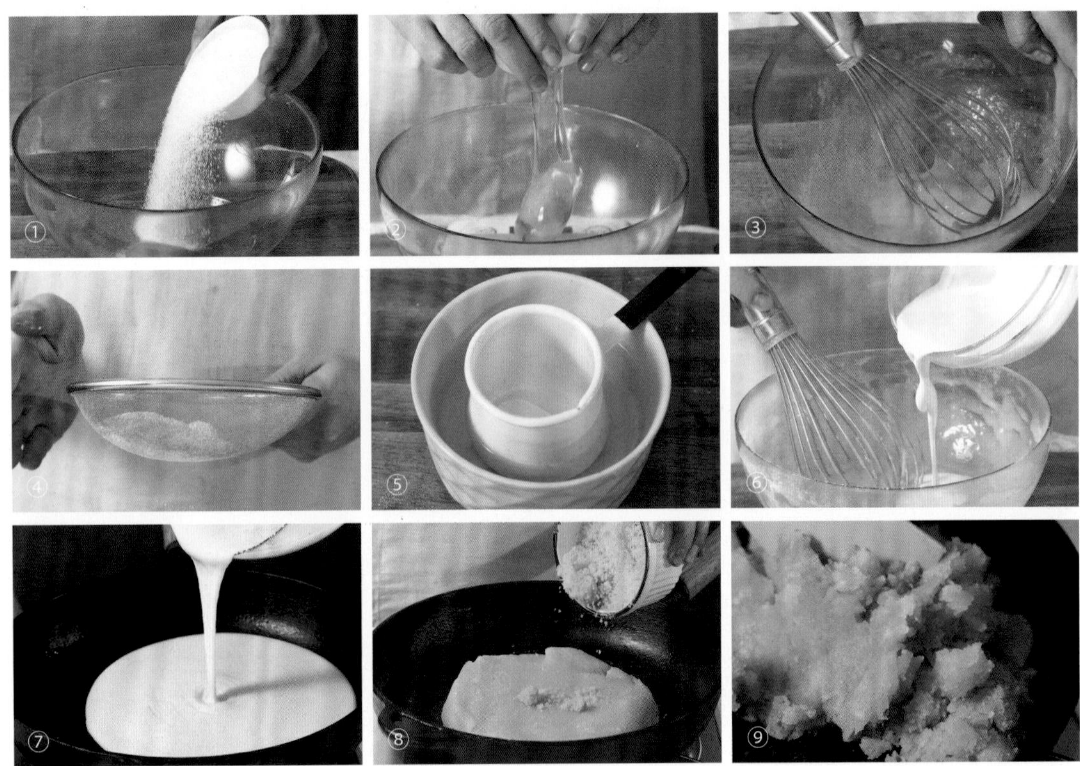

制作方法

1. 咸蛋黄加油浸泡三天。 咸蛋黄喷上白酒，送入预热 150 摄氏度的烤箱烤 10 分钟。直至边缘起泡。趁热将咸蛋黄去掉硬芯，用料理棒打碎过筛备用。
2. 在烤蛋黄的时候准备内馅，将澄粉、低筋面粉和奶粉混合过筛，鸡蛋中加入细砂糖搅散拌匀。
3. 粉类过筛后倒入盆中混匀，分三次加入淡奶油，混合均匀，加入隔水融化后的黄油搅匀。
4. 将混合液体倒入锅中不停炒制，炒到整体抱团有延展性。加入过筛的蛋黄，混合均匀。盖上保鲜膜，隔夜冷藏。
5. 冷藏后将奶黄馅平均分成 25 克一份，搓圆，冷冻一个小时以上备用。
6. 黄油在室温下软化，打到顺滑，加糖粉用电动搅拌器把黄油和糖粉打到融合。
7. 加入室温鸡蛋和淡奶油，搅拌均匀。再加入混合好的粉类，用橡皮刮刀拌均匀。放入保鲜袋冷藏 1 小时备用。

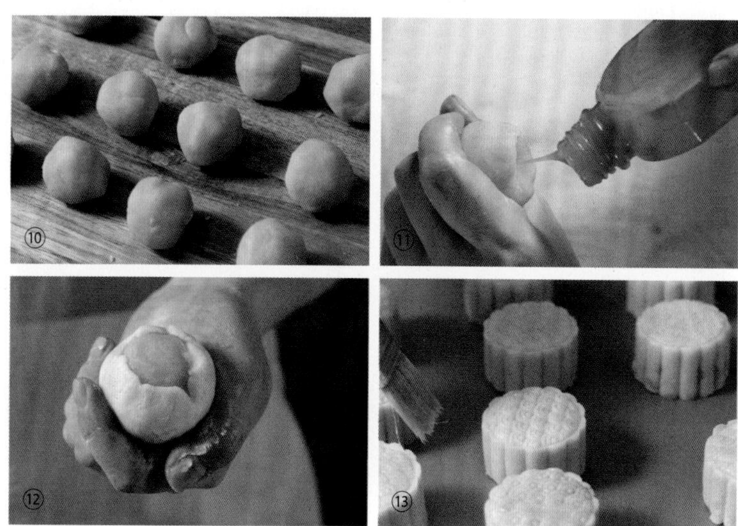

8. 月饼皮快冷藏好的时候，取奶黄馅压成凹形倒入 5 克流心馅料，包起来。包好冷冻 15~20 分钟。
9. 冷冻的时候做饼皮，将冷藏好的饼皮分割成 20 克左右一个的剂子。
10. 将饼皮面团压成圆形，放入一枚内馅。放在虎口上，将饼皮向上搓，收口滚圆。
11. 将面团放入月饼模子。模子倒转，放在烤盘上，左手扶着最外面，右手握住把手向下压，看到面团推到最底下，拿开模子。所有的月饼加工好后，再冷冻 2 小时以上冻硬。
12. 烤箱上下火 210 摄氏度预热 15 分钟，对着月饼喷雾状水，送入烤箱中层或中上层上火 230 摄氏度，下火 70~100 摄氏度烤 6 分钟定型后取出。蛋水混合液轻轻在表面刷一层，要薄，只刷到立体花纹就可以。刷好蛋液后，烤箱温度调整到 180 摄氏度，将月饼再送入烤箱烤 6 分钟，出炉。

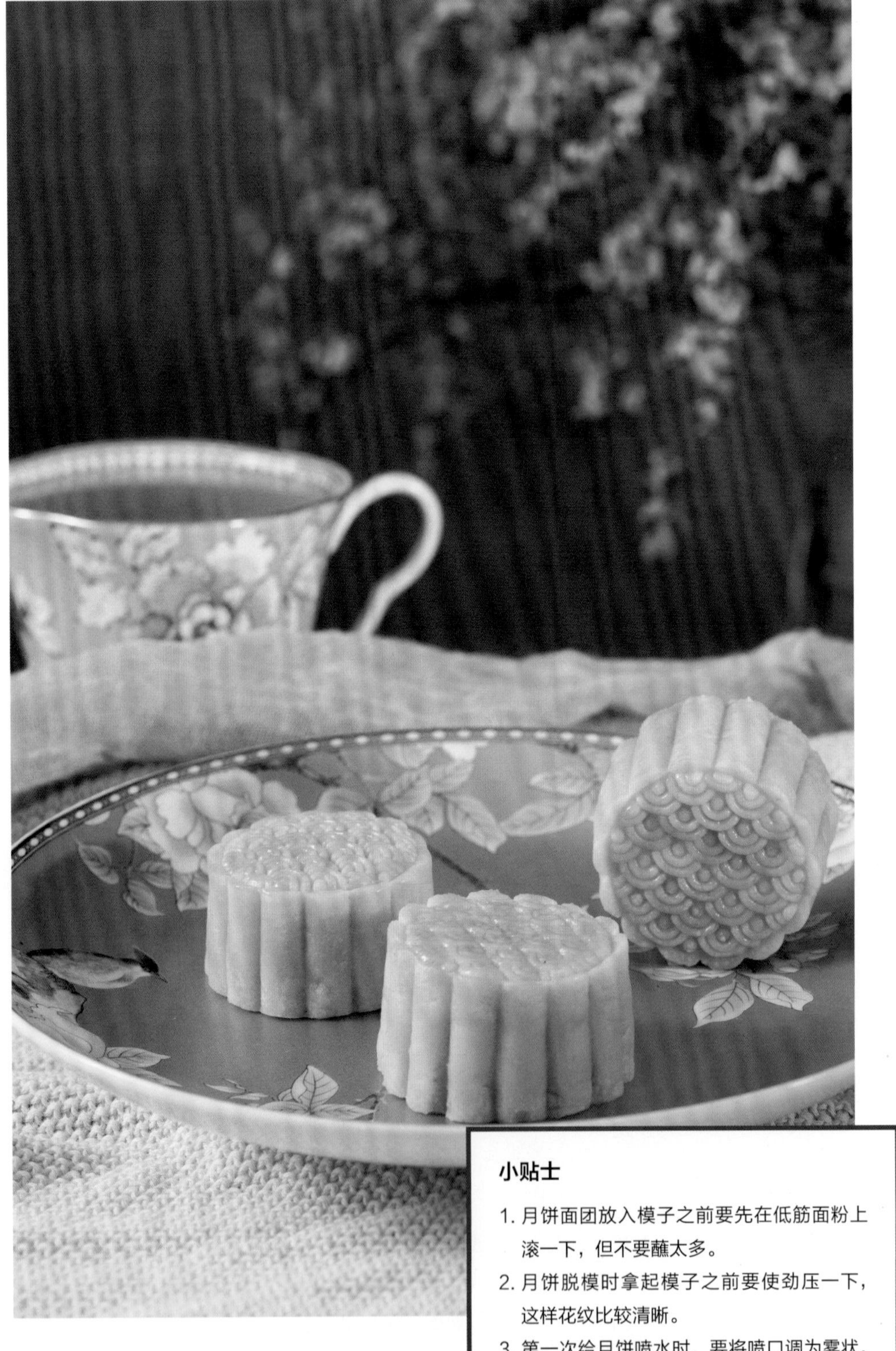

小贴士

1. 月饼面团放入模子之前要先在低筋面粉上滚一下，但不要蘸太多。
2. 月饼脱模时拿起模子之前要使劲压一下，这样花纹比较清晰。
3. 第一次给月饼喷水时，要将喷口调为雾状，不要直接对着月饼喷。

蛋黄酥

烹饪时间：约120分钟

无坚果　无乳制品

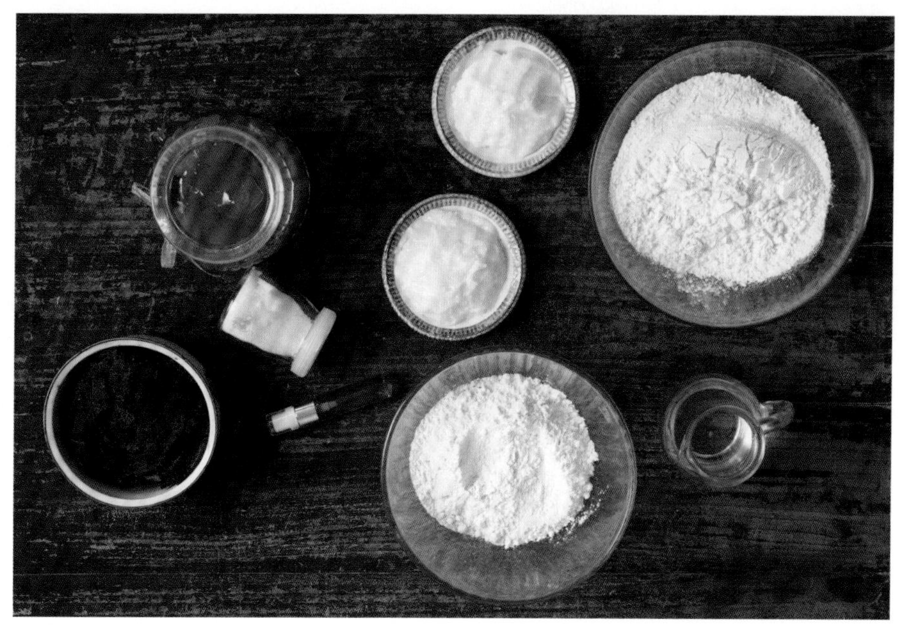

制作材料

水油皮：

中筋面粉220克

白糖40克

猪油70克

沸水90毫升

油酥：

低筋面粉180克

猪油90克

馅料：

咸蛋黄20个

红豆沙500克

白酒5毫升

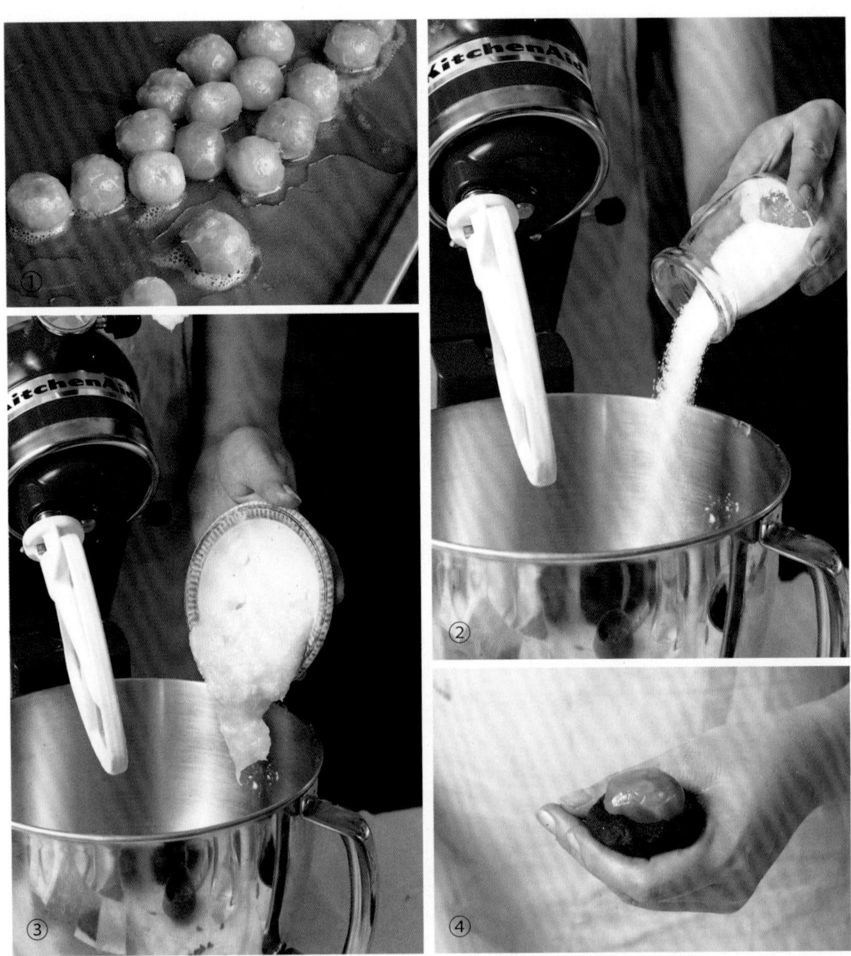

制作方法

1. 在泡好的咸蛋黄表面喷上白酒，放入烤箱 160 摄氏度烤 7 分钟去腥。
2. 制作水油皮：将水油皮材料混合，加入沸水（此时一定要用筷子迅速搅拌，否则水很快就凉，达不到烫面的效果）。水分基本吸收后就可以和成面团了。面团静置 3 分钟再揉一下，直到光滑，盖上保鲜膜或湿布备用。
3. 水油皮静置的时候可以做油酥：低筋面粉加猪油和成团即可。

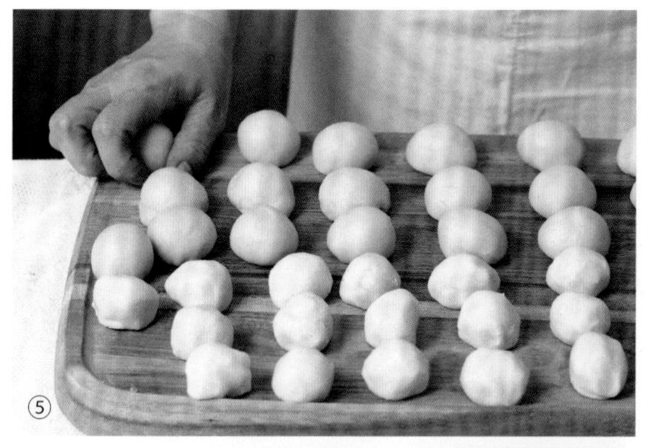

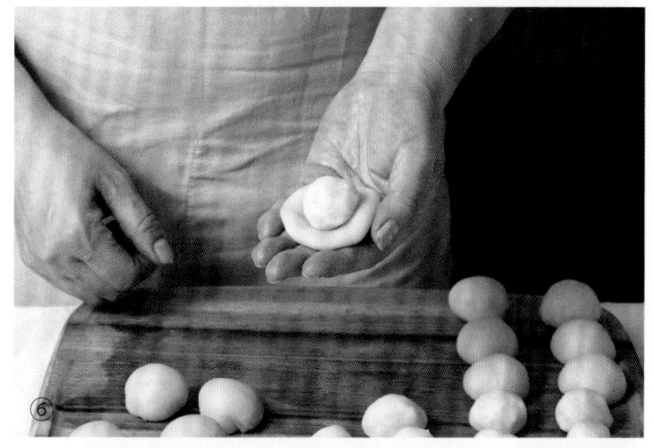

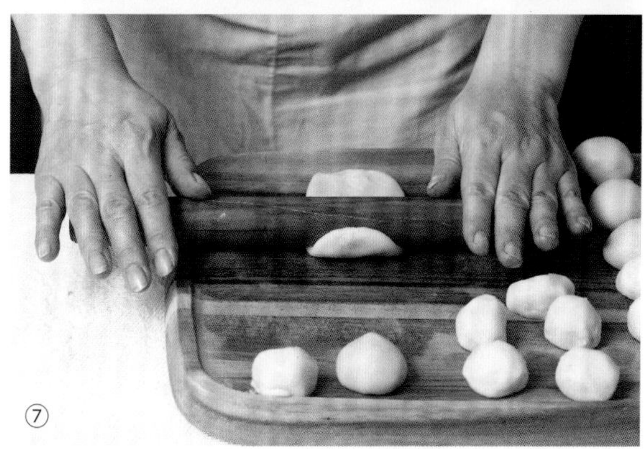

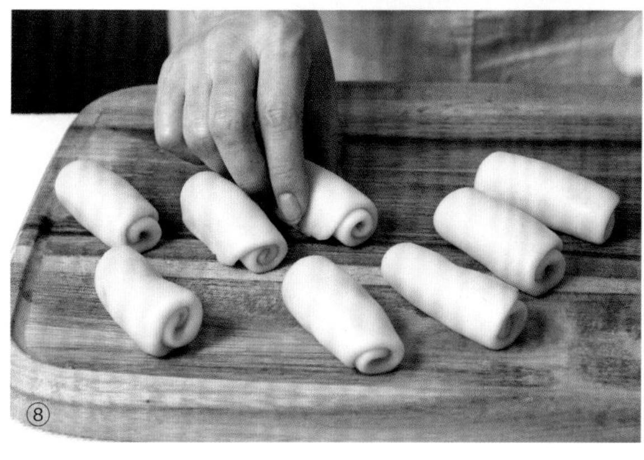

4. 将油酥面团平均分成20份备用。每一份13.5克（猪油的油酥会很黏，冷藏一下比较好操作）。将水油皮平均分成20份，一份21克（多1克少1克没有关系，如果有富余，平均分到每一个面团）。
5. 将水油皮擀成圆形，在中间放一枚油酥面团，然后包成团。可以包成圆形，也可以像我这样包成饺子形状，方便下一步按成牛舌状，但是收口要收紧（一次全包完，从头至尾按顺序码放，全程盖保鲜膜操作）。
6. 从第一个油酥面团开始依次把它们压扁擀开，呈牛舌状卷，擀平后卷起，大概两圈半。全部如此做完从头至尾放好，松弛20分钟左右。
7. 从第一个开始收口朝上，用手掌压扁，擀成10厘米左右的长条状再卷起。依次擀开卷起，醒发30分钟。

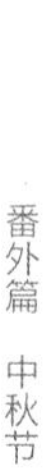

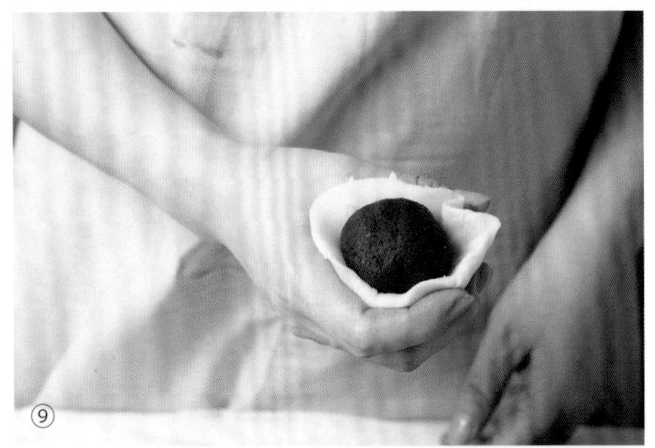

⑨

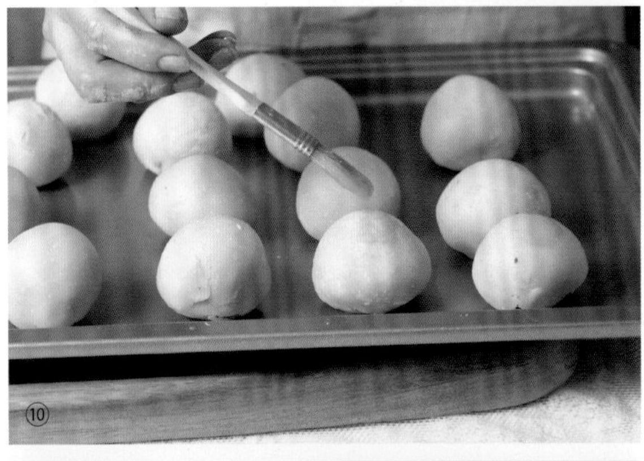

⑩

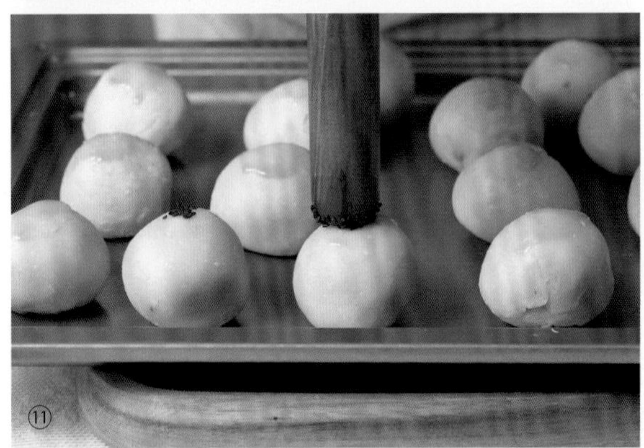

⑪

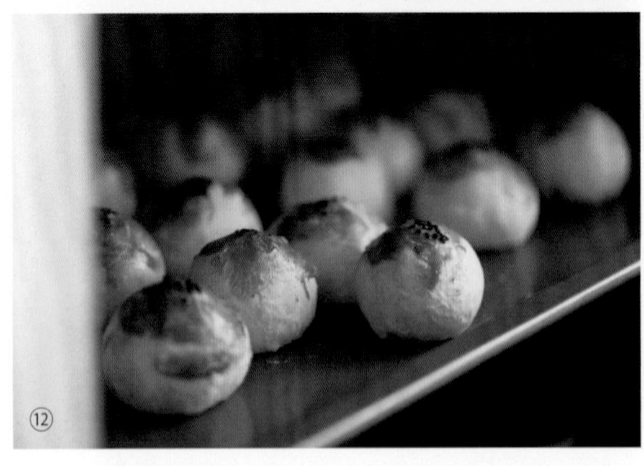

⑫

8. 将红豆沙分成 25 克一份的豆馅，搓圆，按扁，再包 1 个蛋黄搓圆。
9. 将松弛好的油酥皮用食指在中间按一下，两头对折捏起压实，接口处捏一下，再用手掌按扁，用擀面杖擀成圆形。
10. 油酥皮上面放一颗馅料，用虎口向上推收收口，不要像包包子那样，否则底部太厚。把收尾留的小尾巴轻揉压平。一次全都包完，从头至尾记住顺序。
11. 刷两层蛋黄液，用擀面杖蘸适量黑芝麻到面团上轻轻按一下。
12. 烤箱 180 摄氏度预热，放中层上下火烘烤 40 分钟。

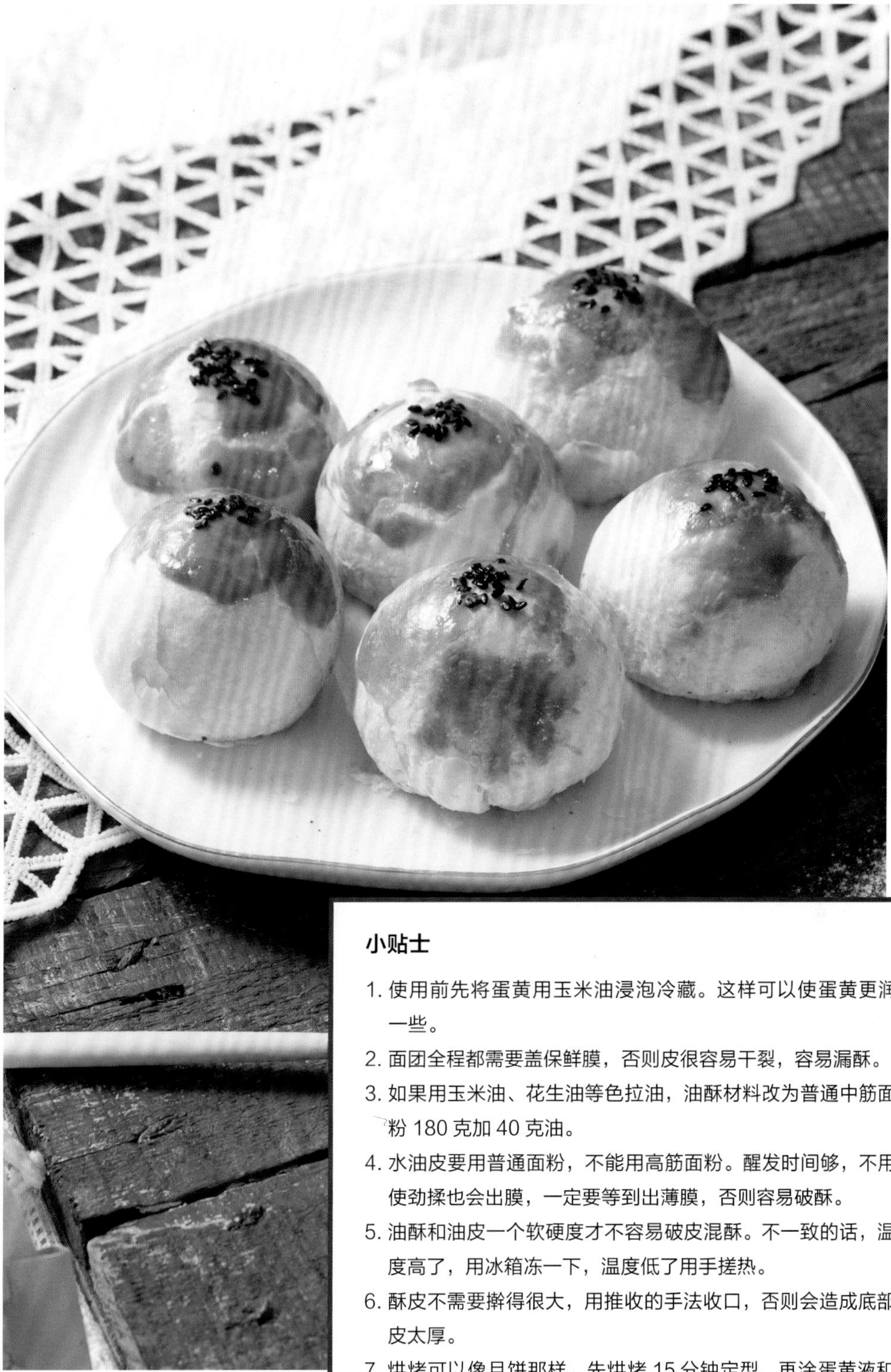

小贴士

1. 使用前先将蛋黄用玉米油浸泡冷藏。这样可以使蛋黄更润一些。
2. 面团全程都需要盖保鲜膜，否则皮很容易干裂，容易漏酥。
3. 如果用玉米油、花生油等色拉油，油酥材料改为普通中筋面粉 180 克加 40 克油。
4. 水油皮要用普通面粉，不能用高筋面粉。醒发时间够，不用使劲揉也会出膜，一定要等到出薄膜，否则容易破酥。
5. 油酥和油皮一个软硬度才不容易破皮混酥。不一致的话，温度高了，用冰箱冻一下，温度低了用手搓热。
6. 酥皮不需要擀得很大，用推收的手法收口，否则会造成底部皮太厚。
7. 烘烤可以像月饼那样，先烘烤 15 分钟定型，再涂蛋黄液和芝麻继续烘烤 25 分钟，分次烘烤不易开裂。烘烤时间、温度根据自己使用的烤箱调节。

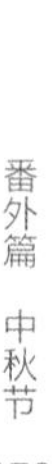

番外篇　重阳节

“独在异乡为异客，每逢佳节倍思亲。遥知兄弟登高处，遍插茱萸少一人。”重阳节最早和中秋一样，都是祭祖的节日，只是中秋慢慢演变成团圆之日，而重阳节慢慢成了“敬老节”。在民俗观念中“九”是数字中的最大数，有长久长寿之意，寄托着人们对老人健康长寿的祝福。

其实重阳节在古代可是非常重要的一个节日，登高祈福、秋游赏菊、佩插茱萸、拜神祭祖及饮宴祈寿，重阳节的习俗可谓是非常的丰富。秋高气爽，有阳光有微风，有酒有肉，有花有诗，邀上亲朋好友如此度过一天，想来也是非常惬意呢。

栗子糕

烹饪时间：约 45 分钟

无麸质　无坚果

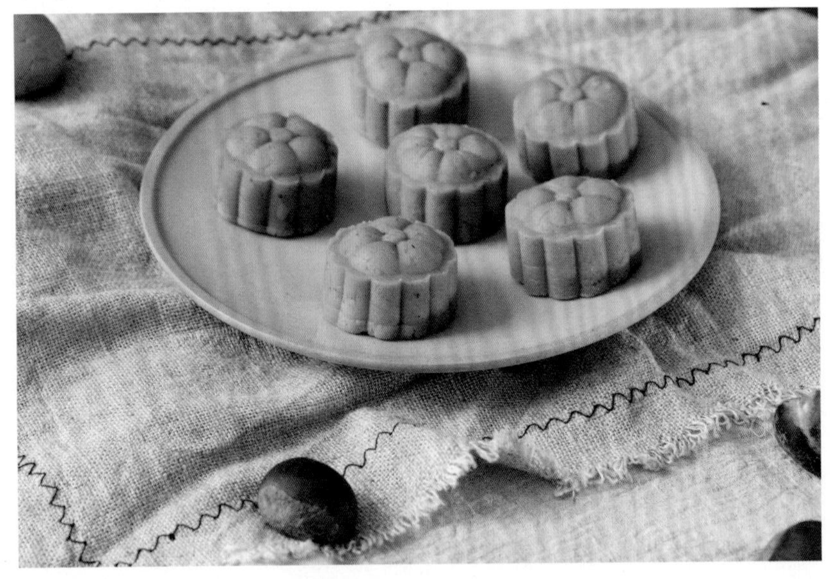

制作材料

主料：

栗子 300 克

黄油 30 克

辅料：

芋头 125 克

紫薯 60 克

肉松 60 克

淡奶油 40 克

调料：

白糖 30 克

沙拉酱 35 克

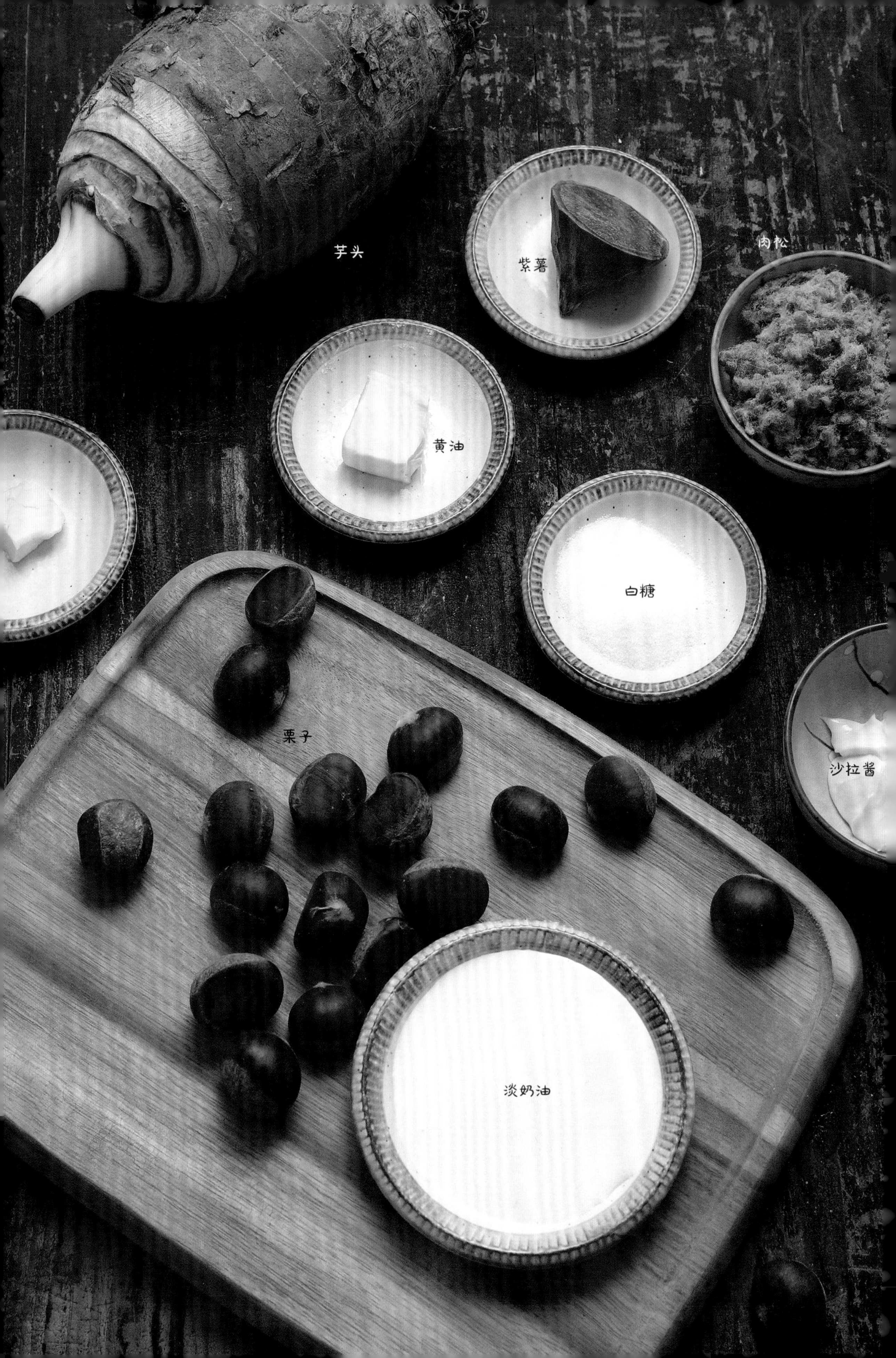
芋头
紫薯
肉松
黄油
白糖
栗子
沙拉酱
淡奶油

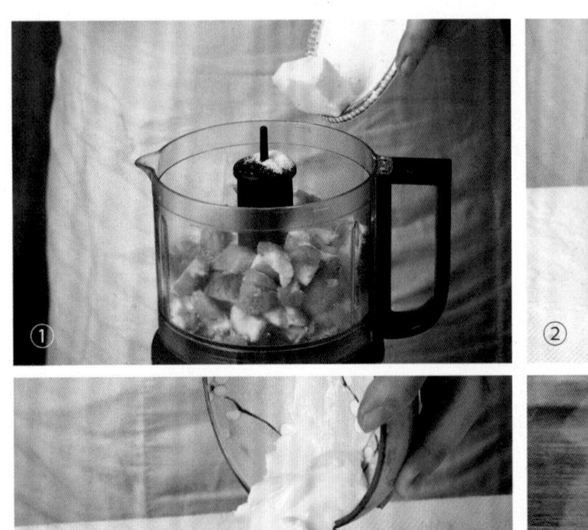

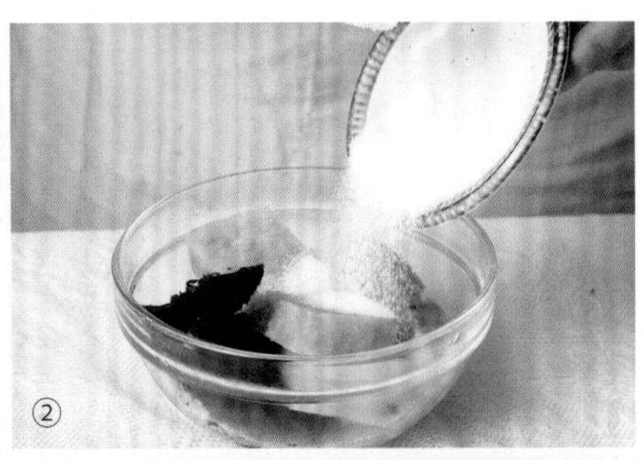

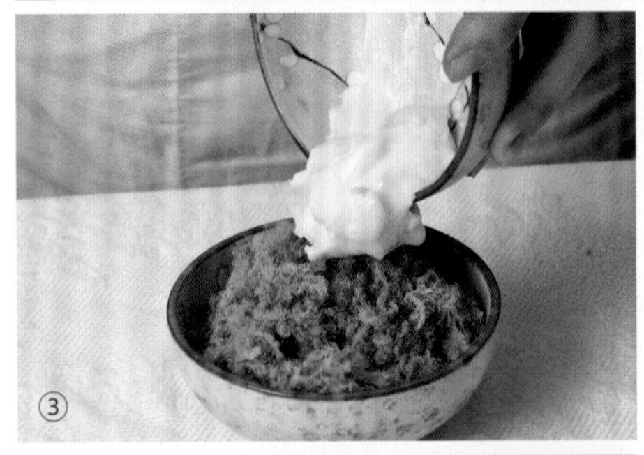

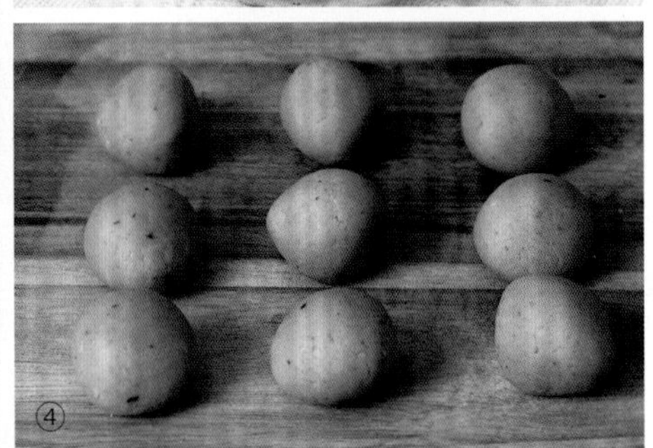

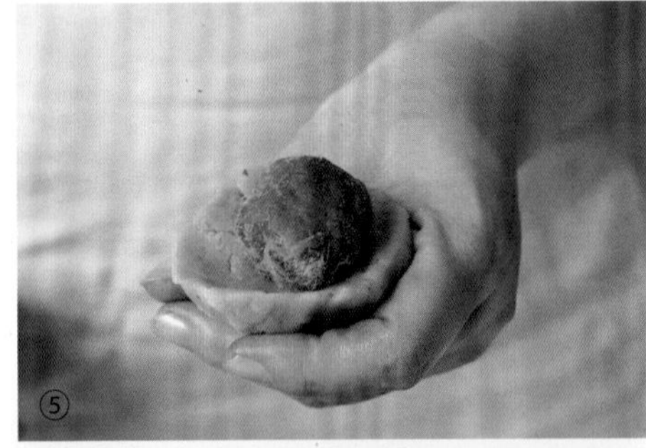

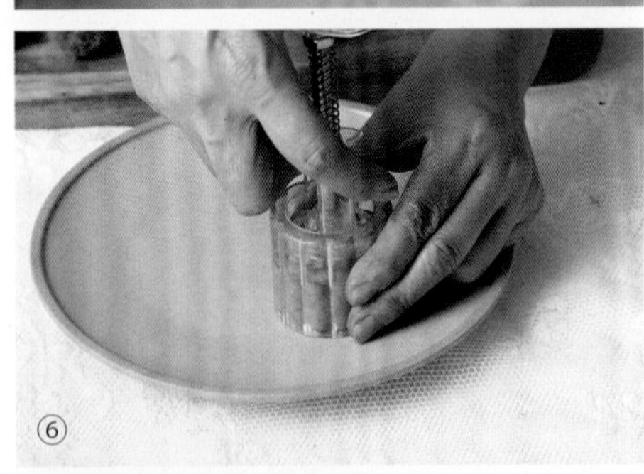

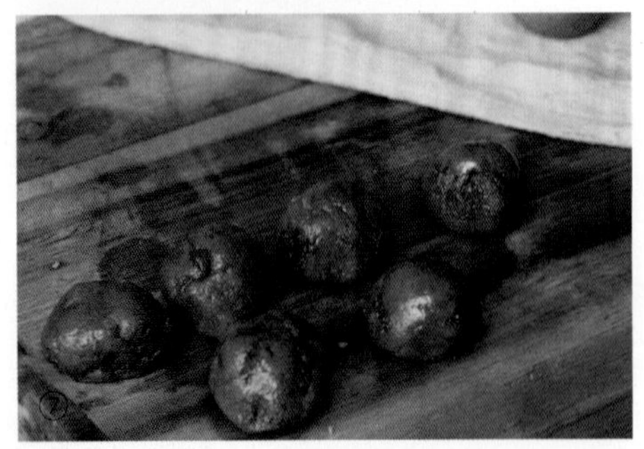

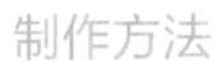

制作方法

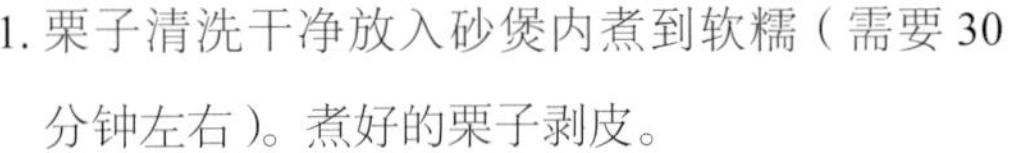

1. 栗子清洗干净放入砂煲内煮到软糯（需要30分钟左右）。煮好的栗子剥皮。

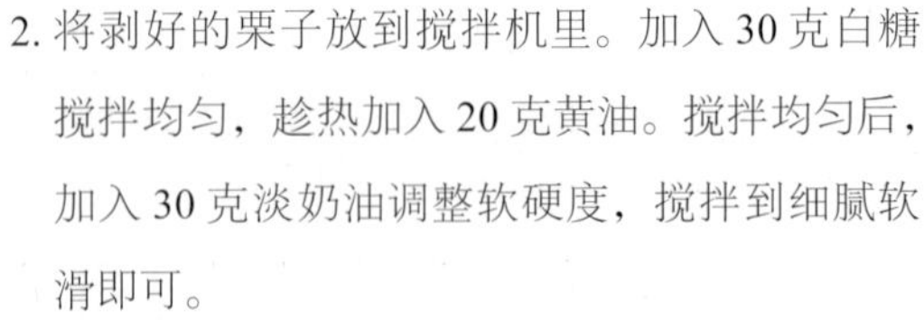

2. 将剥好的栗子放到搅拌机里。加入30克白糖搅拌均匀，趁热加入20克黄油。搅拌均匀后，加入30克淡奶油调整软硬度，搅拌到细腻软滑即可。

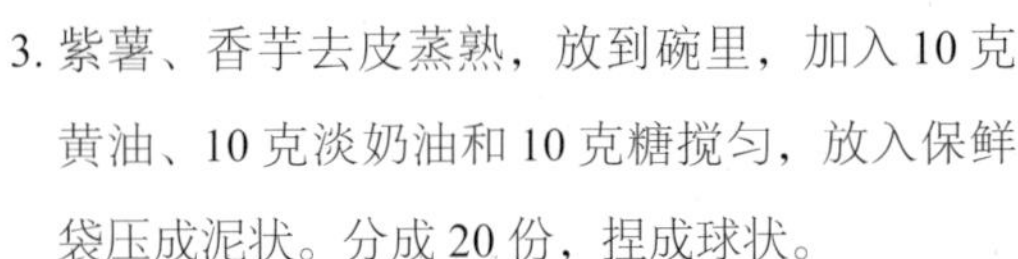

3. 紫薯、香芋去皮蒸熟，放到碗里，加入10克黄油、10克淡奶油和10克糖搅匀，放入保鲜袋压成泥状。分成20份，捏成球状。
4. 肉松里加入沙拉酱拌匀，分成20克左右一个，捏成球状。
5. 将栗子泥分成30克左右一份，搓成团。
6. 将栗子泥放到手心压扁，裹入一枚肉松馅，用虎口向上推，包起来滚圆。
7. 将栗子糕放入模具中，脱模成型即可。
8. 将香芋馅和栗子混合，分成50克左右一个，滚圆，用模具压成花形栗子糕。

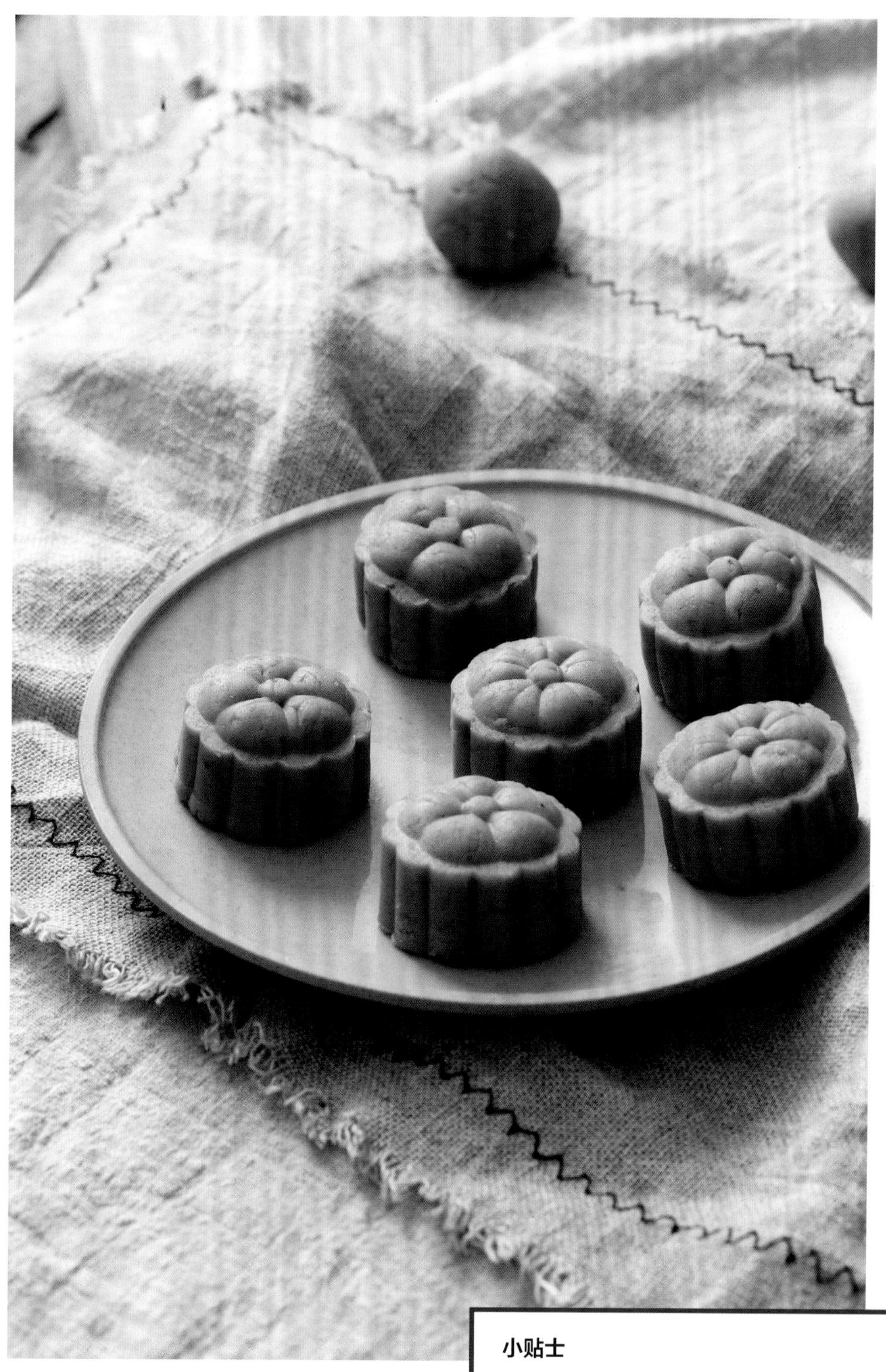

小贴士

请根据栗子干湿程度加水。除了淡奶油还可以放蜂蜜、牛奶等，依据自己的喜好调整即可。

水晶菊花糕

烹饪时间：约 20 分钟

无麸质　无坚果　无乳制品　纯素

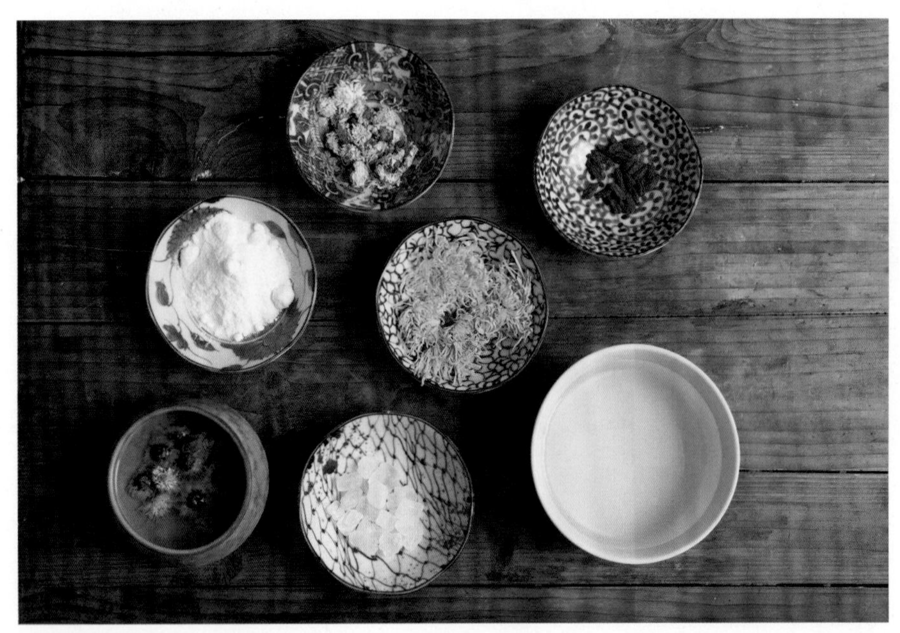

制作材料

主料：	辅料：	调料：
贡菊 10 克	枸杞 20 粒	冰糖 30 克
金丝黄菊 6 朵	水 400 毫升	
白凉粉 30 克		

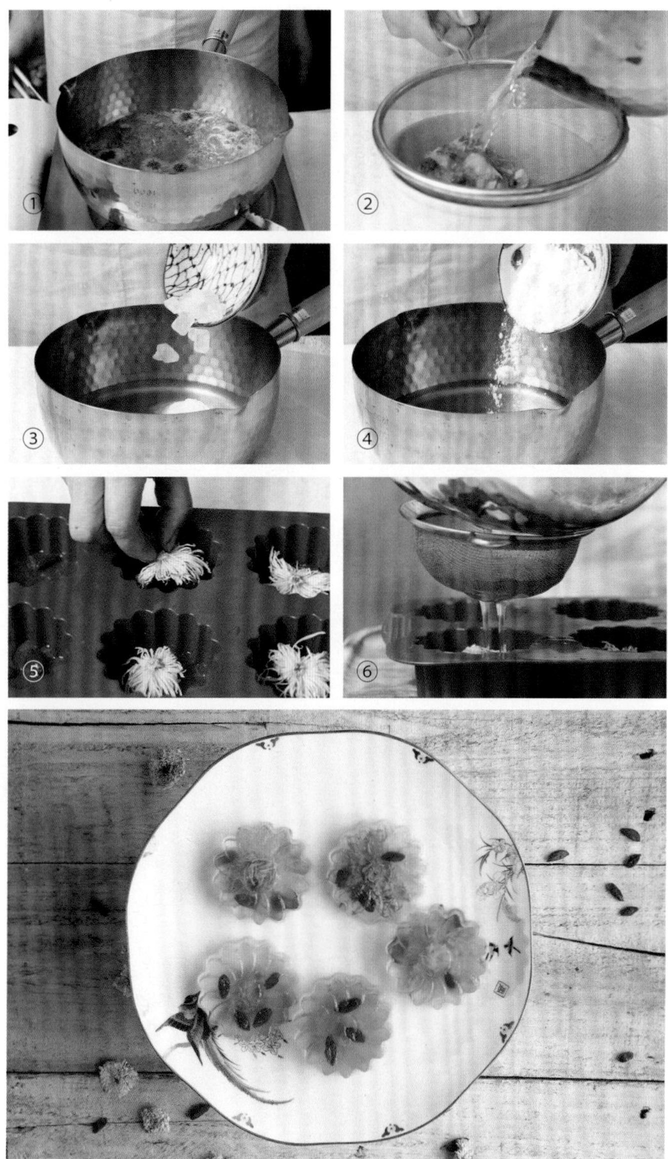

制作方法

1. 枸杞、金丝黄菊用温水泡软备用。枸杞用冷水软泡备用。
2. 锅里放 10 克贡菊和 400 毫升水一起煮，水开后就可以关火了，菊花煮久了会苦涩。
3. 用滤网把菊花过滤掉，只要菊花水。
4. 在菊花水里加入冰糖融化，再加入白凉粉，要一边煮一边搅拌，直到白凉粉完全融化即可关火。
5. 模具放入泡好的枸杞和金丝黄菊。
6. 将煮好的菊花水倒进模具里，待放凉凝固后，倒出来就可以了。

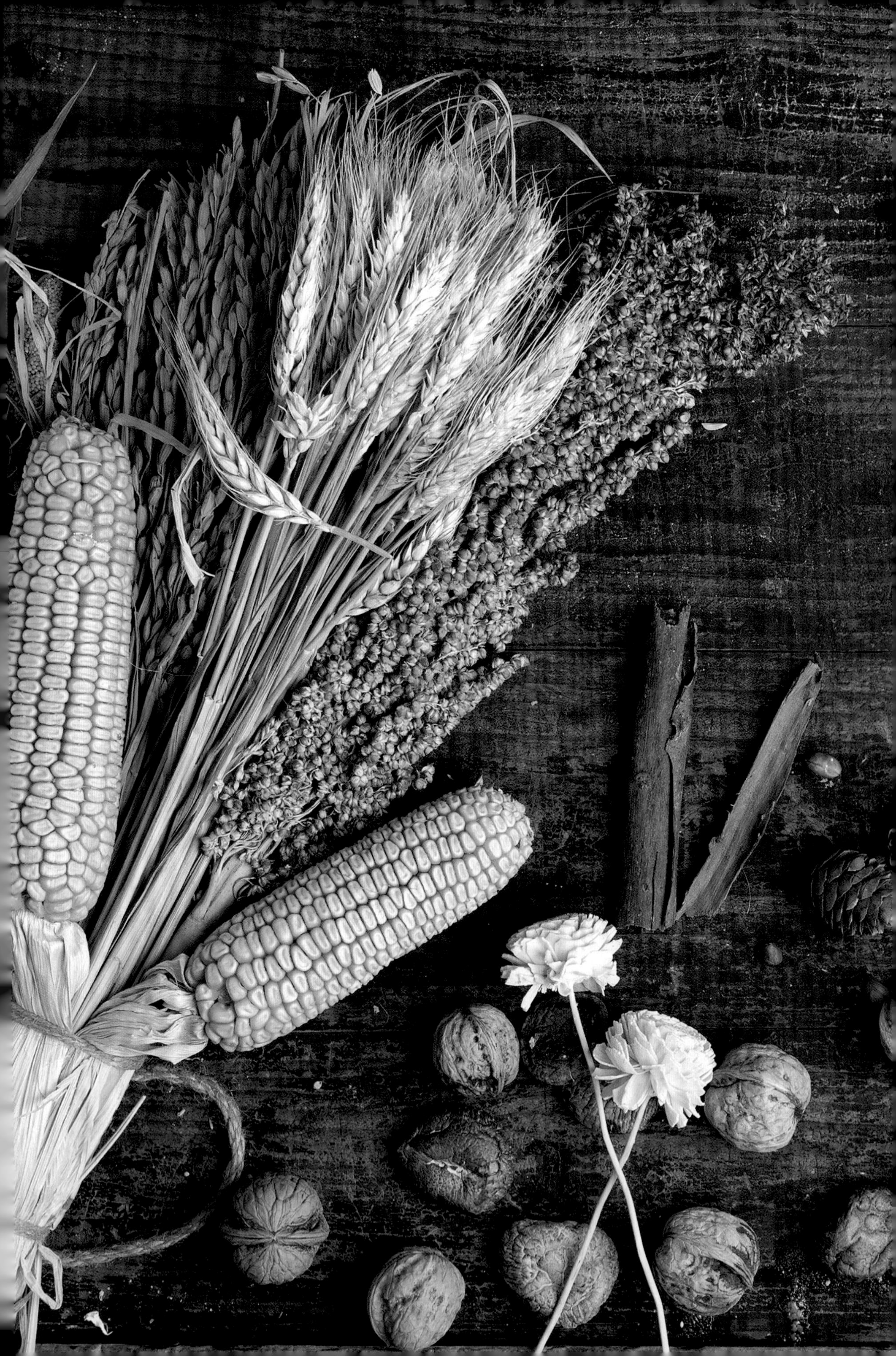

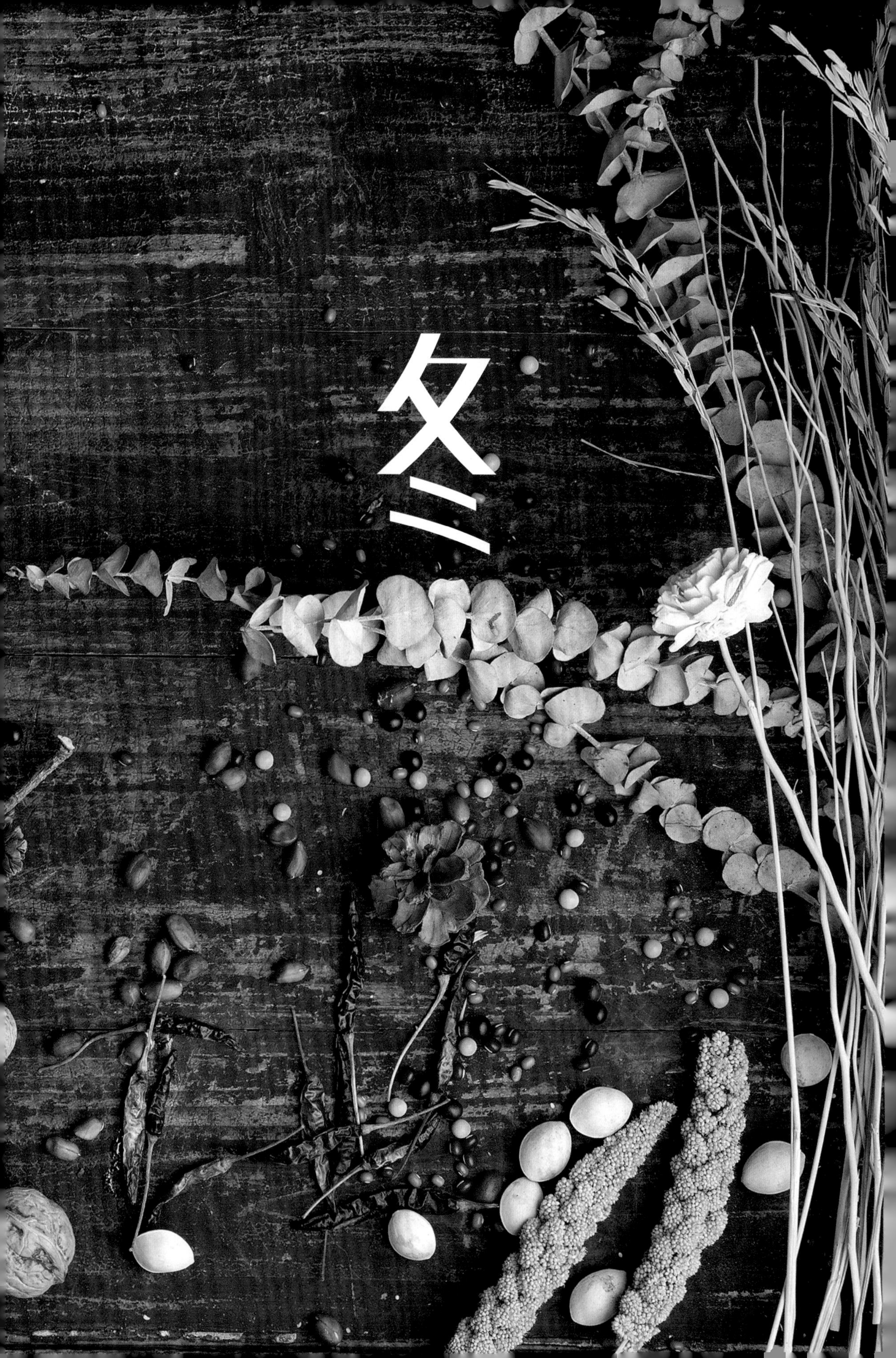
冬

『至此而雪盛矣。』

立冬

公历十一月六日至十一月八日

“落水荷塘满眼枯，西风渐作北风呼。”写此篇的时候正值立冬，北京已是寒意阵阵。天文学上把“立冬”当作冬季的开始。立，建始也，表示冬季自此开始了；冬，终也，万物收藏也，动物藏身躲避寒冷，农作物已收割晾晒完毕收藏入库。

在农耕社会，季节的变换是古人观念中重要的时间节点，传统上把立春、立夏、立秋、立冬称为“四立”，因此立冬也格外受到关注。在立冬这天有很多的习俗，比如在古代立冬这天皇帝有“迎冬之礼”，而民间有祭祖、饮宴、卜岁等习俗，即“贺冬”。

除了迎冬、贺冬之外，立冬最重要的一个习俗就是“补冬”了。“立冬补冬，补嘴空”——人们相信通过进食可以驱寒。在南方，人们会吃些滋阴补阳、热量较高的食物，如羊肉等；而北方则有吃水饺的习俗，因为水饺外形似耳朵，人们认为吃了它，冬天耳朵就不受冻。北京立冬则有吃荞麦面的习俗。荞麦面有开胃宽肠，益气力，御寒风之效。《京都风俗志》记载：“ 十一月立冬日，或有食荞面等物，谓能益人。”想来，立冬补冬的习俗由来已久。

推荐食材

“立冬进补，开春打虎。”羊肉温补肾阳，荞麦性寒味甘，有益脾气、消积化滞的功效。

饮食要点

补肾阳，滋肾阴，宜进补，增加油脂摄入量。

板栗马蹄胡萝卜羊肉煲

烹饪时间：约50分钟

无麸质　无乳制品

制作材料

主料：

羊肉1 500克

板栗300克

胡萝卜150克

马蹄250克

炸腐竹6根

甘蔗1节

辅料：

青蒜6根

姜片10克

调料：

南乳3~4块

柱候酱20克

老抽15毫升

生抽15毫升

冰糖5克

盐5克

米酒30毫升

蘸料：

腐乳1块

海鲜酱30克

蒜蓉辣椒酱20克

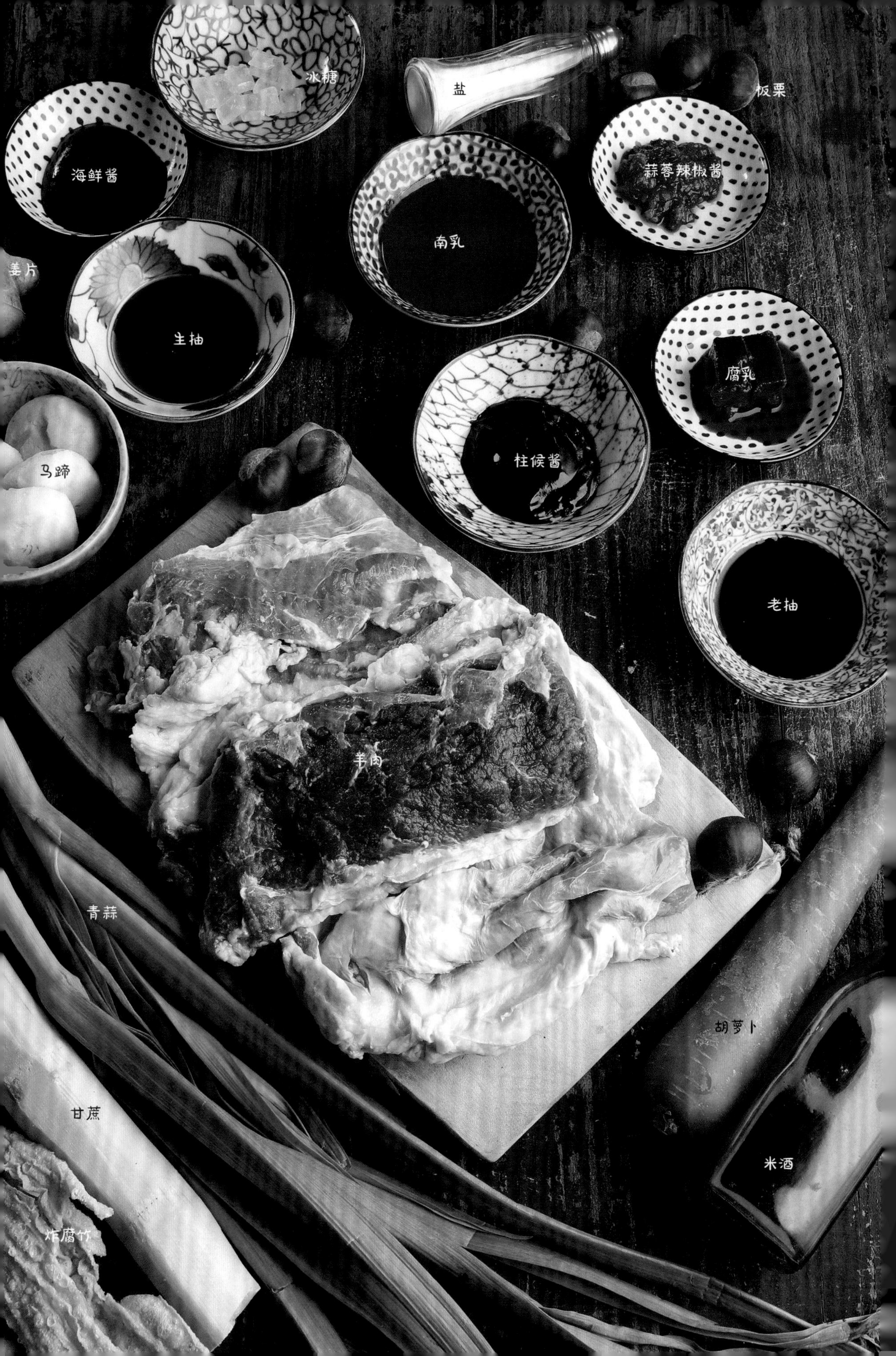
冰糖
盐
板栗
海鲜酱
蒜蓉辣椒酱
南乳
姜片
生抽
腐乳
柱候酱
马蹄
老抽
羊肉
青蒜
胡萝卜
甘蔗
米酒
炸腐竹

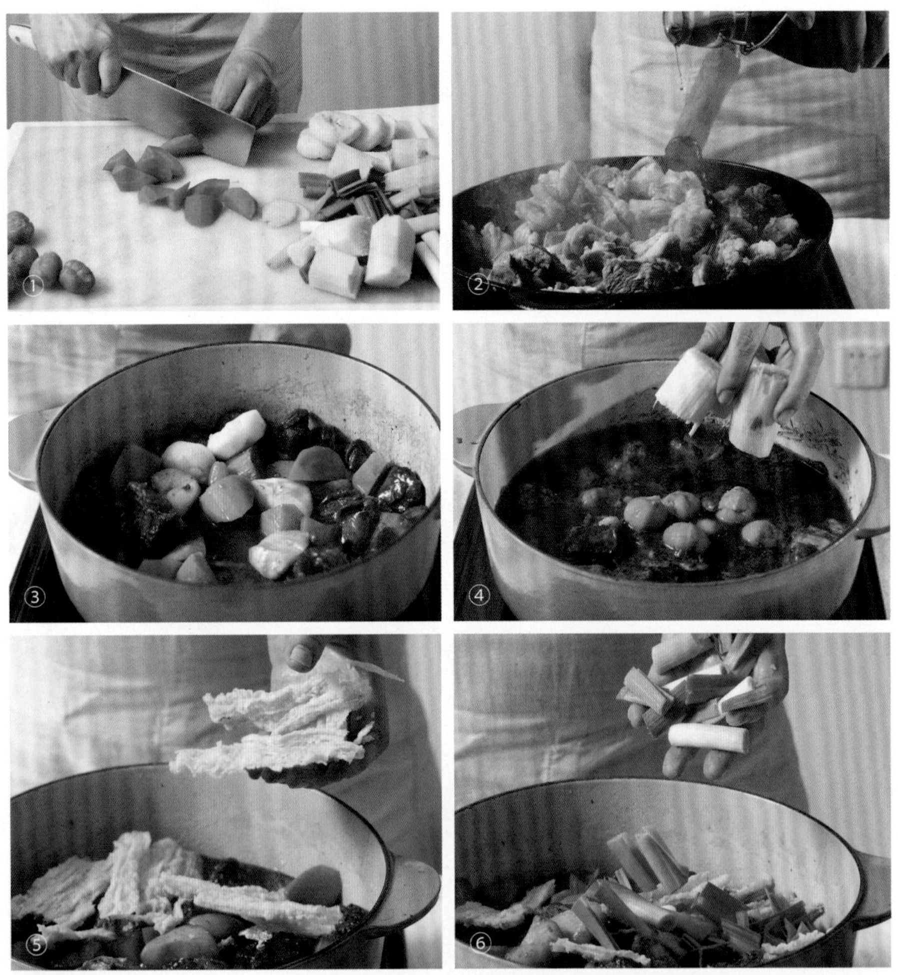

制作方法

1. 羊肉切成块，清洗干净，冷水入锅。水烧开后捞出羊肉，用热水清洗干净备用。
2. 马蹄去皮切块，胡萝卜去皮切大块，甘蔗切成段，姜洗净切片，青蒜洗净切小段。
3. 腐乳、海鲜酱、辣椒酱搅拌混合成酱汁。
4. 锅内放油，油热放姜片爆香，放入羊肉大火爆炒。撒入白酒继续大火煸炒，等羊肉收干水分就盛起备用。
5. 另起一锅下油，油热放入姜片爆香，加入南乳和柱候酱，把酱炒香。
6. 加入羊肉翻炒，让每块羊肉都均匀地粘上酱料。
7. 加入水没过羊肉，加入板栗、老抽、生抽、冰糖和盐调味。水烧开后转小火焖至软烂。
8. 加入马蹄和胡萝卜、甘蔗继续焖煮，待胡萝卜变软。注意水不要烧干。如果水干了再加一点点水。
9. 加入炸腐竹和青蒜，煮软收汁即可。

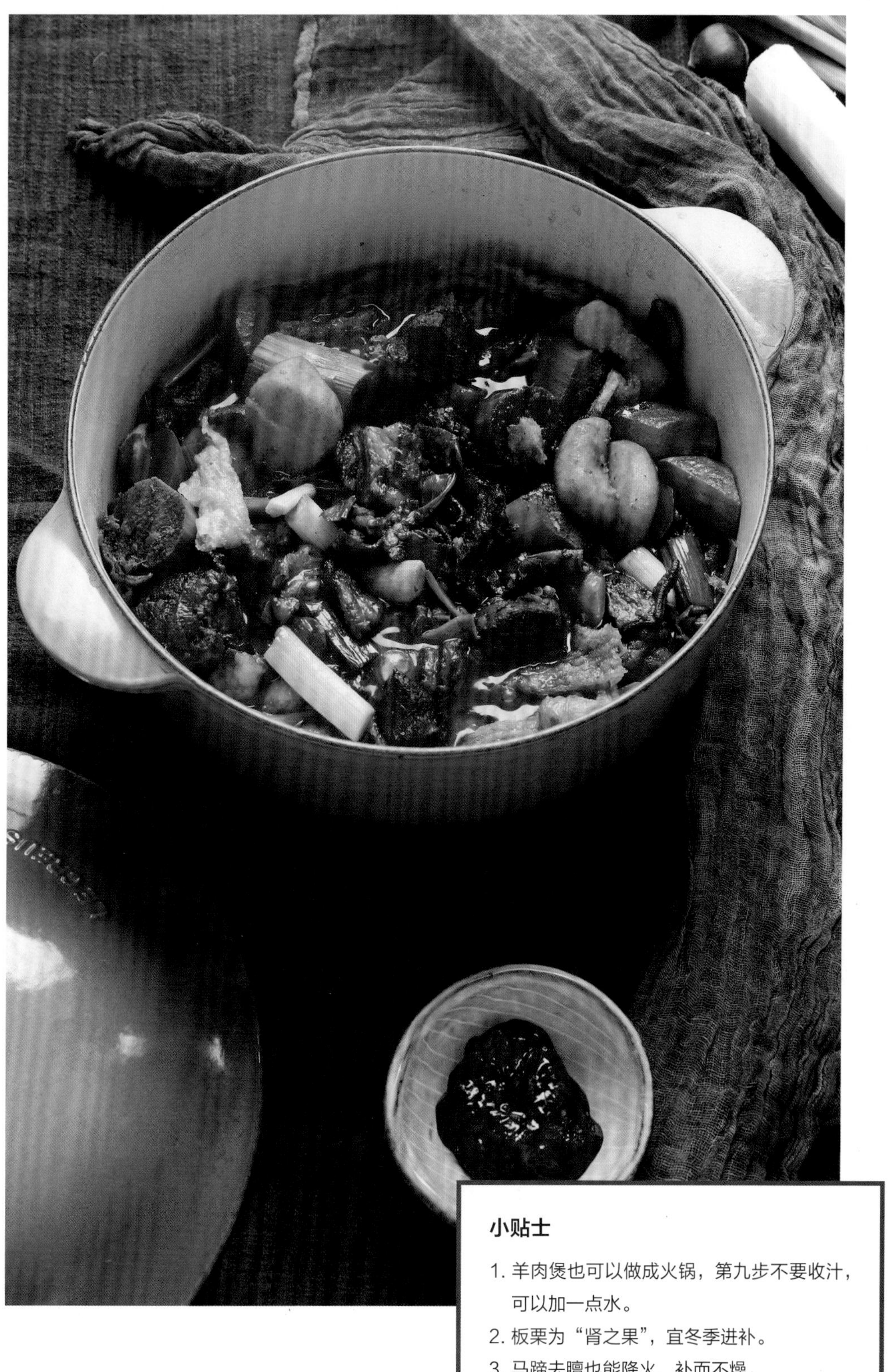

小贴士

1. 羊肉煲也可以做成火锅，第九步不要收汁，可以加一点水。
2. 板栗为“肾之果”，宜冬季进补。
3. 马蹄去膻也能降火，补而不燥。

何为月见？就是看见月亮，生蛋如月，海苔暗指黑夜，生动有趣。

日式月见面

烹饪时间：约 20 分钟

无坚果　无乳制品

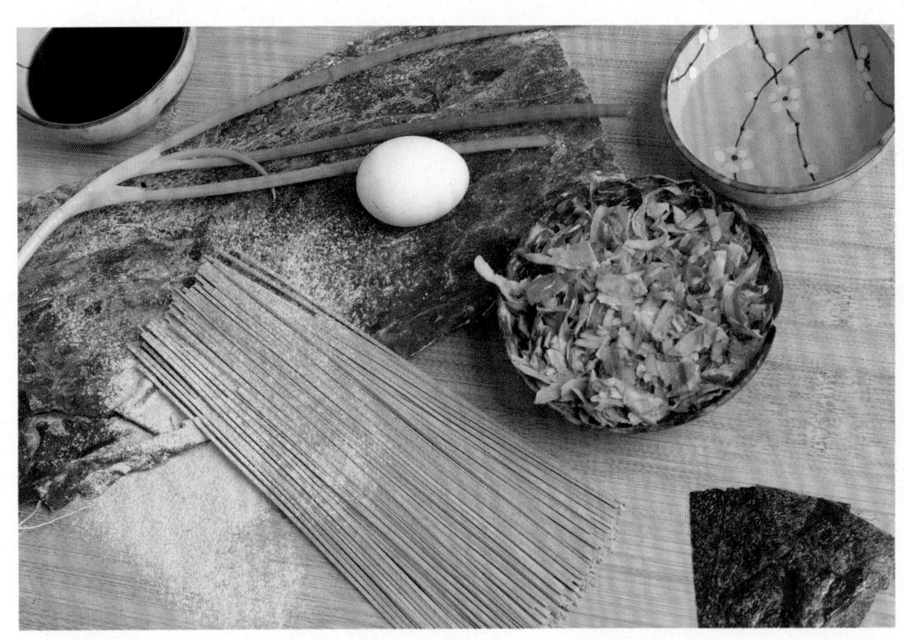

制作材料

主料：

荞麦面 200 克

昆布 30 克

木鱼花 20 克

辅料：

无菌鸡蛋 1 个

紫菜 1 片

小葱 1 根

海苔 4 片

调料：

生抽 10 毫升

味啉 10 毫升

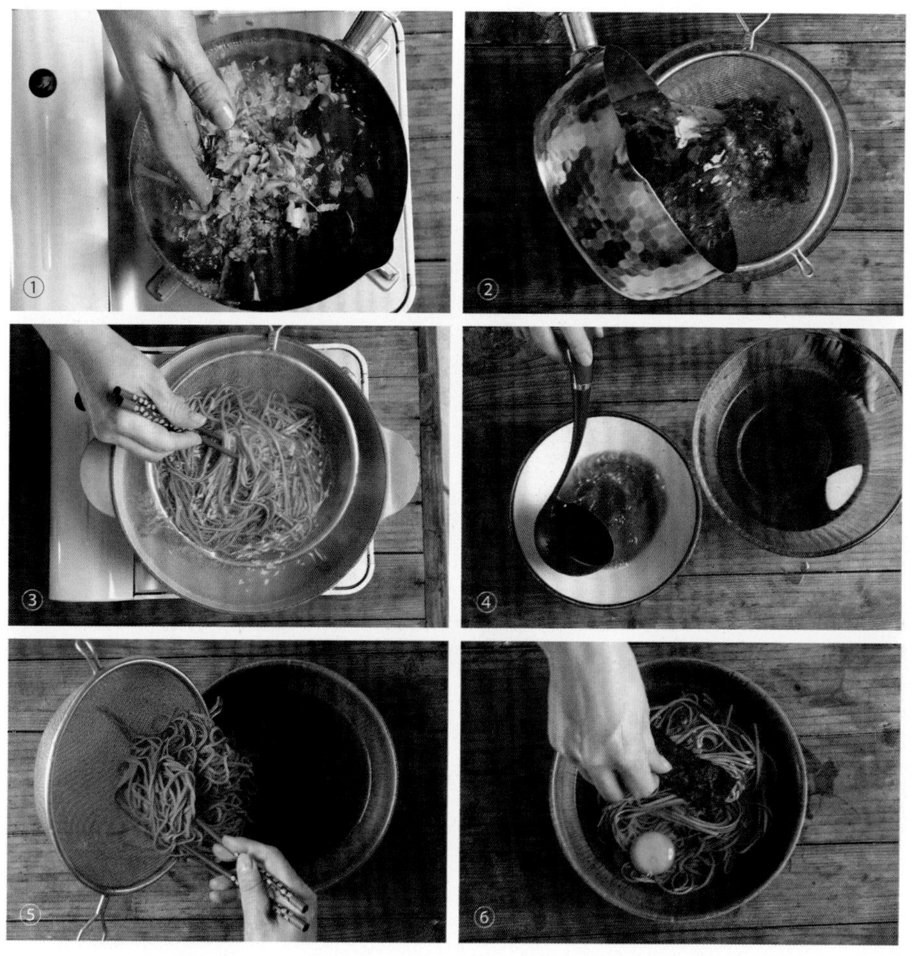

制作方法

1. 昆布清洗干净，事先用纯净水浸泡一晚。

2. 将昆布水煮开后关火，温度降到 90 摄氏度时放入木鱼花。

3. 木鱼花沉入汤底后过滤，留下汤汁，倒入味啉和生抽，搅拌均匀。

4. 荞麦面煮熟后捞出，用冷水反复漂洗，使面条不再黏稠。然后过一下热水。

5. 将加热过的面条放入碗里，浇上烧热的汤汁。

6. 面条上放上海苔，再打入一枚经过杀菌的生鸡蛋，“月亮遇见太阳”的月见面就做好了！

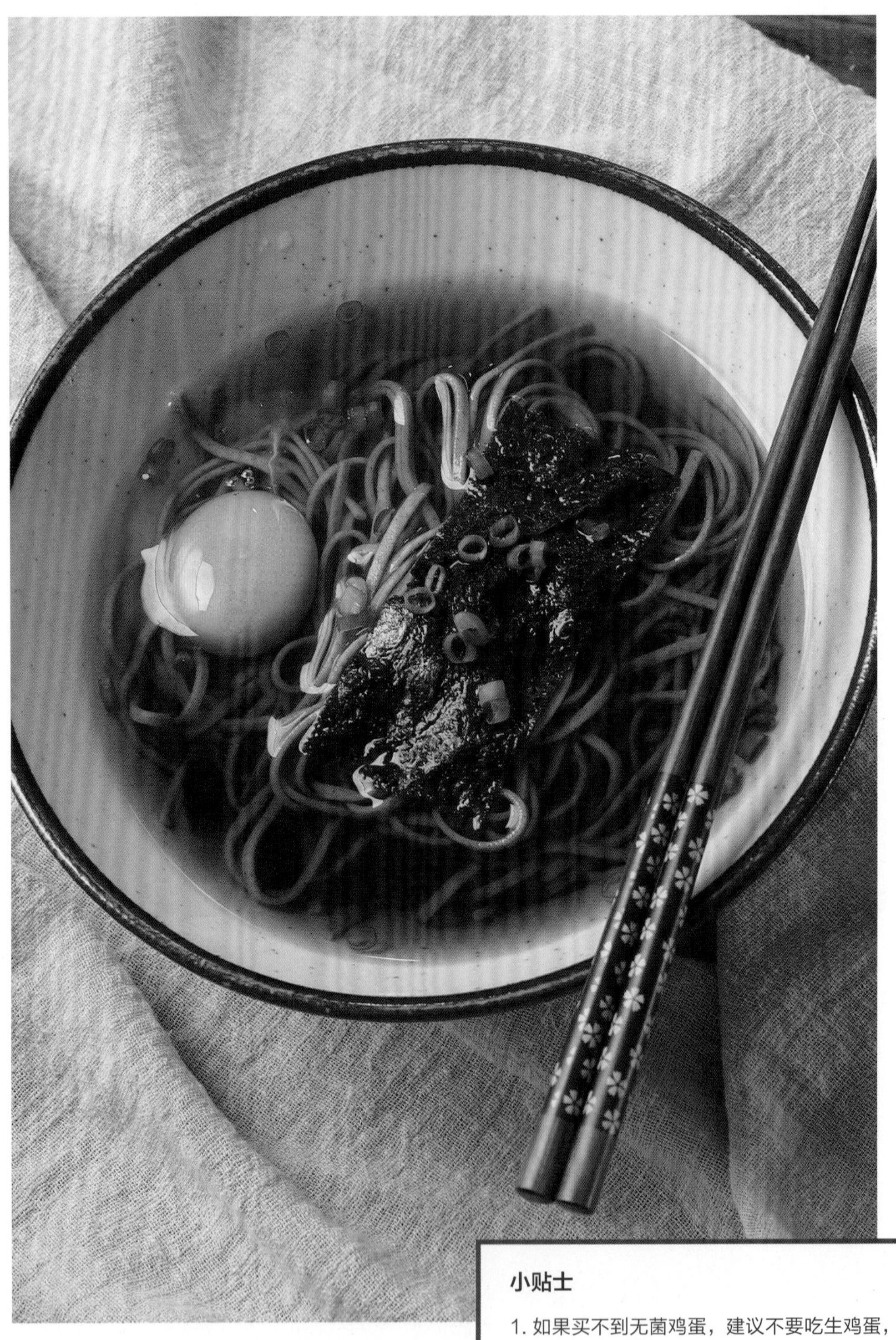

小贴士

1. 如果买不到无菌鸡蛋，建议不要吃生鸡蛋，可以将鸡蛋煎熟放在上面。
2. 这个面好吃的关键是汤汁，出汁用到的食材是日出昆布和木鱼花。

小雪

公历十一月二十一日至十一月二十三日

立冬之后，迎来小雪。古籍《群芳谱》中写：“小雪气寒而将雪矣，地寒未甚而雪未大也。”意思就是，小雪时节天气寒冷，降水形式由雨变为雪，但是由于“地寒未甚”，下雪的次数少，雪量还不大。小雪过后，天气闭塞而转入严寒的冬天。

小雪时节宜静养，而在饮食方面，则应多吃温补的食物。比如羊肉、牛肉、鸡肉，以及腰果、栗子、核桃等。

小雪时节，我给大家准备的是腊肉温泉蛋煲仔饭以及核桃酥。美味的日式温泉蛋，香脆的饭焦，咸香的腊肠……一锅浓香诱人的腊味煲仔饭，也让寒冷的天气温暖了起来。老少皆宜的核桃酥松脆香酥，也有着满满冬日的温暖味道。

“绿蚁新醅酒，红泥小火炉。晚来天欲雪，能饮一杯无？”冬日欲下雪的傍晚，打开珍藏的醇香扑鼻的佳酿，配一小盘核桃酥，约上亲朋好友，话话家常，乃人间一大乐事。

推荐食材

核桃补气、养血、健脑，腊肉、腊肠富含脂肪，开胃驱寒，能维持体温并提供必需的脂肪酸，增加饱腹感。

饮食要点

适当进补高热量、健脑活血的食物。

腊肉温泉蛋煲仔饭

烹饪时间：约 30 分钟

无麸质　无坚果　无乳制品

制作材料

主料：

大米 155 克

腊肠 2 根

腊肉 100 克

水 240 毫升

辅料：

油菜 2 根

鸡蛋 1 个

油 10 毫升

小葱 2 根

姜 1 小块

自制调味：

水 30 毫升

酱油 5 毫升

蚝油 3 毫升

味极鲜 3 毫升

糖 2 克

鸡粉 2 克

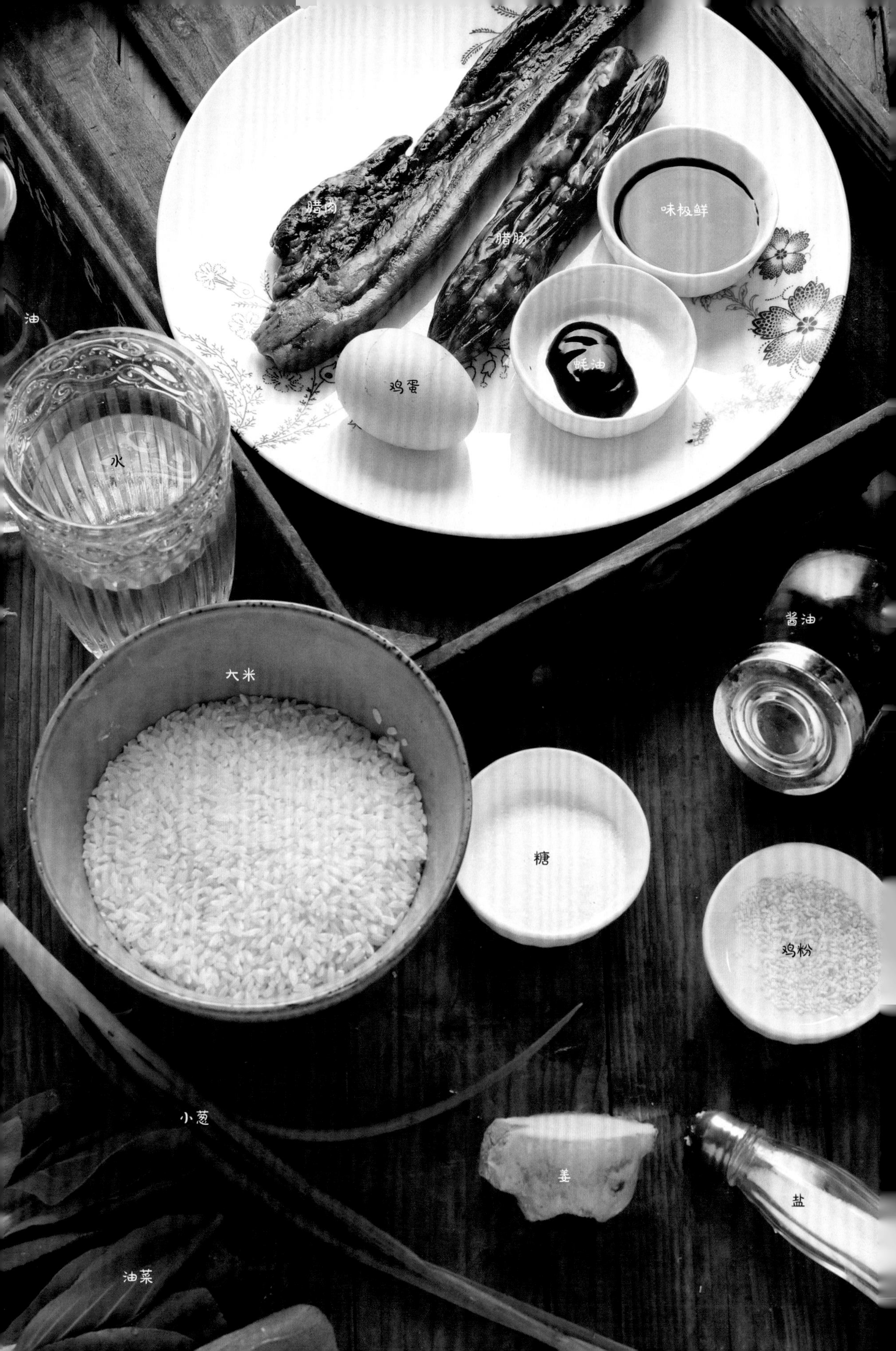
腊肉
腊肠
味极鲜
油
鸡蛋
蚝油
水
酱油
大米
糖
鸡粉
小葱
姜
盐
油菜

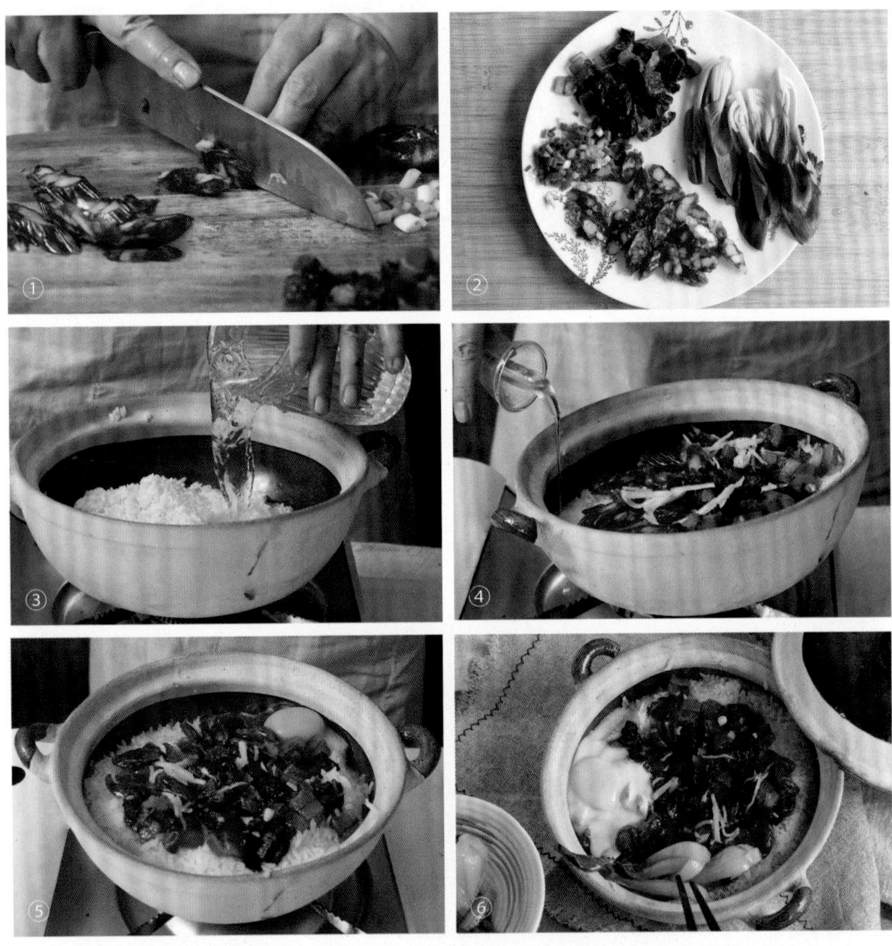

制作方法

1. 米洗净泡水 1 个小时后沥干。腊肠、腊肉焯水后沥干。
2. 将烫好的腊肠、腊肉切片，姜切丝，小葱切小段。
3. 将泡好的米放入砂锅中，加热水、油、盐。
4. 加盖大火煮开，待锅边缘冒出小水泡，转中火收干。
5. 在煲饭的同时调制酱汁，将所有材料放入碗中混合均匀即可。
6. 锅内水分快收干时，锅底会发出轻微的滋滋声，这时开盖放入腊肠、腊肉和姜丝。再从锅边缘倒入一些油，可防止锅底烧焦，同时让底部烧出一层锅巴。
7. 加油之后转小火，过一会儿能听到锅底有更大的滋滋声，这是正在煲出锅巴的声音。等到油被锅巴吸收，滋滋声越来越小，直到听不到，就可以关火了。磕一个鸡蛋到锅里加盖焖 3 分钟。
8. 在饭上摆上烫熟的油菜，撒葱花，倒入调制酱油，拌均匀即可开吃！

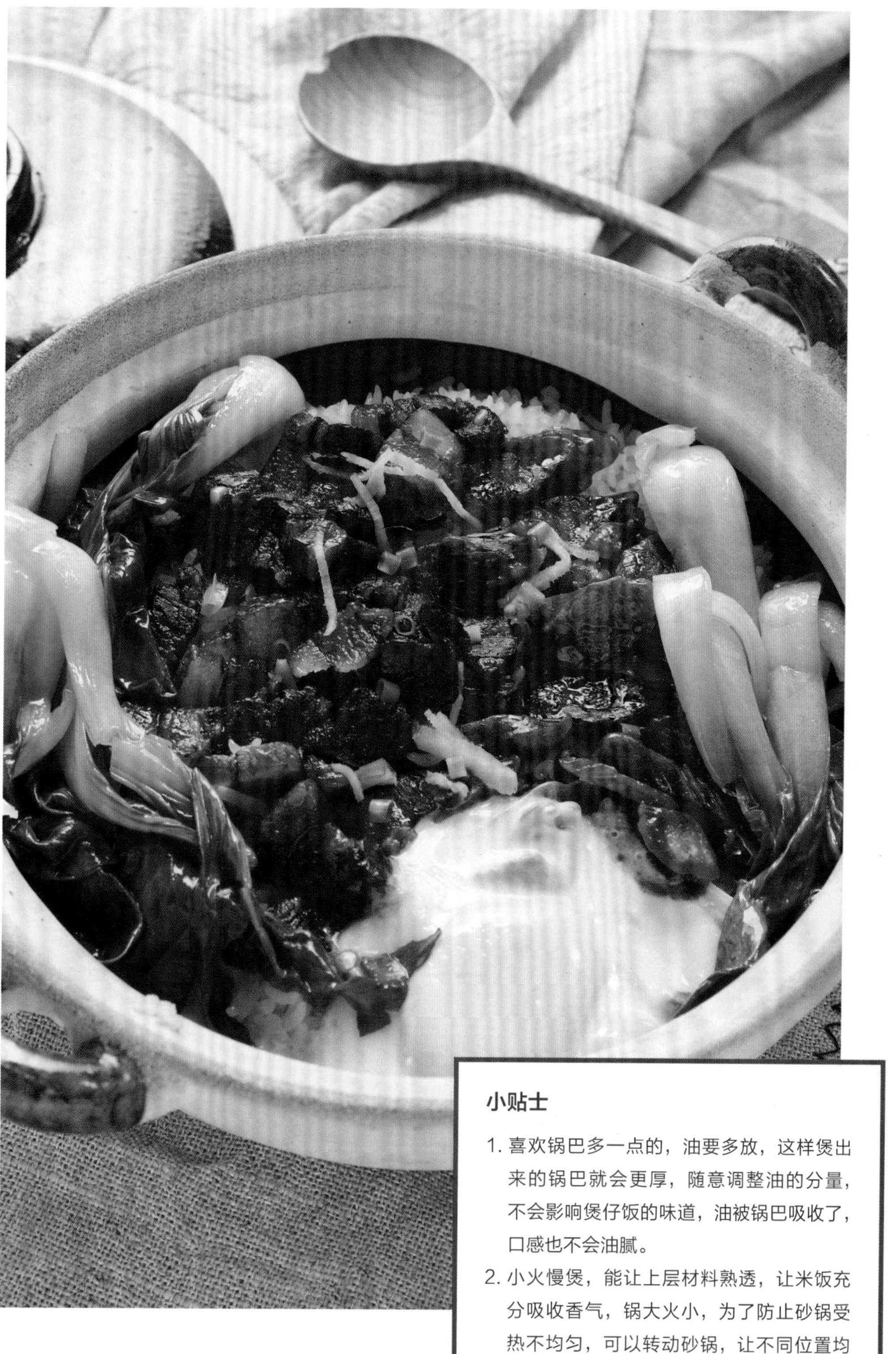

小贴士

1. 喜欢锅巴多一点的，油要多放，这样煲出来的锅巴就会更厚，随意调整油的分量，不会影响煲仔饭的味道，油被锅巴吸收了，口感也不会油腻。
2. 小火慢煲，能让上层材料熟透，让米饭充分吸收香气，锅大火小，为了防止砂锅受热不均匀，可以转动砂锅，让不同位置均匀受热。

核桃酥

烹饪时间：约40分钟

无乳制品　蛋奶素

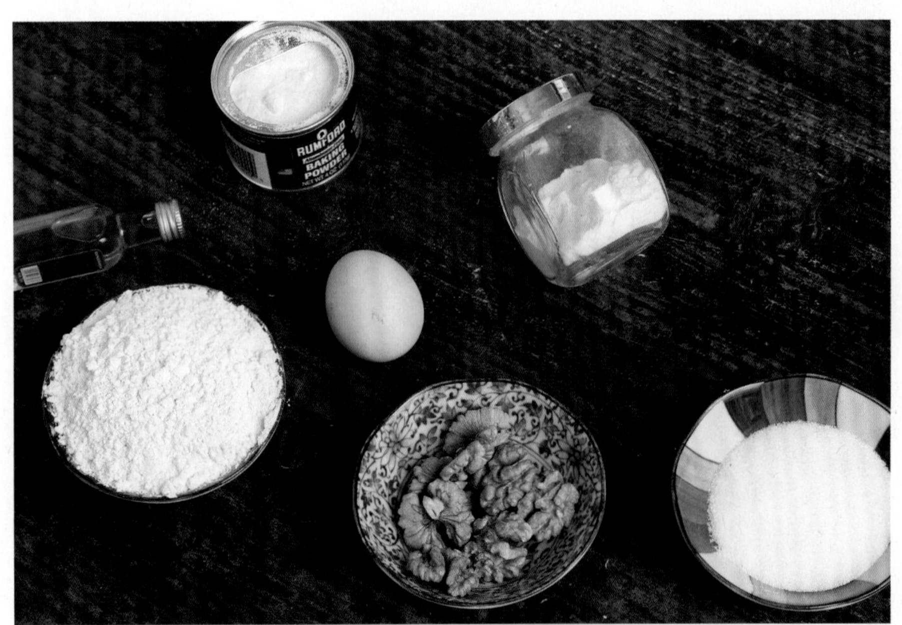

制作材料

主料：

面粉 100 克

核桃 30 克

辅料：

植物油 55 毫升

鸡蛋 1 个

泡打粉 1/4 小勺

小苏打 1/8 小勺

调料：

细砂糖 50 克

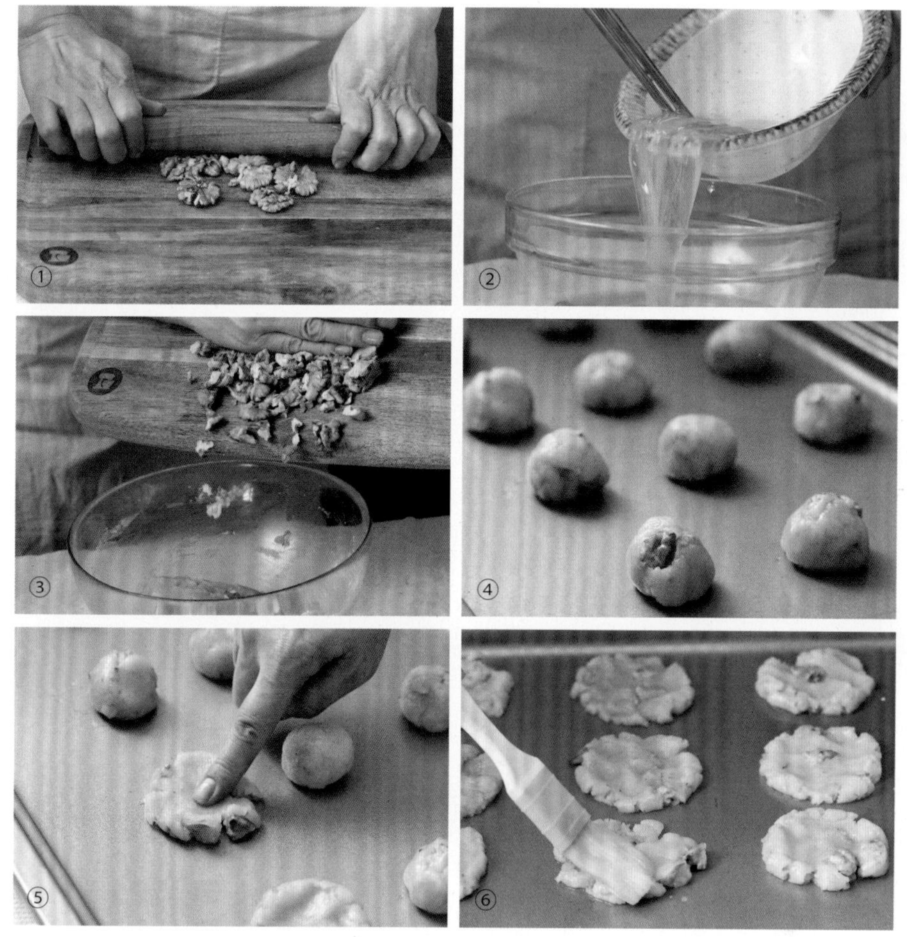

制作方法

1. 核桃 150 摄氏度烘烤 6 分钟，用擀面杖压碎。烤过的核桃做出来的核桃酥会很香。
2. 将植物油、打散的鸡蛋液 30 克、细砂糖混合成均匀的液体。
3. 面粉和泡打粉、小苏打混合均匀过筛，将液体混合物倒入粉类，揉成面团。
4. 将核桃碎倒入面团中揉匀。
5. 将面团分成均匀的 12 份，取一小块面团，搓成小圆球。
6. 将小圆球压扁，放入烤盘，在表面刷一层鸡蛋液。
7. 烤箱 180 摄氏度，放入桃酥面团烘烤 15 分钟左右，烤到表面金黄色即可。

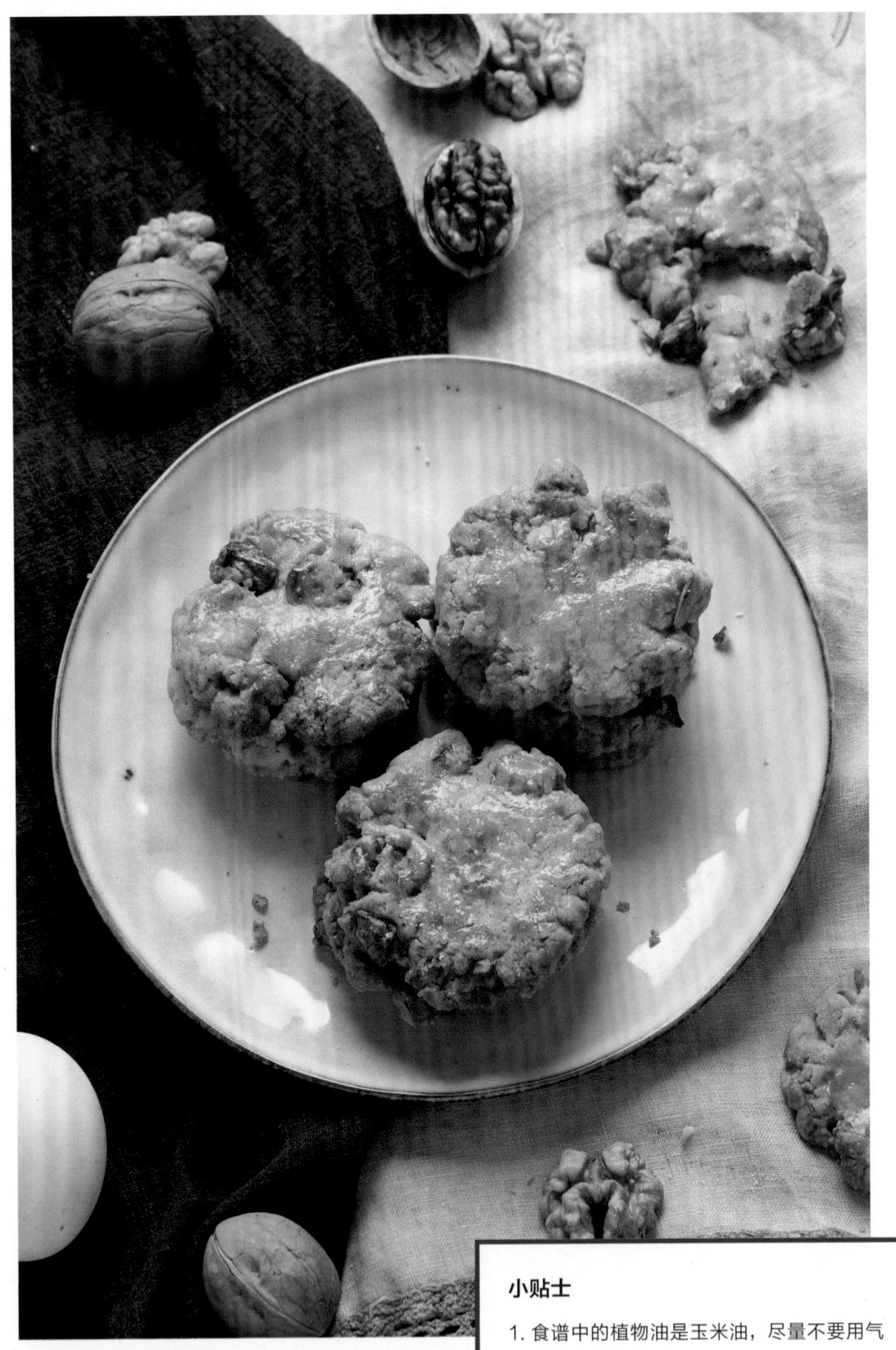

小贴士

1. 食谱中的植物油是玉米油，尽量不要用气味很重的油（如花生油、香油）。
2. 烘烤的时间可根据核桃酥的大小来调整。

大雪

公历十二月六日至十二月八日

《月令七十二候集解》说："大雪，十一月节。大者，盛也。至此而雪盛矣。"大雪是冬季的第3个节气，标志着仲冬时节正式开始。大雪三候，一候鹖旦不鸣，此时天气寒冷，寒号鸟不再鸣叫了；二候虎始交，此时是阴气最盛时期，所谓盛极而衰，阳气已开始萌动，老虎开始求偶；三候荔挺出，"荔挺"为兰草的一种，感到阳气的萌动而抽出新芽。每读至此，总是佩服古人的智慧，他们总能将气候与自然现象完美结合，寄情于唯美而简短的文字。

大雪时节非常重要的一个习俗就是腌腊肉，选用上好的五花肉，配以盐、香叶、陈皮、小茴香等香料，反复揉搓，直到肉色由鲜转暗，表面有液体渗出时，淋上白酒，再冷藏腌制，最后晒干。古人腌腊肉，多数是为了迎接新年，经过漫长的腌制和晾晒的腊肉，等到新年开封时一定更加美味。

此外，大雪时节也是"进补"的好时节，民间素有"冬天进补，开春打虎"的说法。冬季进补能提高免疫力，促进新陈代谢，改善畏寒的体质。羊肉是不错的选择。记得张佳玮的一本书《无非求碗热汤喝》里有段文字——对独行寒夜、饥寒交迫而又无可奈何者,最富有人情味和最实在的,无非是有一碗热汤喝。大雪纷飞的冬季，还有什么能比一家人围坐着，来上一碗热腾腾的羊肉泡馍幸福呢？

推荐食材

民间有"小雪腌菜，大雪腌肉"一说，腊肉性平味甘，含有丰富的营养物质，健脾开胃，驱寒消食；羊肉味甘不腻，性温而不燥，补肾壮阳，暖中祛寒，温补气血，开胃健脾。

饮食要点

补肾精，养心阳，宜大补，宜多吃富含碳水化合物和辛温散寒的食物。

腌腊肉

烹饪时间：约40分钟

无麸质　无坚果　无乳制品

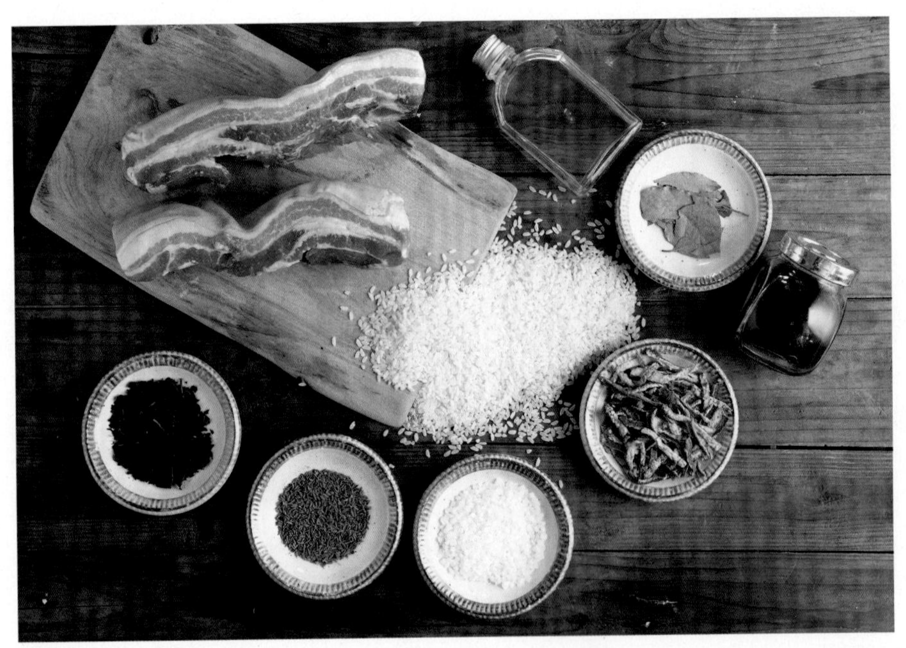

制作材料

主料：

五花肉1 000克

陈皮10克

香叶4片

调料：

生抽30毫升

粗盐30克

高度白酒30毫升

烟熏料：

小茴香10克

陈皮20克

大米500克

红茶叶15克

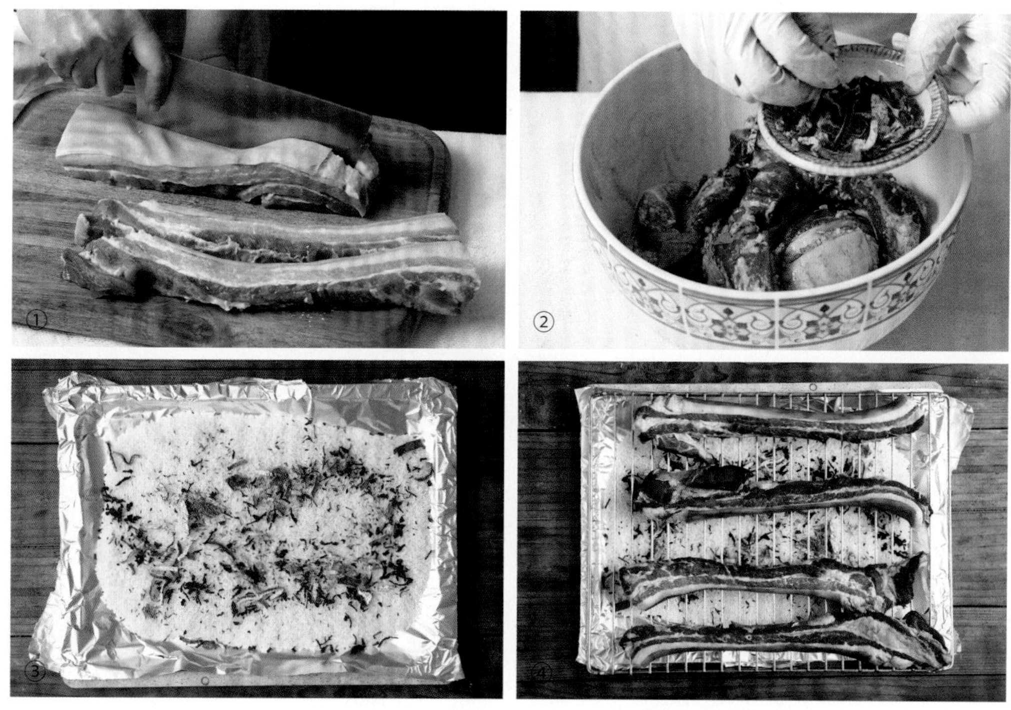

制作方法

1. 准备好腌制的调味料，猪肉切成细条状用凉开水洗净，沥干水分备用。
2. 将粗盐在猪肉上涂抹均匀，并用手揉制 2 分钟。
3. 将猪肉放入盆内，加白酒，生抽，陈皮、香叶，上下左右翻动，让猪肉均匀地裹上腌制料。盖保鲜膜放入冰箱保鲜层，腌制 5~7 天（一般腌 3 天就能入味了，腌的时间越长越香）。
4. 将腌好的腊肉晒在干净、通风、阴凉的地方，晒 5~7 天，晒到腊肉表面很干，但肉的内部捏起来还是软的。我是用烤箱来烟熏的，先在烤盘上铺一张锡纸，倒上大米、红茶、陈皮、小茴香混合均匀。烤箱下火 250 摄氏度预热，烤盘放最底层，猪肉放倒数第二层，再在猪肉上盖一张锡纸，250 摄氏度单下火，烤 25 分钟。这时你就可以看到底下的米被烧成黑色的了，烤箱里也直冒黑烟了。

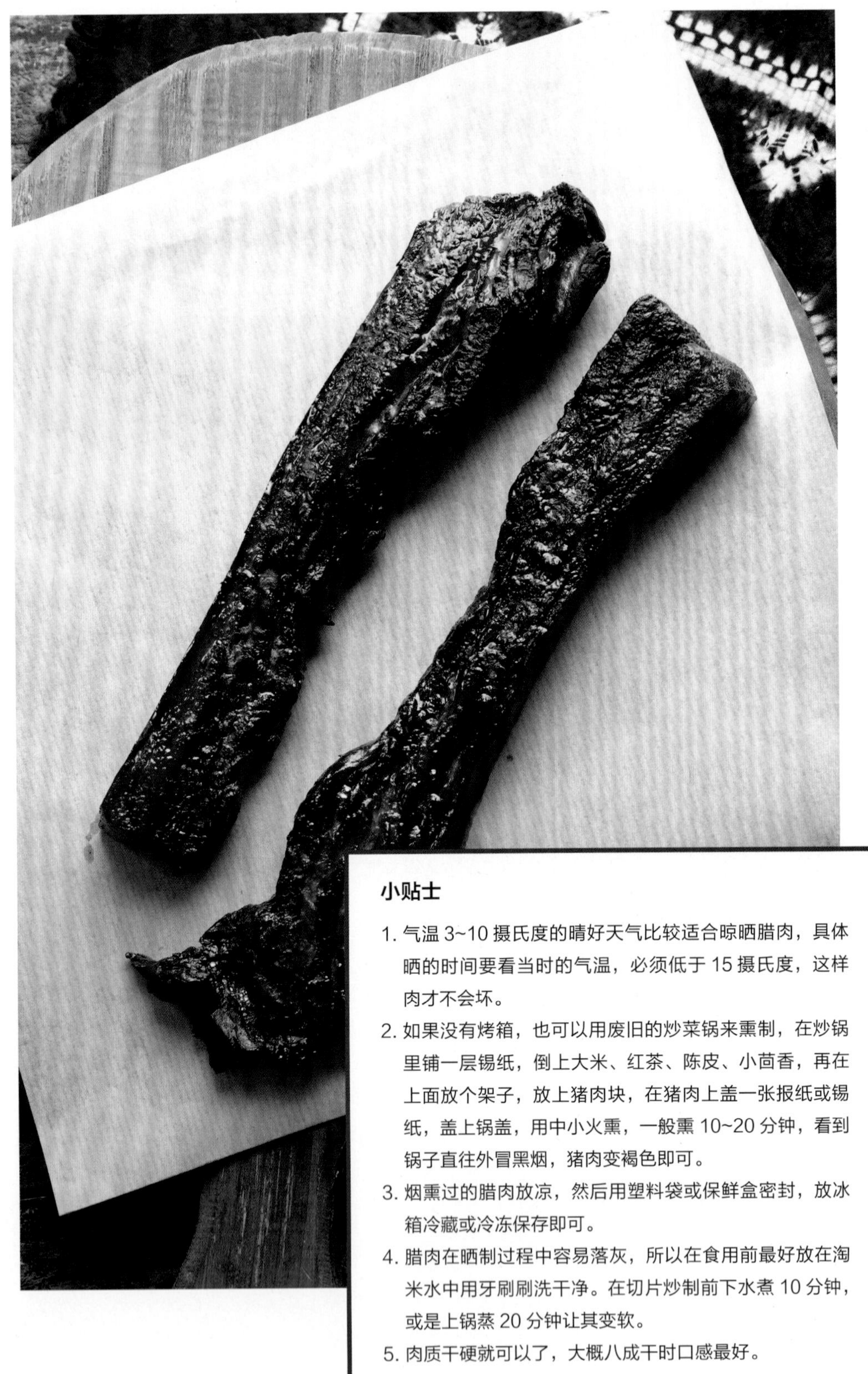

小贴士

1. 气温 3~10 摄氏度的晴好天气比较适合晾晒腊肉，具体晒的时间要看当时的气温，必须低于 15 摄氏度，这样肉才不会坏。
2. 如果没有烤箱，也可以用废旧的炒菜锅来熏制，在炒锅里铺一层锡纸，倒上大米、红茶、陈皮、小茴香，再在上面放个架子，放上猪肉块，在猪肉上盖一张报纸或锡纸，盖上锅盖，用中小火熏，一般熏 10~20 分钟，看到锅子直往外冒黑烟，猪肉变褐色即可。
3. 烟熏过的腊肉放凉，然后用塑料袋或保鲜盒密封，放冰箱冷藏或冷冻保存即可。
4. 腊肉在晒制过程中容易落灰，所以在食用前最好放在淘米水中用牙刷刷洗干净。在切片炒制前下水煮 10 分钟，或是上锅蒸 20 分钟让其变软。
5. 肉质干硬就可以了，大概八成干时口感最好。

羊肉泡馍

烹饪时间　约 40 分钟

无坚果　无乳制品

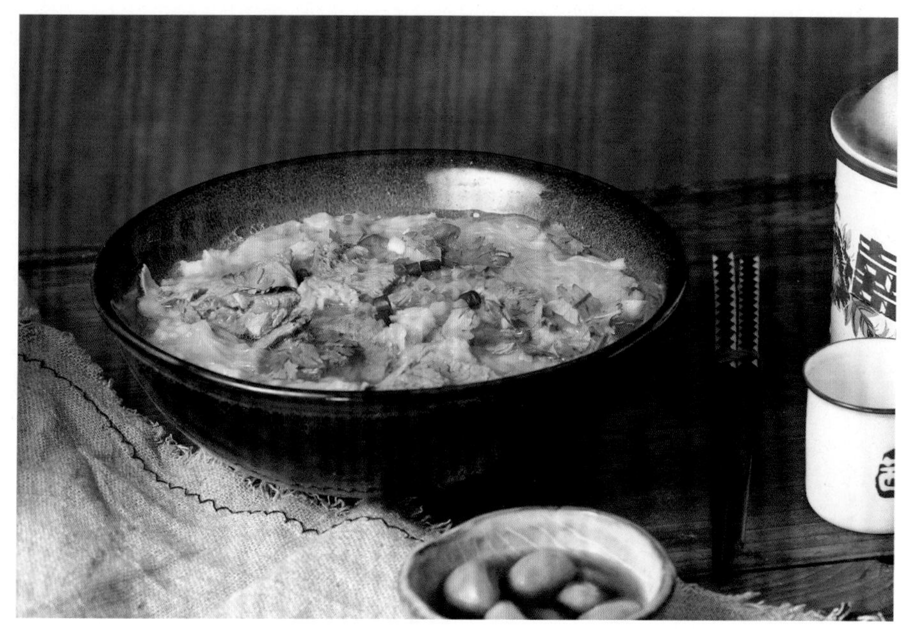

制作材料

主料：	辅料：	调料：
羊肉 1 000 克	大葱 1 根	盐 20 克
白吉馍 5 个	姜 1 块	花椒 10 克
	香菜 3 根	八角 6 克
	小葱 2 根	
	白菜 1/2 颗	
	粉丝 1 把	

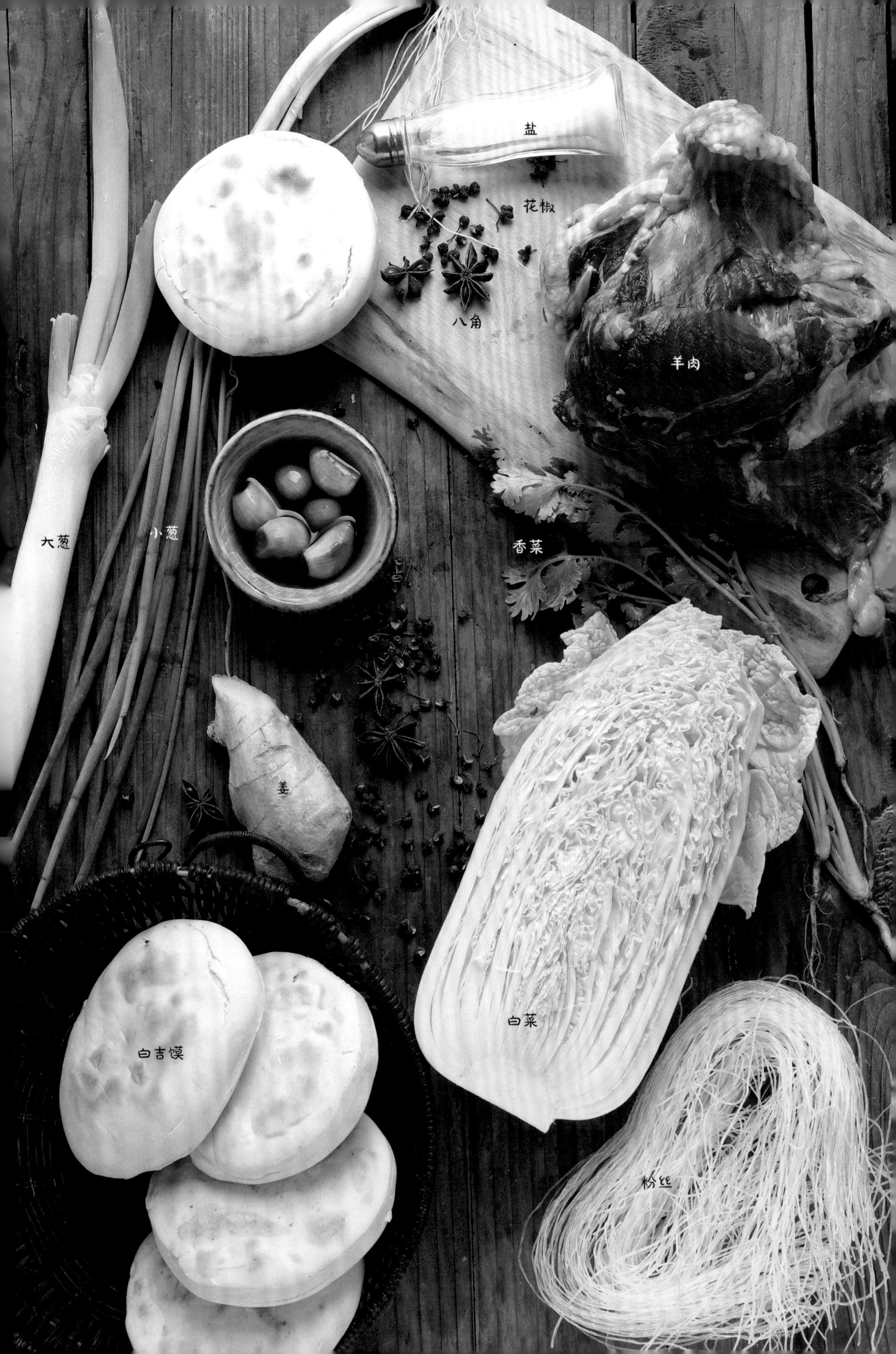

盐
花椒
八角
羊肉
大葱
小葱
香菜
姜
白菜
白吉馍
粉丝

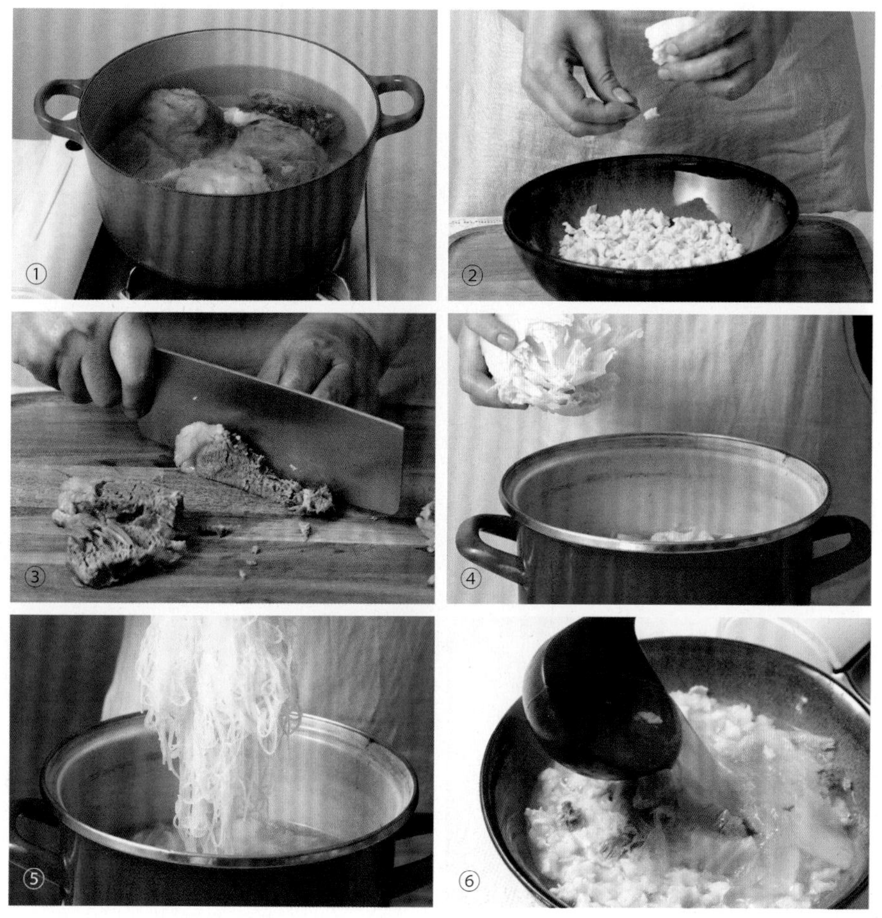

制作方法

1. 羊肉清洗干净。切大块，冷水下锅，烧开后捞出用热水清洗干净。
2. 葱切大段，姜切片。将八角、花椒放到炖肉料盒拧紧。
3. 另起一锅水烧开，放羊肉、葱、姜、料盒，炖到肉烂。
4. 炖肉的同时，将白吉馍揪成小块。 粉丝用温水泡软。白菜洗干净，切大块。小葱、香菜洗净切小粒。
5. 将炖好的肉切成片。
6. 将白菜、粉丝放入锅内煮熟，加盐调味。
7. 将羊肉、羊汤、粉丝、白菜浇到掰好馍的碗里，加盐调味。撒香菜、小葱即可。

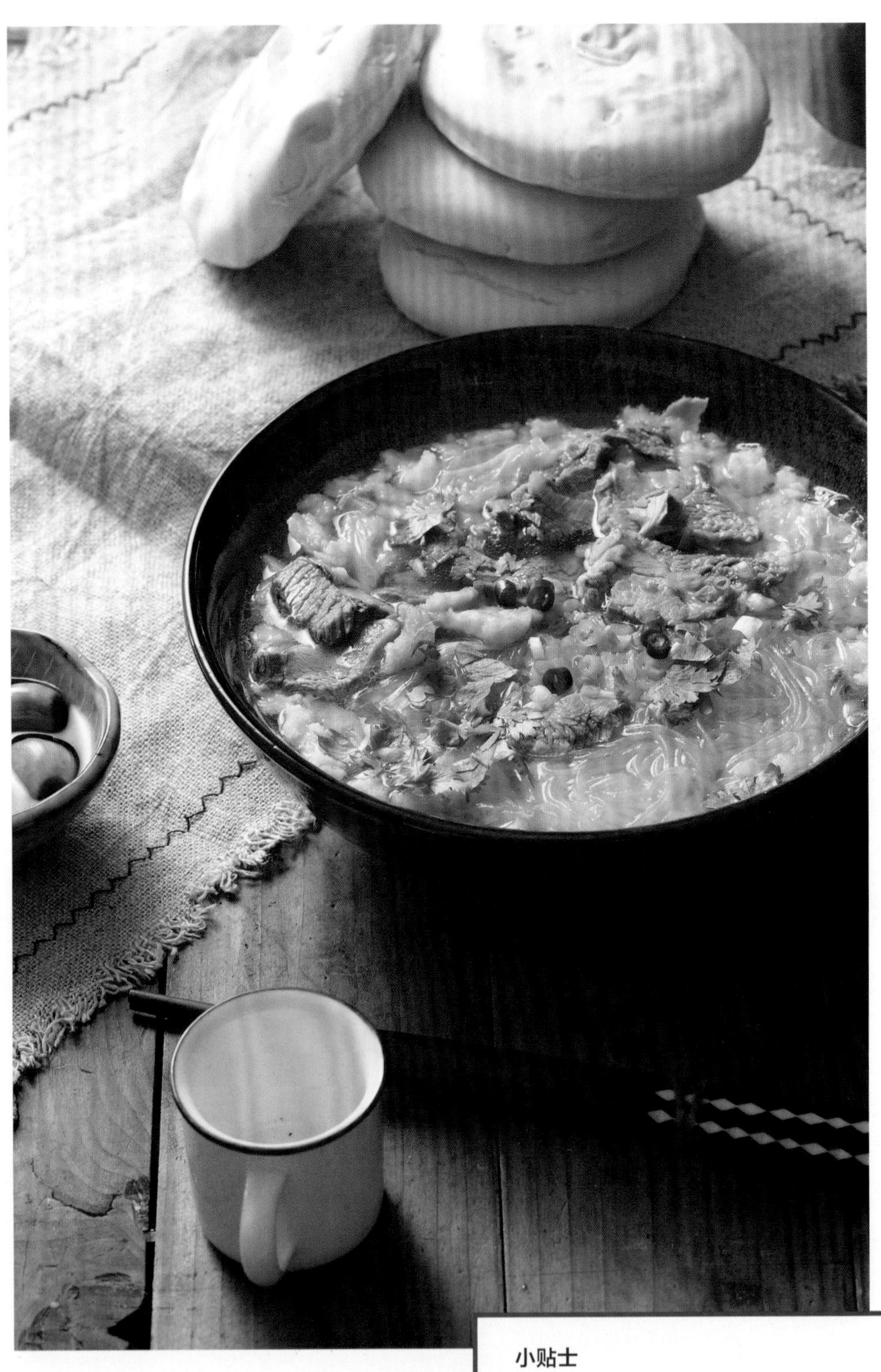

小贴士

吃的时候可以配糖蒜或腊八蒜解油杀菌。

冬至

公历十二月二十一日至十二月二十三日

“天时人事日相催，冬至阳生春又来。”冬至又称冬节、亚岁、长至节等，是二十四节气中非常重要的节日，有着很重要的人文意义。冬至被视为冬季里的大节日，有拜神祭祖的习俗，民间更有“冬至大如年”的说法。早在春秋时代，我国就已经用土圭观测太阳，测定出冬至，冬至算是二十四节气中最早确定的一个，因此殷周规定冬至前一天为岁终之日，相当于春节。到如今，我国南方的一些地区，仍有“过了冬至长一岁”的说法。

作为重要的节气和传统节日，冬至有非常多的饮食习俗。北方有冬至吃饺子的习俗，“十月一，冬至到，家家户户吃水饺。”冬至吃饺子不仅是一种习俗，更是一种回忆和情怀。小时候，每到冬至，一家人就坐到一起吃饺子，其乐融融，妈妈告诉我：“冬至不摸饺子碗，冻掉耳朵没人管。”长大之后每到冬至吃饺子，仍能体会到那份仪式感。离开家以后，妈妈总会在冬至前打电话告诉我，记得吃饺子，那时候体会更多的是牵挂。现在和妈妈住在一起，冬至时能给她做自己亲手包的饺子，看着家人用筷子夹起饺子，蘸着自己精心调制的汁子，慢慢地放入口中，体会更多的是满满的幸福。

而在南方，冬至则习惯吃汤圆，冬至吃的汤圆又叫“冬至团”。古人有诗云：“家家捣米做汤圆，知是明朝冬至天。”做好汤圆后要祀神祭祖，而后合家围吃汤圆，叫作“添岁”，也就是冬至吃过了汤圆又涨一岁了。一个朋友家的小孩，因为拒绝长大，于是冬至的时候不吃汤圆，以为没有吃汤圆自己就不用长大一岁了，想想真的很可爱。

推荐食物

北方吃饺子，补益气血，御寒又保健；南方吃汤圆，团团圆圆，补养正气，御寒的同时滋补开胃。

饮食要点

补阳补气，品种宜多样，谷、果、肉、菜合理搭配。

翡翠饺子

烹饪时间：约30分钟

无坚果　无乳制品

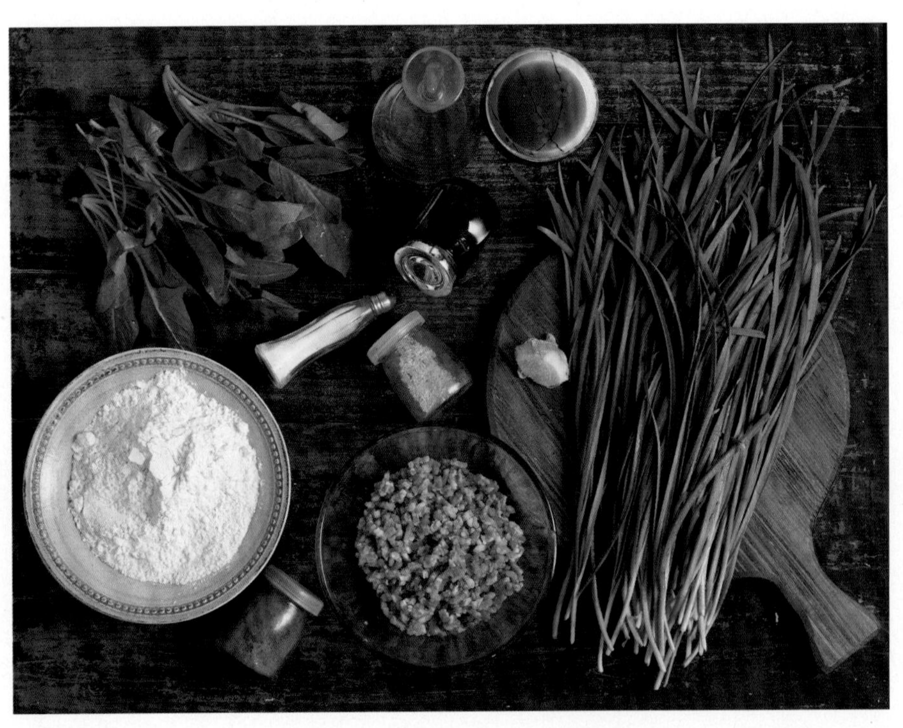

制作材料

主料：

猪肉馅250克

韭菜300克

饺子粉500克

辅料：

菠菜20根

姜1小块

调料：

酱油10毫升

油10毫升

五香粉5克

鸡精3克

盐2克

料酒20毫升

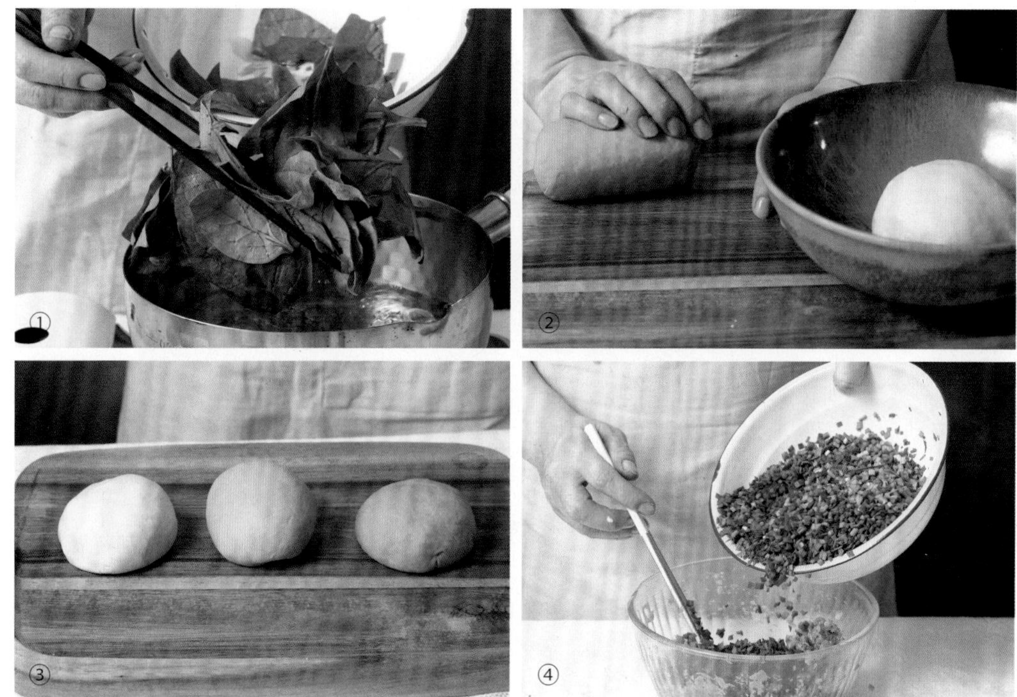

制作方法

1. 菠菜只留叶子，清洗干净。锅内烧水，煮沸之后放入菠菜叶，煮软，然后沥干水分，放凉。
2. 饺子粉平均分成两份，一份饺子粉加入 130 克左右温水，先搅成絮状，再揉成团，盖上布放在旁边静置。另一份加入煮好的菠菜，加水和成绿色的面团，然后放旁边静置。
3. 取出 1/3 的白色面团和 1/3 的绿色面团揉合均匀，和成颜色比较淡的绿色面团。这一步很关键，要做出好看的翡翠饺子就需要 3 种颜色来搭配。
4. 将三种面团放在一边醒发 15 分钟。醒面的时候调制馅料，韭菜切小节，姜切末。
5. 猪肉馅加入姜末、酱油、油、五香粉、鸡精、盐，搅拌上劲儿，再分次加料酒和三大勺水，朝一个方向搅拌均匀，然后加入韭菜，搅拌均匀备用。

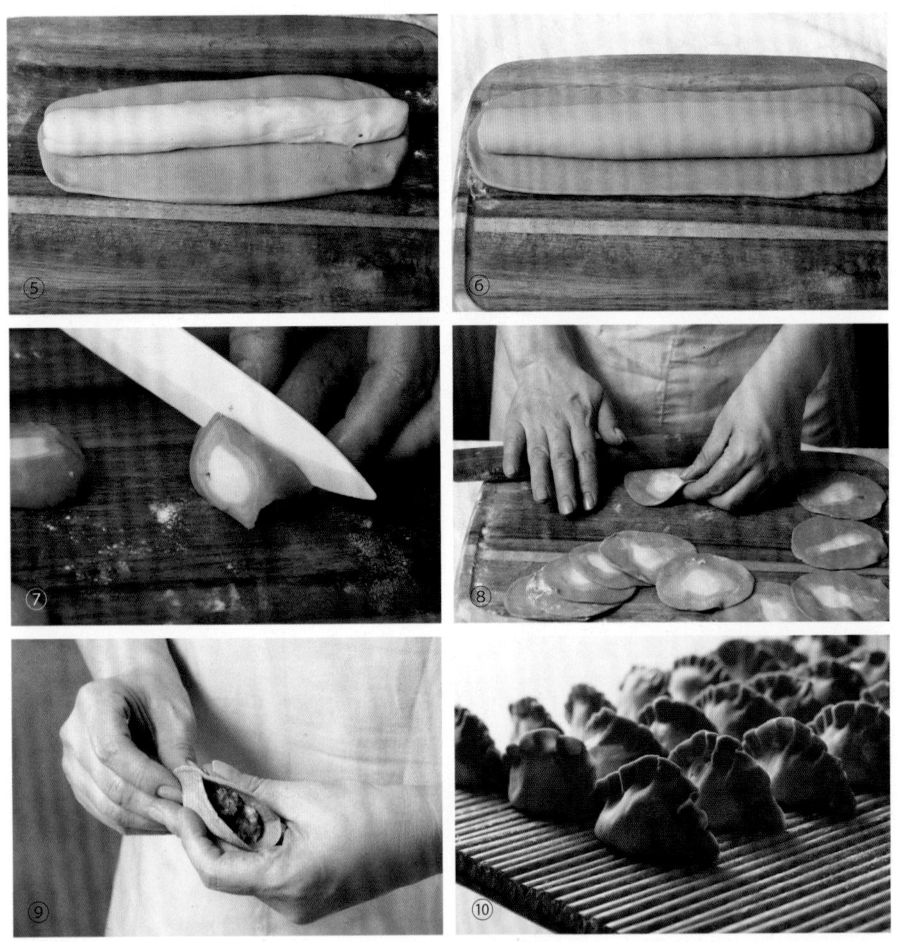

6. 接下来就是翡翠饺子皮的制作方法：取 3 种颜色的面团适量，搓成长的圆柱，浅绿色的面团用擀面杖擀成厚度约 1 厘米的椭圆形，浅绿色的面团包住白色面团，接口处封好。
7. 将深绿色的面团擀成椭圆，包裹上刚才搓成圆柱的面团，接口处捏紧，搓成光滑的圆柱形。
8. 将面团揪成一个个小剂子，擀成饺子皮，放入肉馅，包起捏紧。
9. 依次包好所有的饺子。煮一锅水，水开后下饺子。再次沸腾的时候倒冷水。重复此步骤 3 次，就可以吃啦！

饺子不仅美味，也能饱腹，还能安抚思念亲人的异乡人。特别是在冬至，不管你身在何方，不管境遇如何，吃一顿热热的饺子就是满满的家的味道。

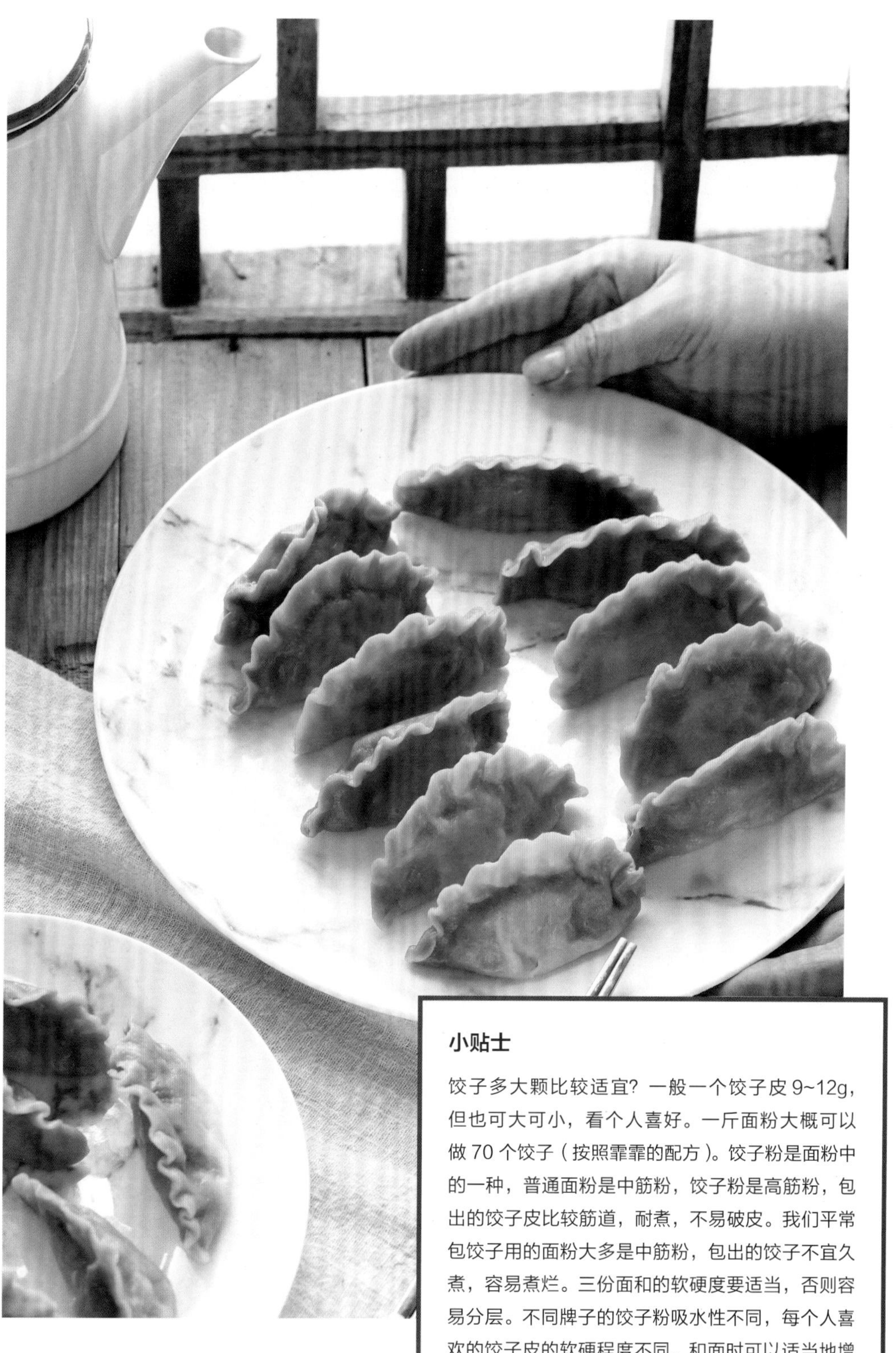

小贴士

饺子多大颗比较适宜？一般一个饺子皮 9~12g，但也可大可小，看个人喜好。一斤面粉大概可以做 70 个饺子（按照霏霏的配方）。饺子粉是面粉中的一种，普通面粉是中筋粉，饺子粉是高筋粉，包出的饺子皮比较筋道，耐煮，不易破皮。我们平常包饺子用的面粉大多是中筋粉，包出的饺子不宜久煮，容易煮烂。三份面和的软硬度要适当，否则容易分层。不同牌子的饺子粉吸水性不同，每个人喜欢的饺子皮的软硬程度不同，和面时可以适当地增加或者减少水量。

黑芝麻玫瑰汤圆

烹饪时间：约30分钟

无乳制品

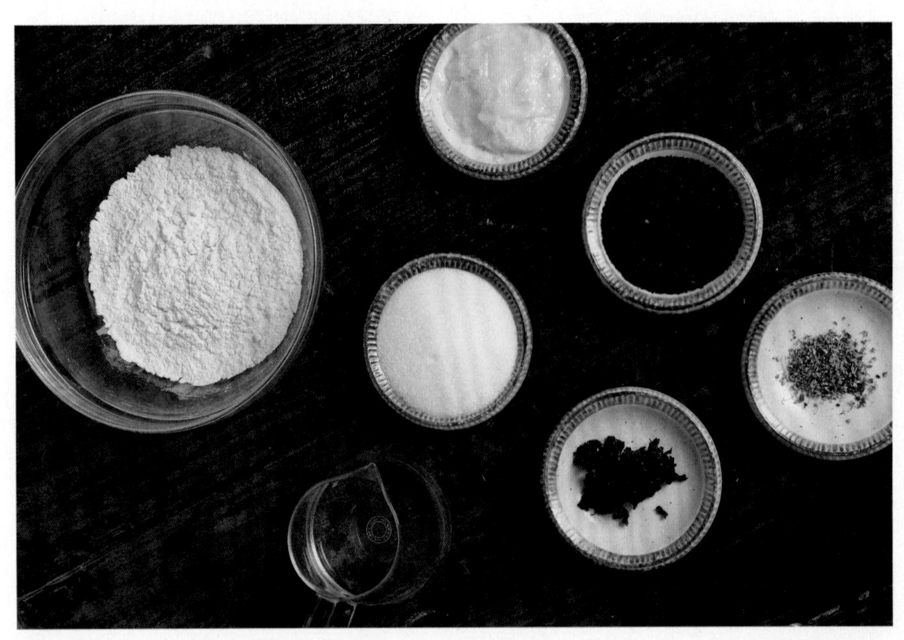

制作材料

主料：

水磨糯米粉200克

猪油50克

黑芝麻50克

辅料：

玫瑰花酱15克

温水（30摄氏度）177毫升

桂花6克

调料：

绵白糖90克

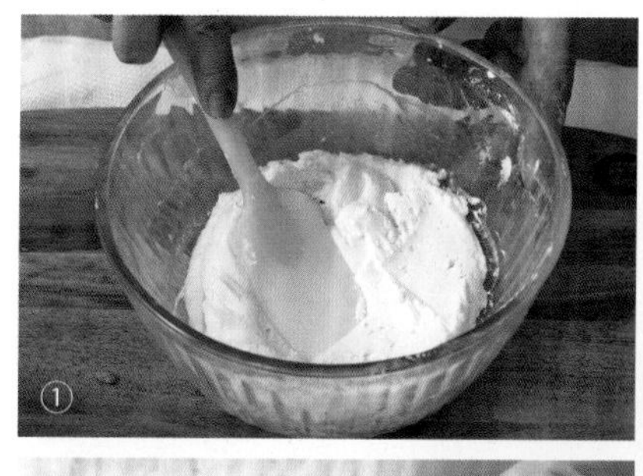

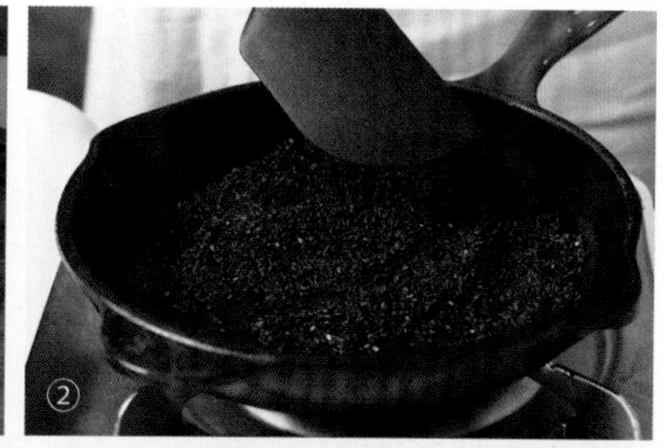

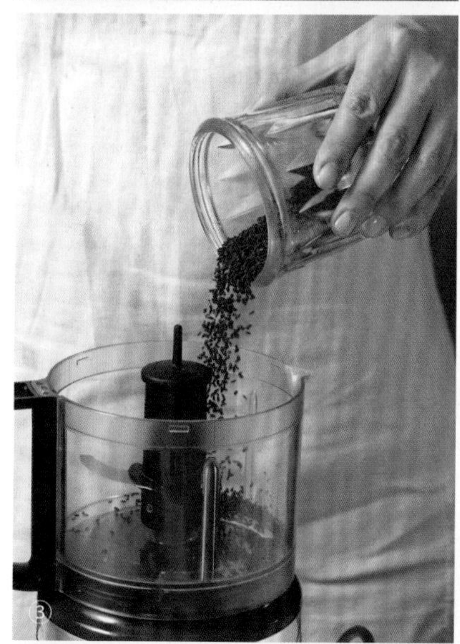

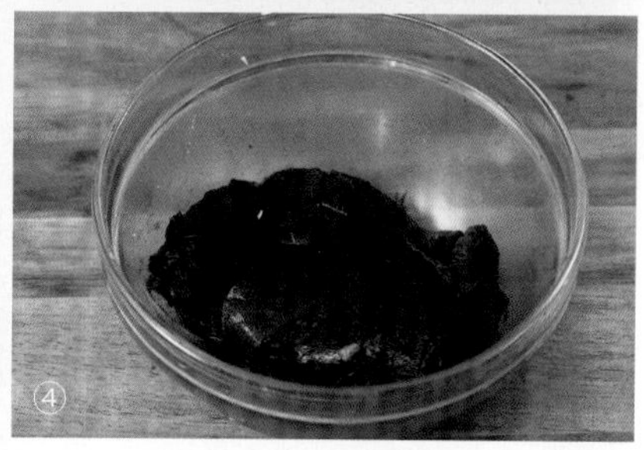

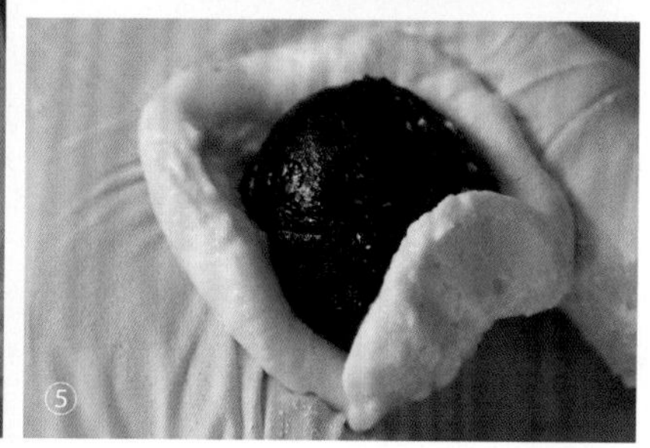

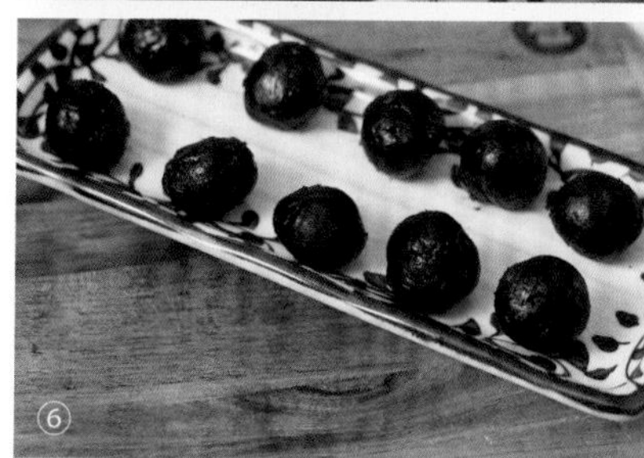

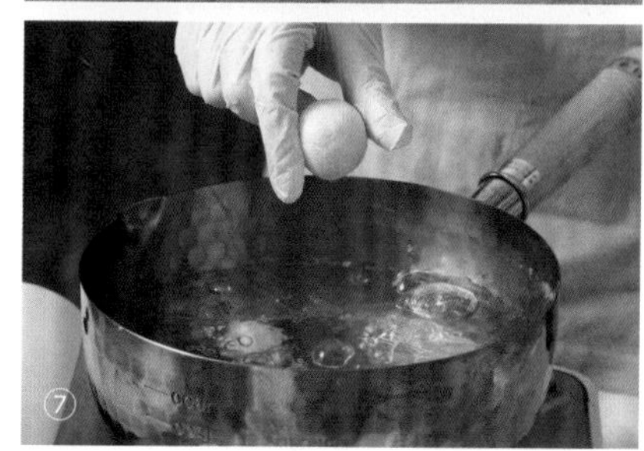

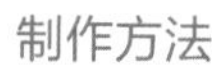

制作方法

1. 糯米粉中慢慢加入水，水量可以按糯米粉量适当调整，混合成柔软面团，以软硬适中，不粘手为好，盖上盖，静置 15 分钟。
2. 黑芝麻在平底锅里小火翻炒出香味，放凉备用。
3. 用研磨机粉碎黑芝麻，越细越好。
4. 将芝麻粉、猪油、绵白糖、玫瑰酱混合。
5. 搅拌均匀后搓圆，放入冰箱冷冻一会儿，更容易包。
6. 取一小块糯米团揉成球状，用拇指在球顶压一个小窝，均匀压成圆形的汤圆面团，将黑芝麻馅裹入，逐渐旋转收紧封口。用掌心将汤圆搓圆，滚上一层干糯米粉。
7. 开水下锅煮汤圆，待水沸汤圆浮起后加一点冷水继续煮，让馅料充分熟透。

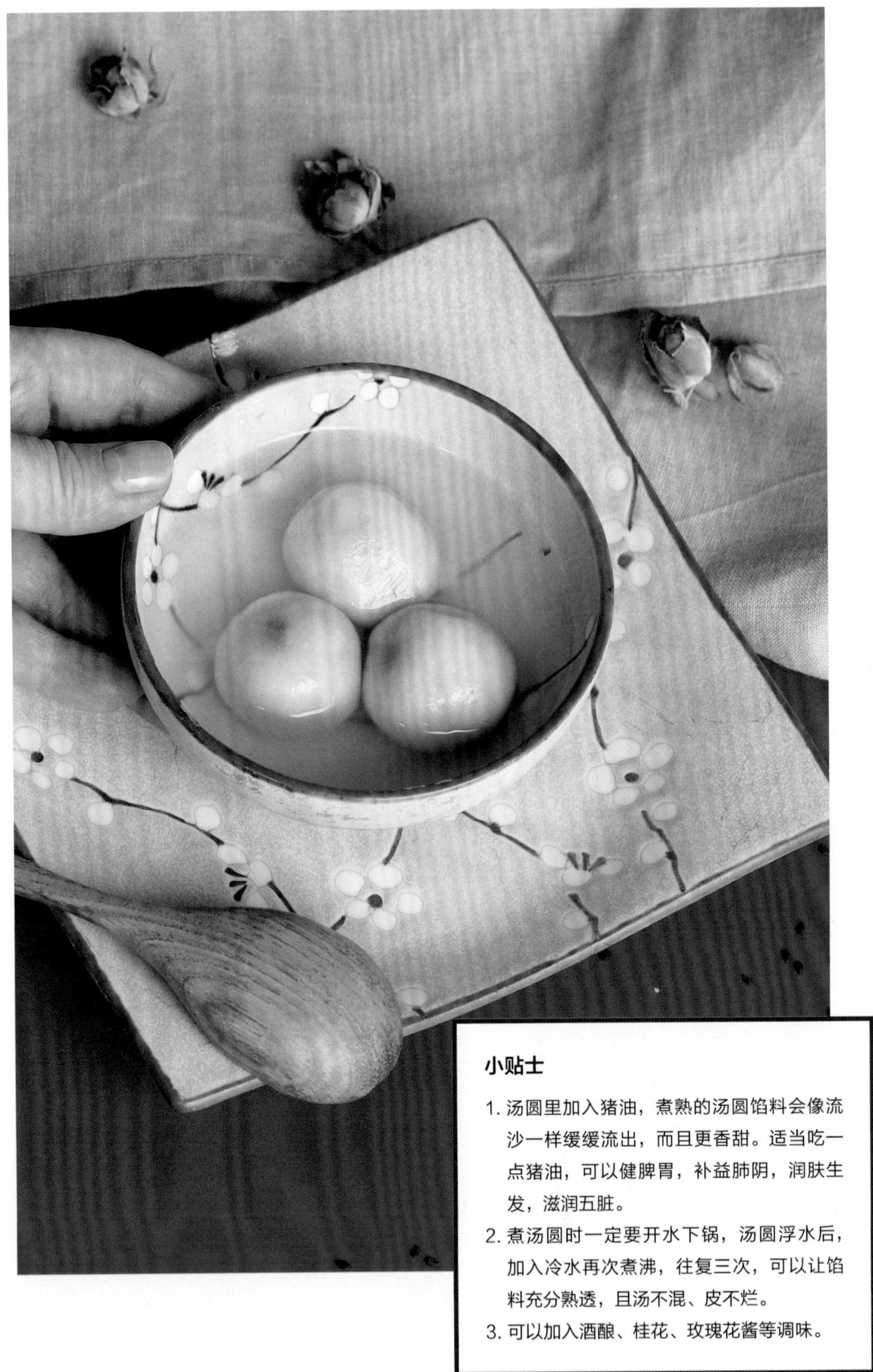

小贴士

1. 汤圆里加入猪油，煮熟的汤圆馅料会像流沙一样缓缓流出，而且更香甜。适当吃一点猪油，可以健脾胃，补益肺阴，润肤生发，滋润五脏。
2. 煮汤圆时一定要开水下锅，汤圆浮水后，加入冷水再次煮沸，往复三次，可以让馅料充分熟透，且汤不混、皮不烂。
3. 可以加入酒酿、桂花、玫瑰花酱等调味。

小寒

公历一月四日至一月七日

当阳历新年过后，太阳到达黄经285度时，便是小寒时节。《历书》说："斗指戊，为小寒，时天气渐寒，尚未大冷，故为小寒。"虽然小寒尚未大冷，但过了小寒，一年中最苦寒的时候就这样到来了。之前看过一句话，幸福的模样，大概就是在寒冬夜里，有个人陪你吃暖、烤暖，想想着实暖心。在寒冷的冬日里还有哪个字能比"暖"听起来更幸福呢？

首先要吃暖，冬日里最幸福的存在就是热腾腾的一口火锅或者一晚热汤了，一锅暖暖的金汤花胶鸡自是不错的选择。"逢九一只鸡，来年好身体"，冬季人体对能量与营养的需求较高，经常吃鸡进补，不仅能更有效地抵御寒冷，还可以为来年的健康打下坚实的基础。每当到了寒冷的冬天，我就非常馋金汤花胶鸡的味道，金黄浓郁、鲜香诱人的汤底，总是能让我感受到一股暖意。

接下来就是烤暖啦，在古代没有暖气，冬日靠的便是柴火。虽然烤火总让人觉得不安全，但是树枝噼噼啪啪响的声音，总是让人怀念。严寒的冬日，一家人躲在小木屋里面，小孩子嬉戏，大人漫无边际地聊，再吃些红薯等烘烤的食物，一口接一口的温热，吃得胃暖……幻想着这样的场景，竟有些许的向往。那么起身至厨房吧，烤一盘杂菌慰藉自己，小寒时节仍需要一点点仪式感。

推荐食材

"逢九一只鸡，来年好身体"，鸡肉滋补御寒，宜五脏，强筋骨，补虚劳；
花胶含有人体需要的多种营养元素，可以增强抵抗力；
多吃菌类，补肾滋阴，健脾胃，益智安神。

饮食要点

以进补为主，特别要养肾防寒，补气、补血、补阴、补阳。

金汤花胶鸡

烹饪时间：约 120 分钟

无麸质　无乳制品

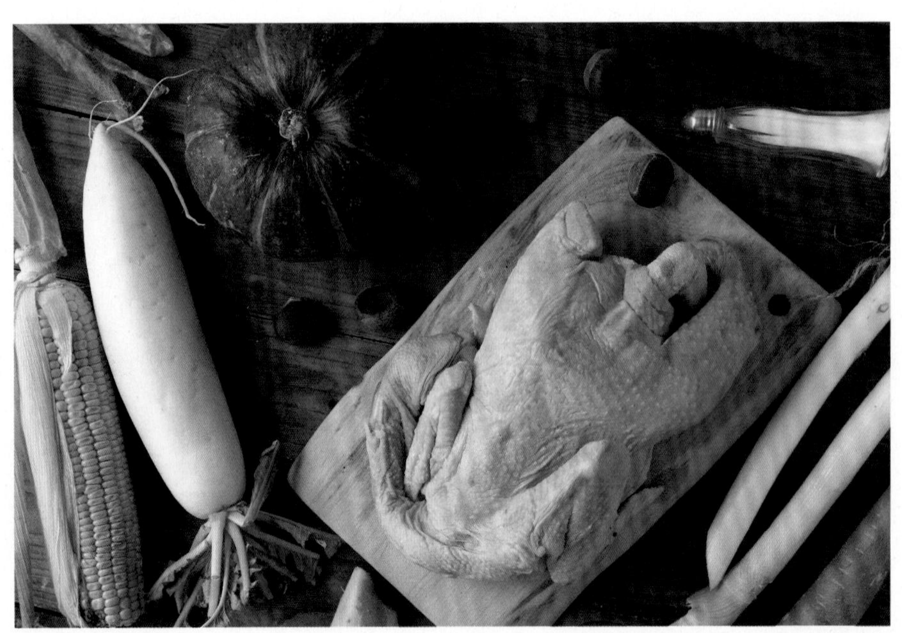

制作材料

主料：	辅料：	调料：
花胶（干品）25 克	白萝卜 1 根	盐 6 克
土鸡 1 000 克	玉米 1 根	
南瓜 150 克	板栗 1 把	
胡萝卜 50 克	葱 1 根	
	姜 1 块	

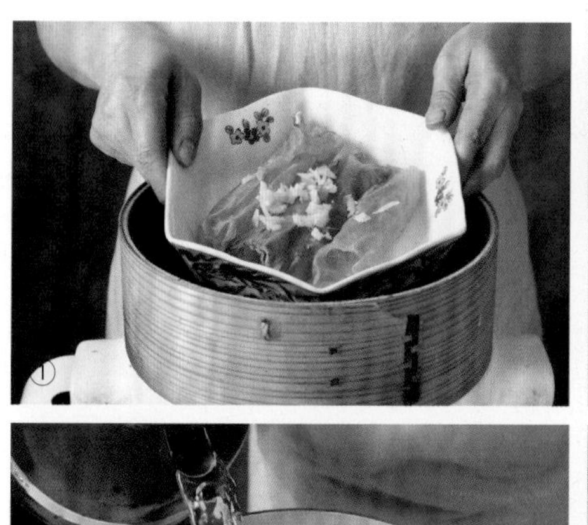
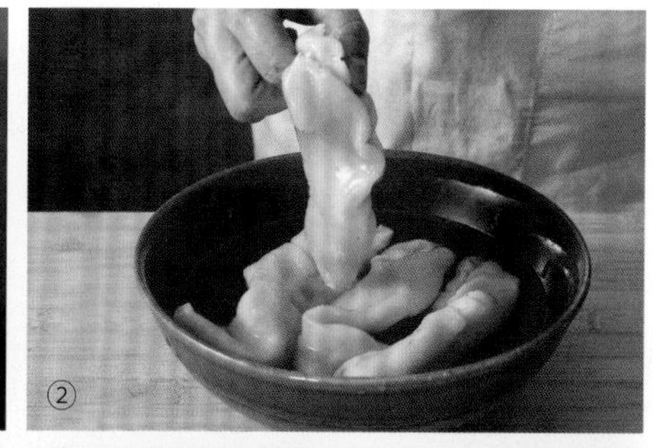
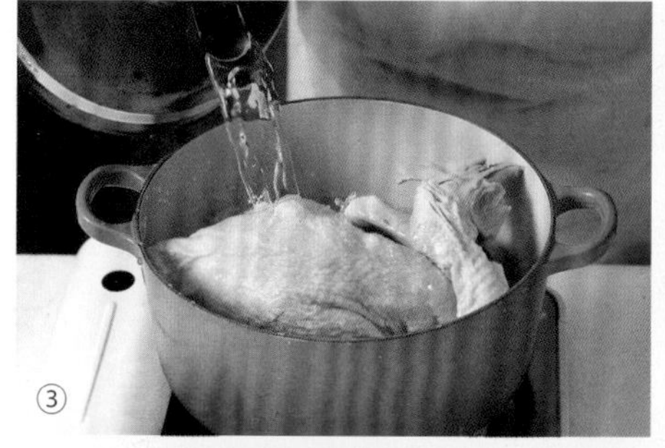
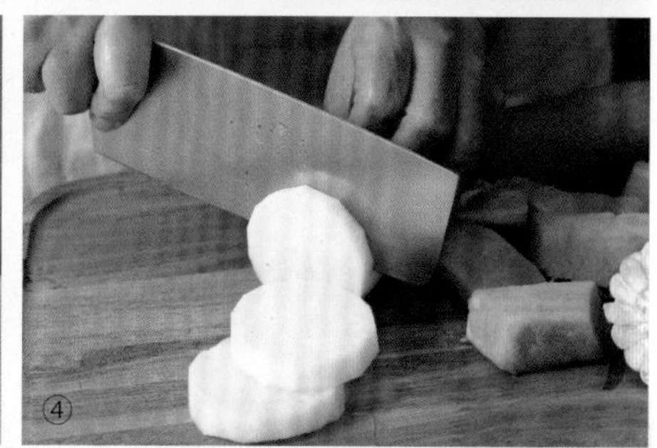
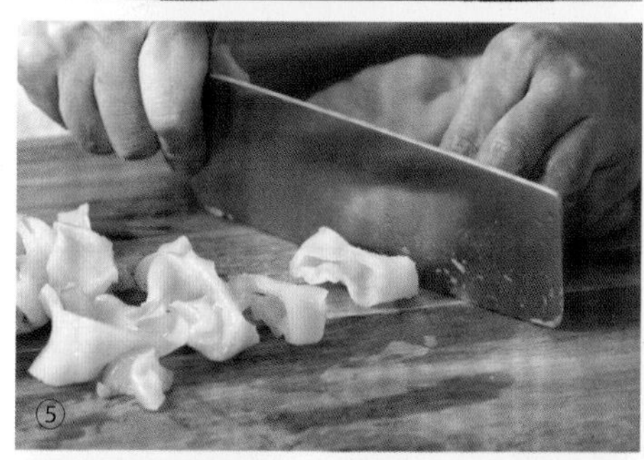
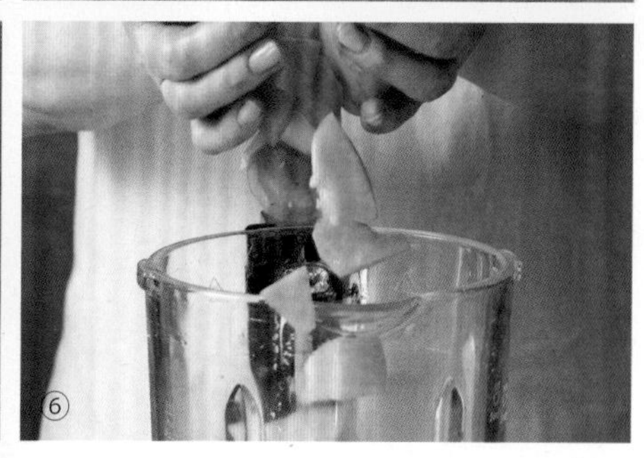
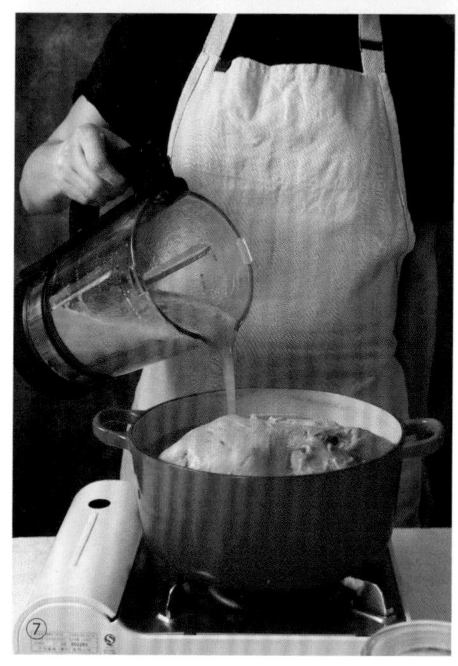

制作方法

1. 花胶泡发后剪开，清洗干净，切成大块。
2. 鸡肉洗净放入锅中加水烧开，焯水 2 分钟去除腥味。焯完水后把鸡捞出，用热水清洗干净。
3. 锅中放入清水、葱、姜，鸡肉，先烧开后转小火慢炖。
4. 玉米、南瓜、白萝卜、胡萝卜（去皮）清洗干净，切成大块。
5. 胡萝卜和南瓜放入料理机机打成泥。
6. 鸡肉大概炖 10 分钟后，倒入打好的南瓜和胡萝卜泥，再小火炖 40 分钟。
7. 最后将花胶、玉米放入汤中，煮 30 分钟后，捞出葱、姜，加盐调味即可。

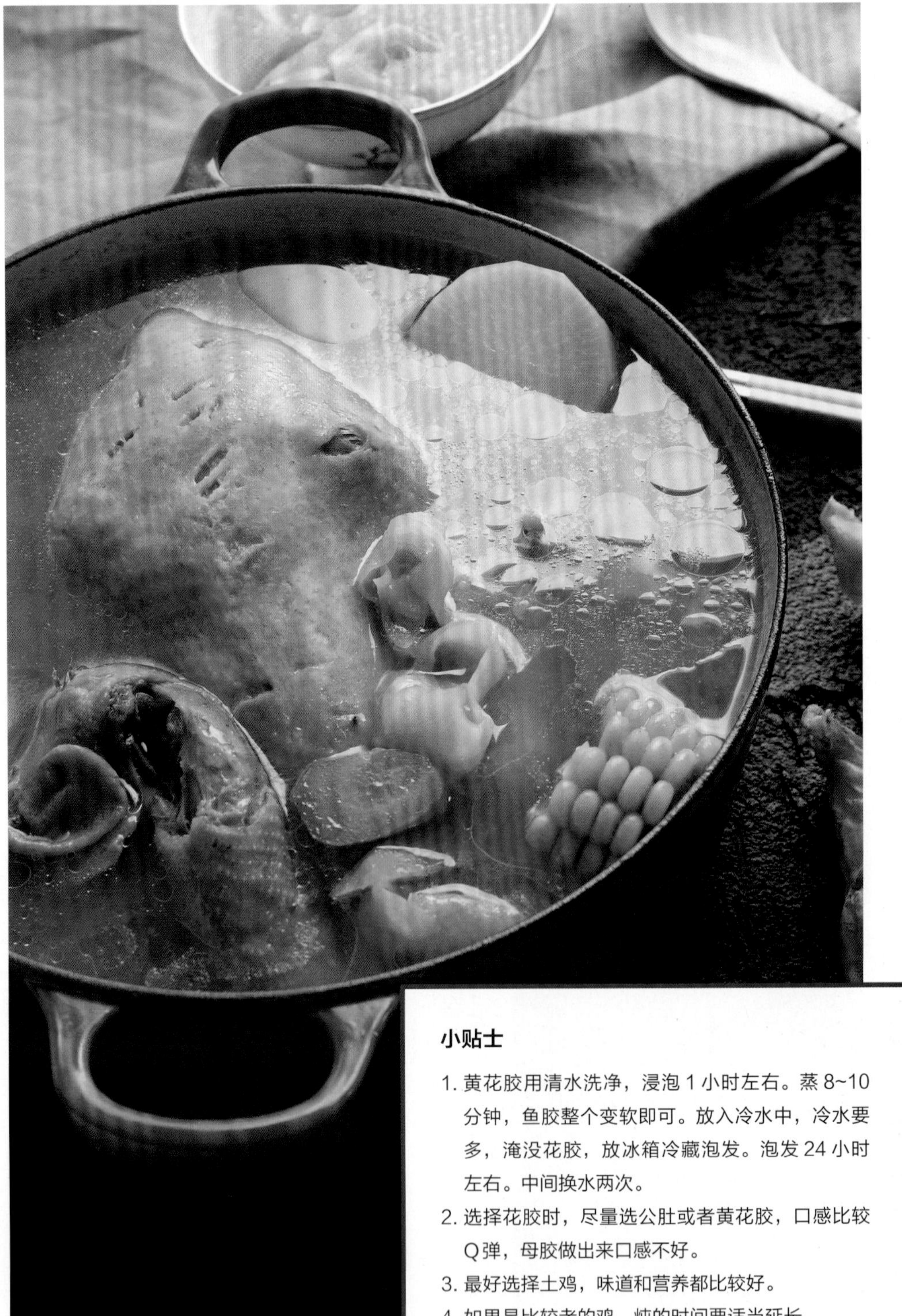

小贴士

1. 黄花胶用清水洗净，浸泡 1 小时左右。蒸 8~10 分钟，鱼胶整个变软即可。放入冷水中，冷水要多，淹没花胶，放冰箱冷藏泡发。泡发 24 小时左右。中间换水两次。
2. 选择花胶时，尽量选公肚或者黄花胶，口感比较 Q弹，母胶做出来口感不好。
3. 最好选择土鸡，味道和营养都比较好。
4. 如果是比较老的鸡，炖的时间要适当延长。
5. 南瓜和胡萝卜的量不是固定的，可以根据个人喜好增减。

烤杂菌

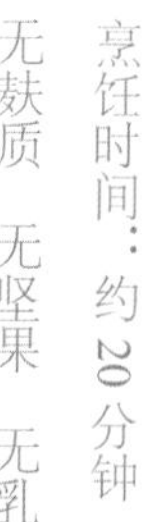

烹饪时间：约 20 分钟

无麸质　无坚果　无乳制品　纯素

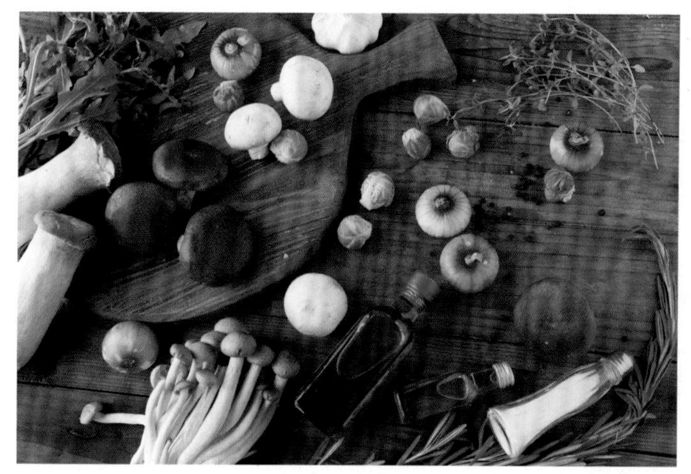

制作材料

主料：	辅料：	调料：
鲜香菇 60 克	大蒜 1 头	橄榄油 40 毫升
杏鲍菇 60 克	芝麻菜 60 克	盐 3 克
白蘑菇 60 克	小洋葱 5 颗	黑胡椒 6 克
蟹味菇 60 克	抱子甘蓝 8 个	百里香 5 克
		迷迭香 8 克

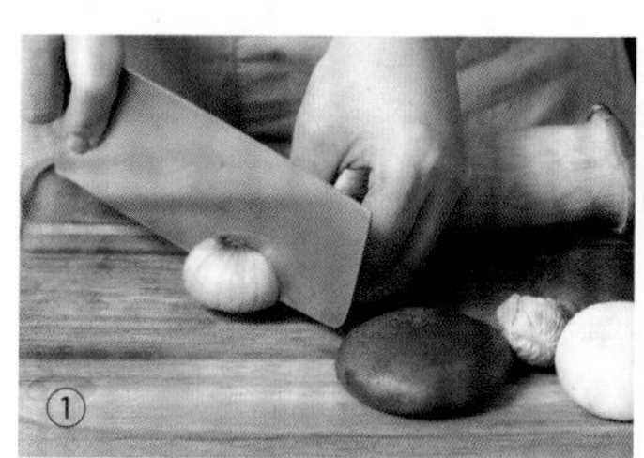

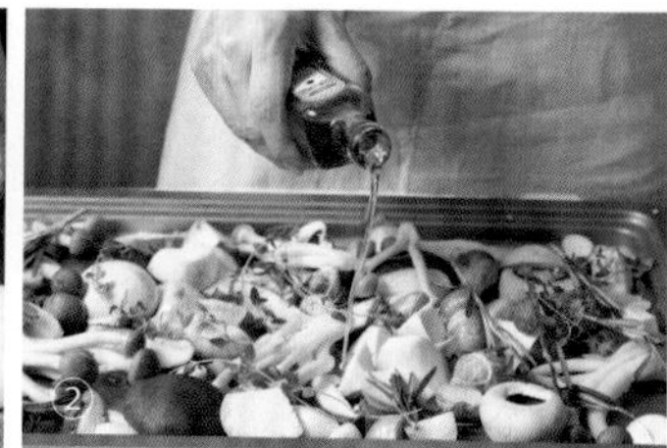

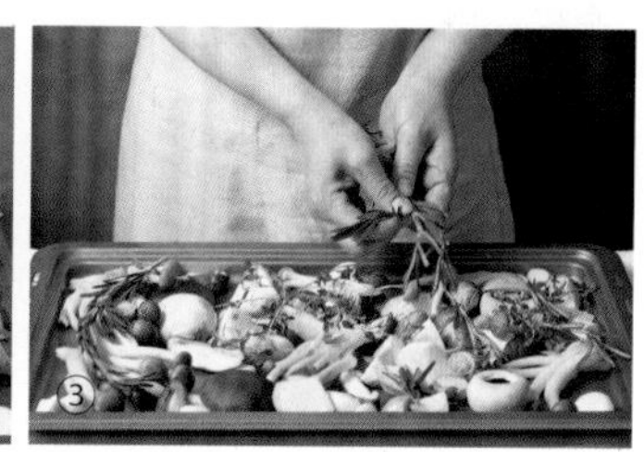

制作方法

1. 将所有菜洗净沥干。
2. 所有蘑菇切成大块，大蒜切片。
3. 烤盘铺烘焙纸，放入蘑菇，抱子甘蓝 、小洋葱、大蒜及香草。
4. 将橄榄油、盐及磨碎的黑胡椒均匀地洒在蘑菇上，拌匀。
5. 烤箱 230 摄氏度预热，放入烤盘烤 10~12 分钟。5 分钟的时候可以将蘑菇翻一次。
6. 把芝麻菜放进盘中铺底，再盛放烤好的蘑菇即可。

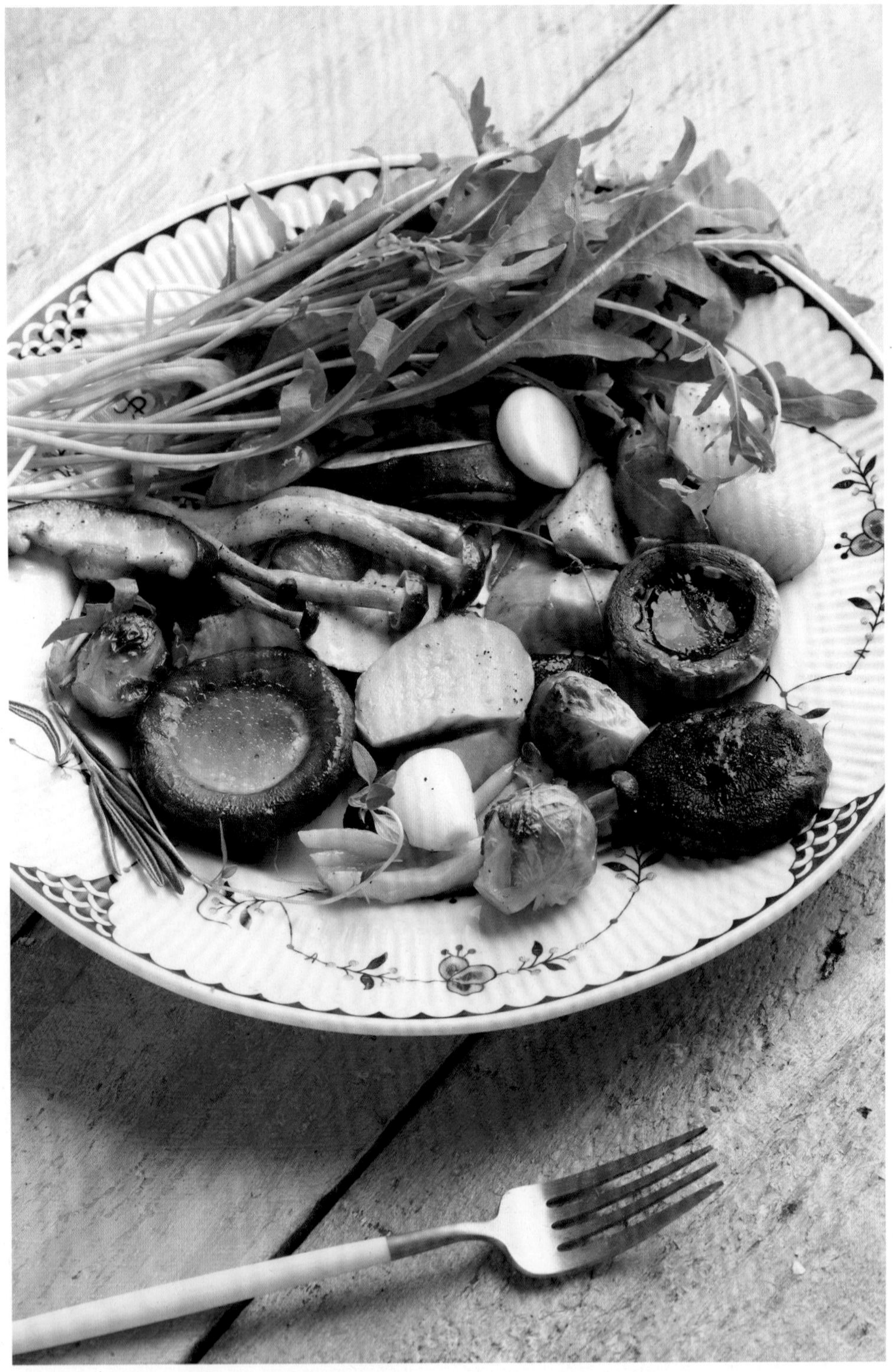

大寒

一月十九日至一月二十一日

大寒是二十四节气中最后一个，此时冰天雪地、天寒地冻，却有冰雪消融的迹象。俗话说，小寒胜大寒，最冷在“三九”。到了大寒，坚冰深处春水生，阳气不断上升，虽然微弱，却在一点点地回升，人们开始忙着除旧饰新、腌制年肴、准备年货……因为中国人最重要的节日——春节就要到了。是否还记得诗人雪莱的那句“冬天来了，春天还会远吗”？此刻我想说的是，大寒至，春可期！那么多美好的日子，终于要在寒冷的冬季过后到来。

小寒我们以烤暖、吃暖慰藉自己，而大寒我们在希望中盼春来。古人把日子划分成二十四节气，每个节气都有独特的气候、独特的习俗以及独特的美食，因此在不同的节气我们有不同的喜悦和不同的仪式感。可惜的是，我们似乎在慢慢忘记二十四节气。节气，已经变成一个名词，而不再是我们生活中的依归和守则。“雨惊春清谷天,夏满芒夏暑相连。秋暑露秋寒霜降,冬雪雪冬小大寒。”二十四节气里有着千百年来流传下来的智慧，有着中国古老的农耕文明……不如和我一起用美食重新感受二十四节气，让平淡的生活有更多的仪式感。

推荐食材

糯米滋补，健脾胃。

饮食要点

护补肾精，养心阳，宜大补，多吃富含碳水化合物和辛温散寒的食物。

八宝饭

烹饪时间：约45分钟

无麸质　无乳制品

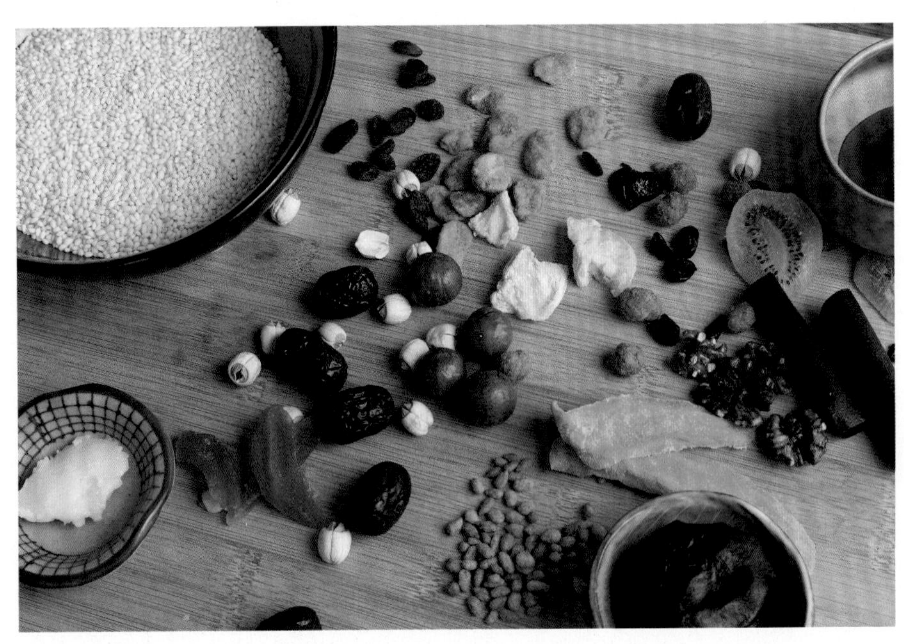

制作材料

主料：

糯米300克

辅料：

豆沙200克

红枣1个

莲子10个

琥珀核桃仁6个

蚕豆6粒

夏威夷果6个

兰花豆18个

红杏干3个

杧果干6片

果丹皮2卷

猕猴桃干3片

菠萝干3片

葡萄干10粒

蔓越莓干10粒

调料：

蜂蜜30毫升

猪油20克

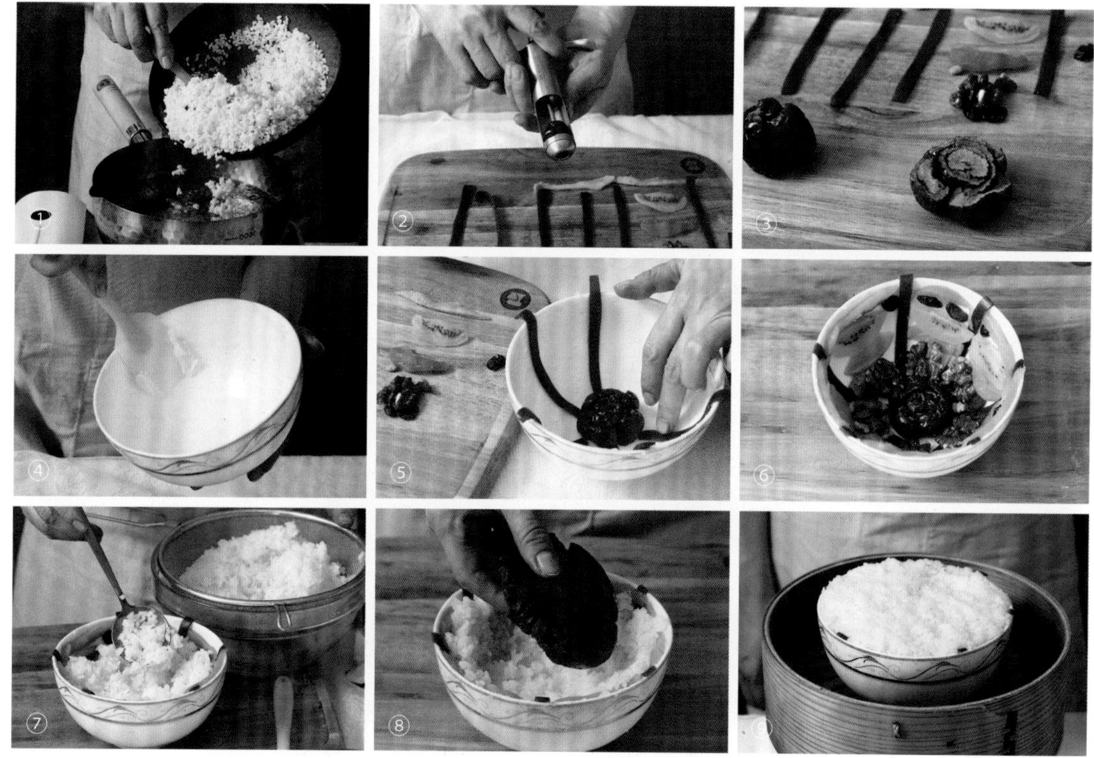

制作方法

1. 糯米、莲子淘洗干净，泡两个小时，然后烧一锅水，等水开之后把糯米放进去，拿勺子不停地搅拌，防止粘锅，煮到还有针尖大小的白芯时捞出。
2. 先制作碗中间的“牡丹花”，取一枚红枣用去核器去掉枣核。
3. 红枣顺着枣核的方向切四刀，然后将红枣一个压一个，层层叠叠地堆放起来，用双手握紧，然后从中间切开，切完之后可以当作两朵花用。
4. 将果丹皮切成条状备用，长度根据碗的大小调整。
5. 取一个空碗，在碗底刷一层薄薄的猪油。
6. 将做好的牡丹花切口向下摆放在碗中间，然后放上 6 个切好的果丹皮长条，将准备好的核桃仁、猕猴桃干等各种干果和果脯放进摆好的果丹皮框里。
7. 把氽过水的糯米倒在碗里，表面用勺子压平。
8. 放上豆沙馅，再铺上糯米压平。
9. 上锅蒸熟。
10. 将蒸好的八宝饭倒扣盘中，拿走碗，浇上蜂蜜即可食用。

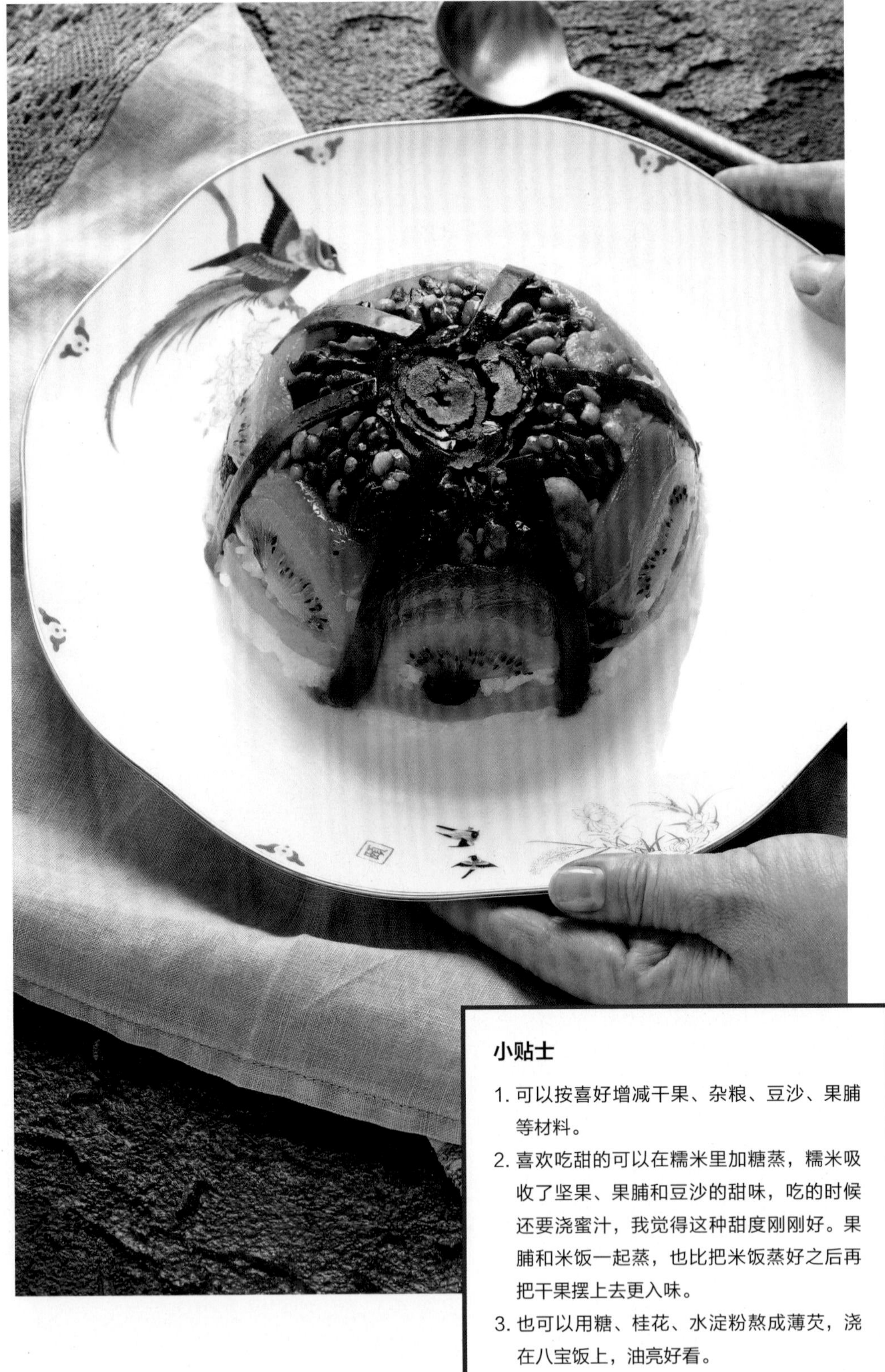

小贴士

1. 可以按喜好增减干果、杂粮、豆沙、果脯等材料。
2. 喜欢吃甜的可以在糯米里加糖蒸，糯米吸收了坚果、果脯和豆沙的甜味，吃的时候还要浇蜜汁，我觉得这种甜度刚刚好。果脯和米饭一起蒸，也比把米饭蒸好之后再把干果摆上去更入味。
3. 也可以用糖、桂花、水淀粉熬成薄芡，浇在八宝饭上，油亮好看。

年年有余年糕

烹饪时间：约 90 分钟

无麸质　无坚果　无乳制品

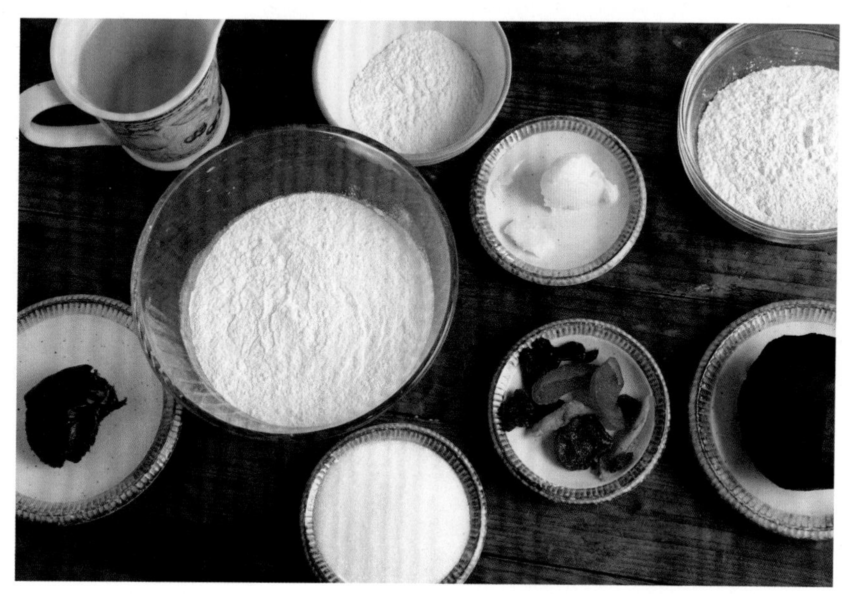

制作材料

主料：

糯米粉 100 克

粘米粉 50 克

红色用糯米粉 20 克

辅料：

红豆沙 40 克

混合果干 40 克

红菜头 50 克

温水（40 摄氏度）90 毫升

调料：

猪油 10 克

白糖 35 克

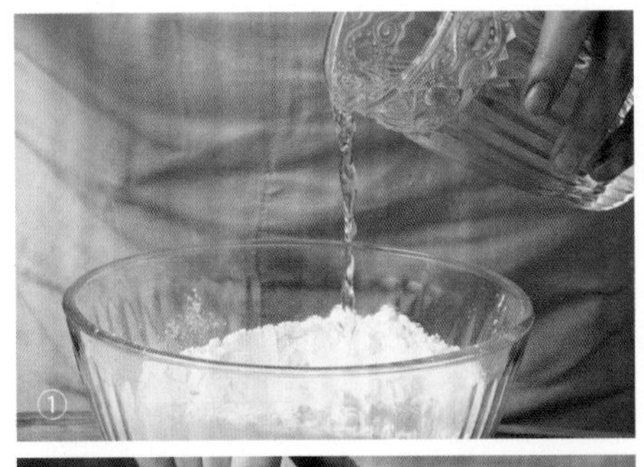

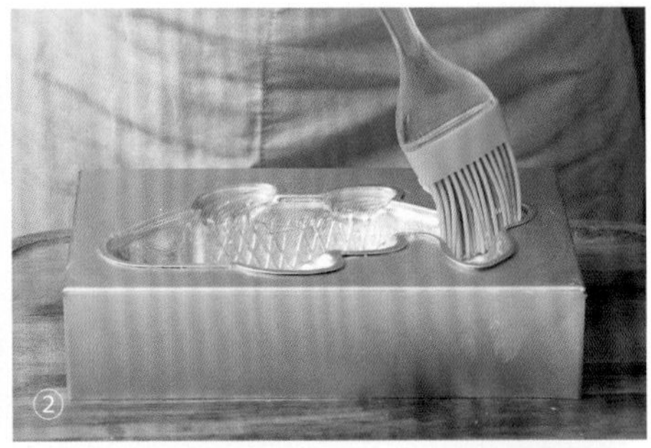

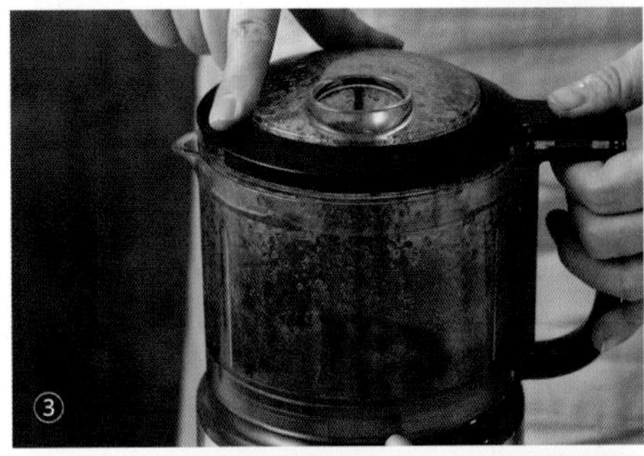

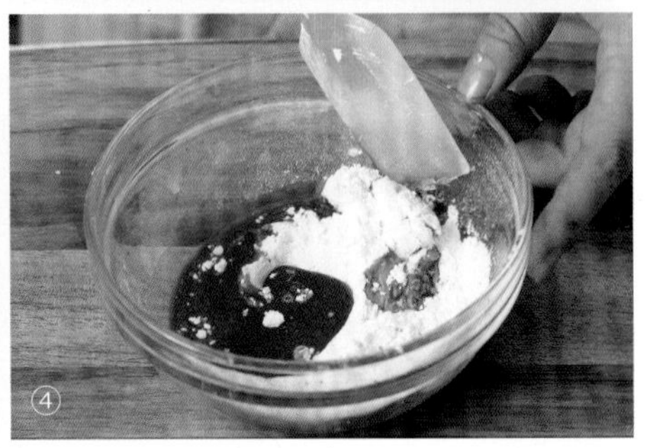

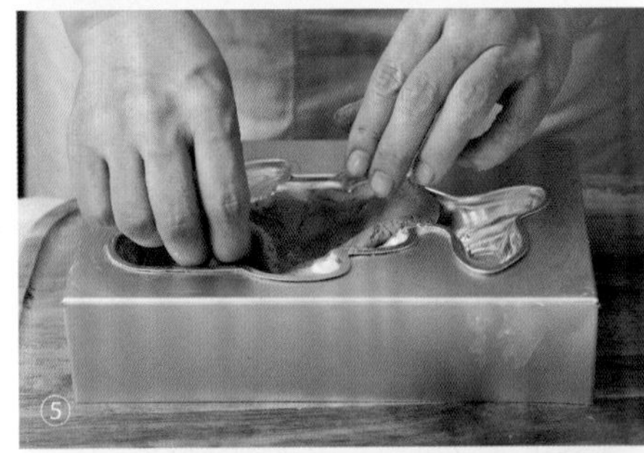

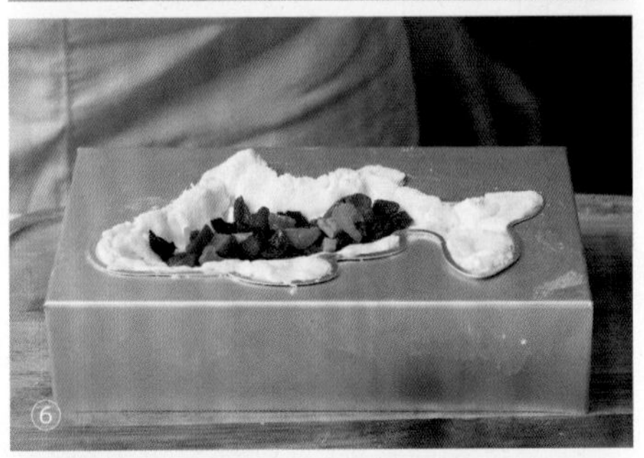

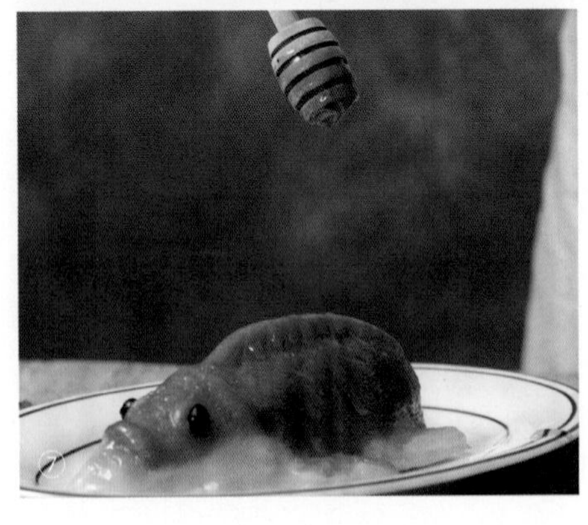

制作方法

1. 糯米粉和黏米粉混合，加入白糖、油和温水，和成光滑很软的面团。
2. 在鱼模具里面刷均匀的一层油，防粘。
3. 红菜头切碎，放入料理机加水打成汁。
4. 红菜头汁过滤后取 15 克，放入 20 克糯米粉中。揉成均匀的米糊。
5. 先将红菜头调好的米糊刷在模具里。
6. 手上抹油，然后取适量面团，均匀地铺入模具里一些。
7. 再均匀铺入豆沙、果干等。尽量往中间铺，边上不要铺。
8. 然后在上面均匀地铺上面团，压平，填满。注意鱼鳍的位置也要铺上。
9. 放入蒸锅里，水开后，蒸 1 小时，取出待凉脱模。用黑芝麻或黑米装饰眼睛。吃前可以淋蜂蜜。

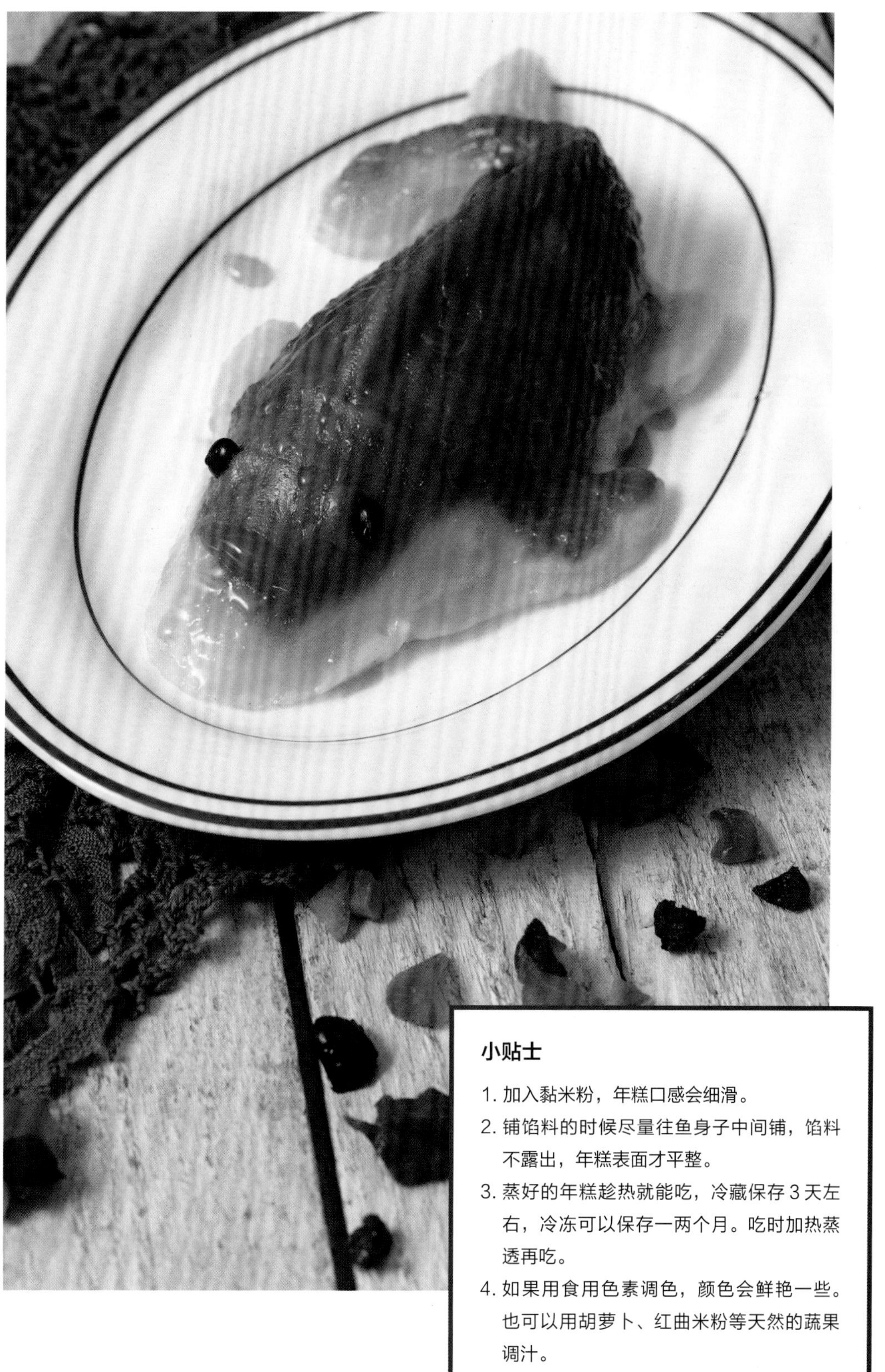

小贴士

1. 加入黏米粉，年糕口感会细滑。
2. 铺馅料的时候尽量往鱼身子中间铺，馅料不露出，年糕表面才平整。
3. 蒸好的年糕趁热就能吃，冷藏保存 3 天左右，冷冻可以保存一两个月。吃时加热蒸透再吃。
4. 如果用食用色素调色，颜色会鲜艳一些。也可以用胡萝卜、红曲米粉等天然的蔬果调汁。

饮料：暖冬可可奶

烹饪时间：约 30 分钟

无麸质　蛋奶素

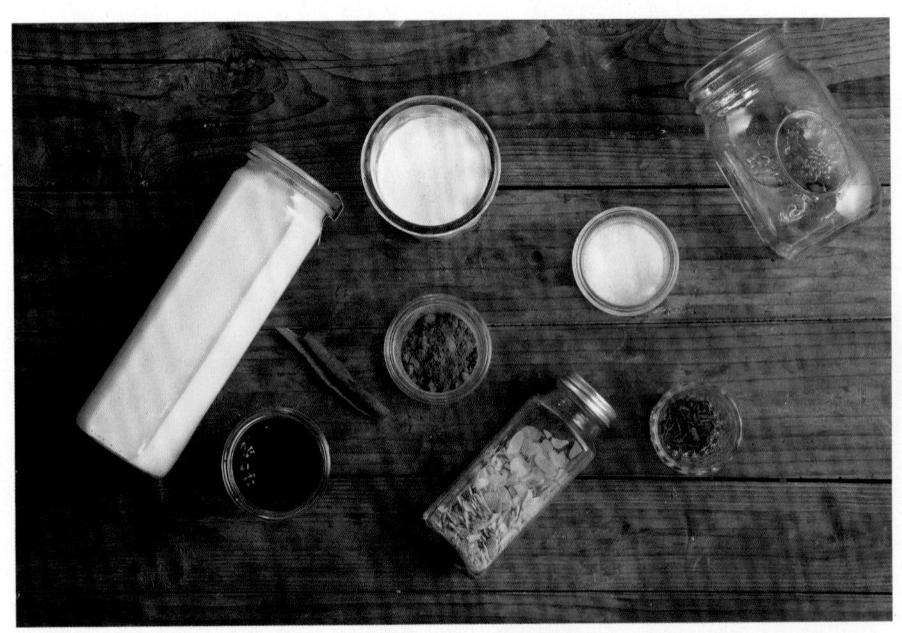

制作材料

主料：

可可粉 5 克

牛奶 300 毫升

杏仁片 30 克

淡奶油 50 毫升

肉桂半根

巧克力碎 15 克

巧克力酱 30 克

调料：

白砂糖 38 克

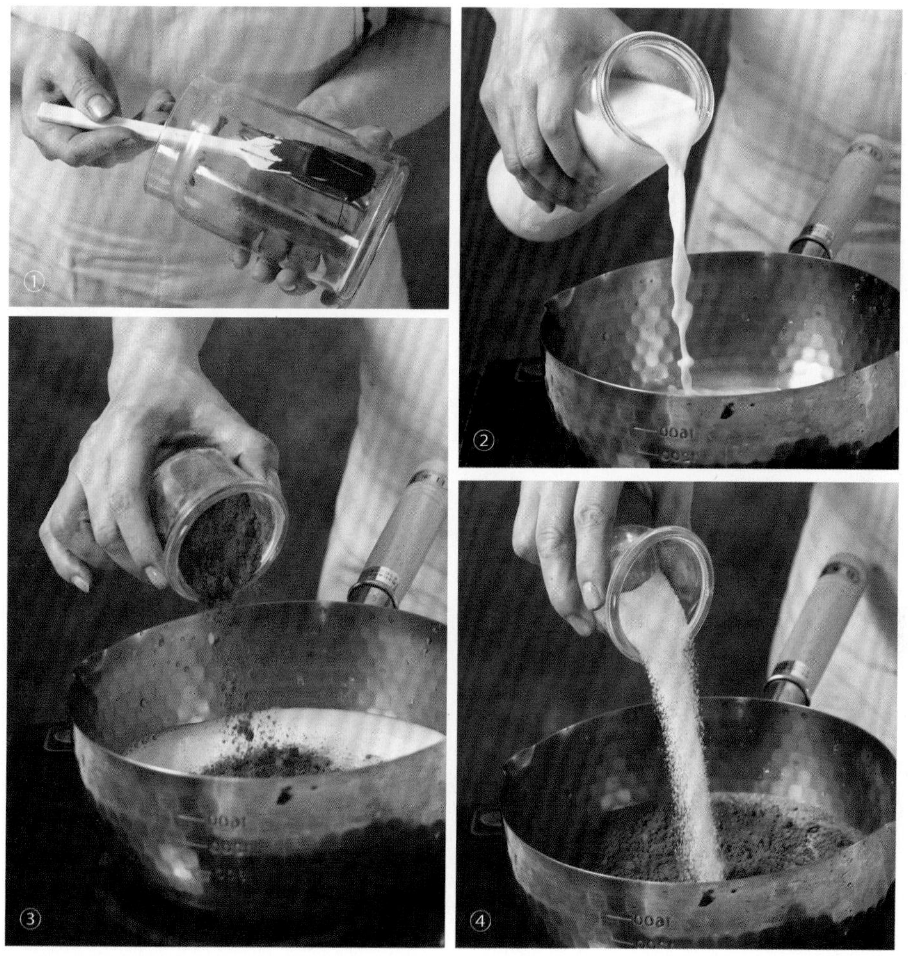

制作方法

1. 用橡皮刮刀蘸巧克力酱在杯子边缘划几道粗线，然后将瓶子放到冰箱冷藏。
2. 牛奶中加入可可粉，白砂糖 30 克，边加热边搅拌，小火加热到可可糖完全融化，边缘冒出气泡即可。

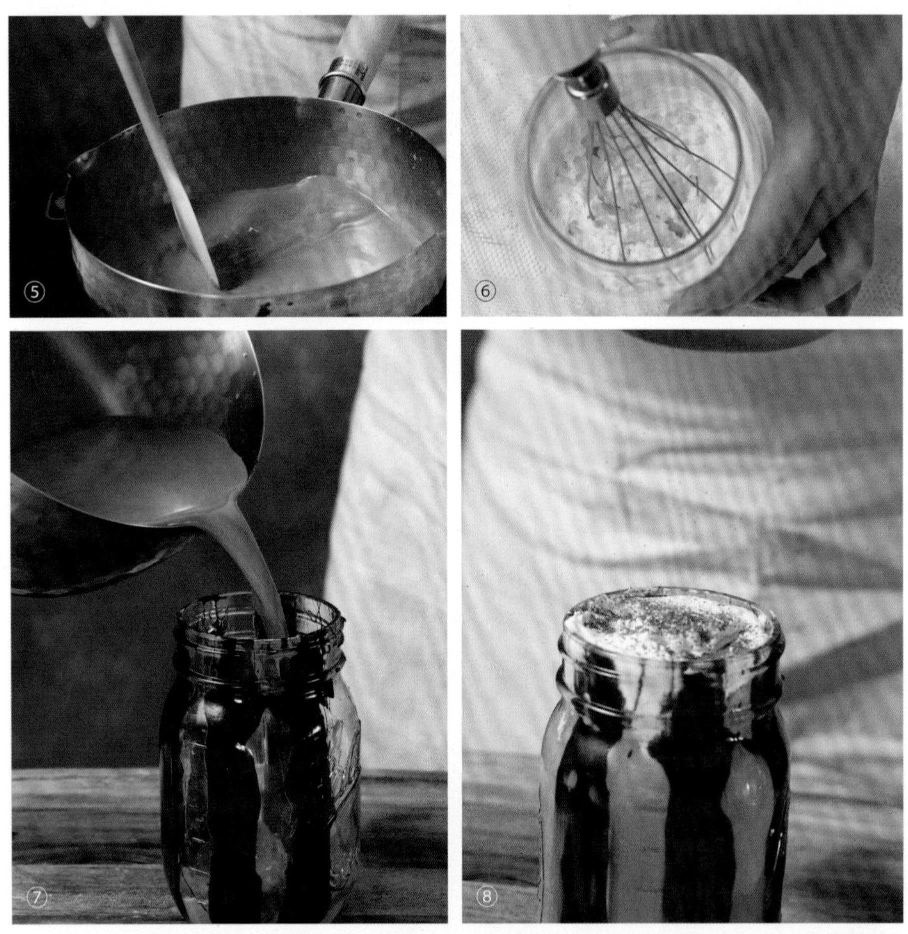

3. 冷藏的淡奶油中加入 8 克糖，用电动打蛋器打发成光滑细腻的奶油。

4. 将热可可倒入杯中，将打发的淡奶油放到可可上，放入杏仁片、肉桂，撒上巧克力碎。

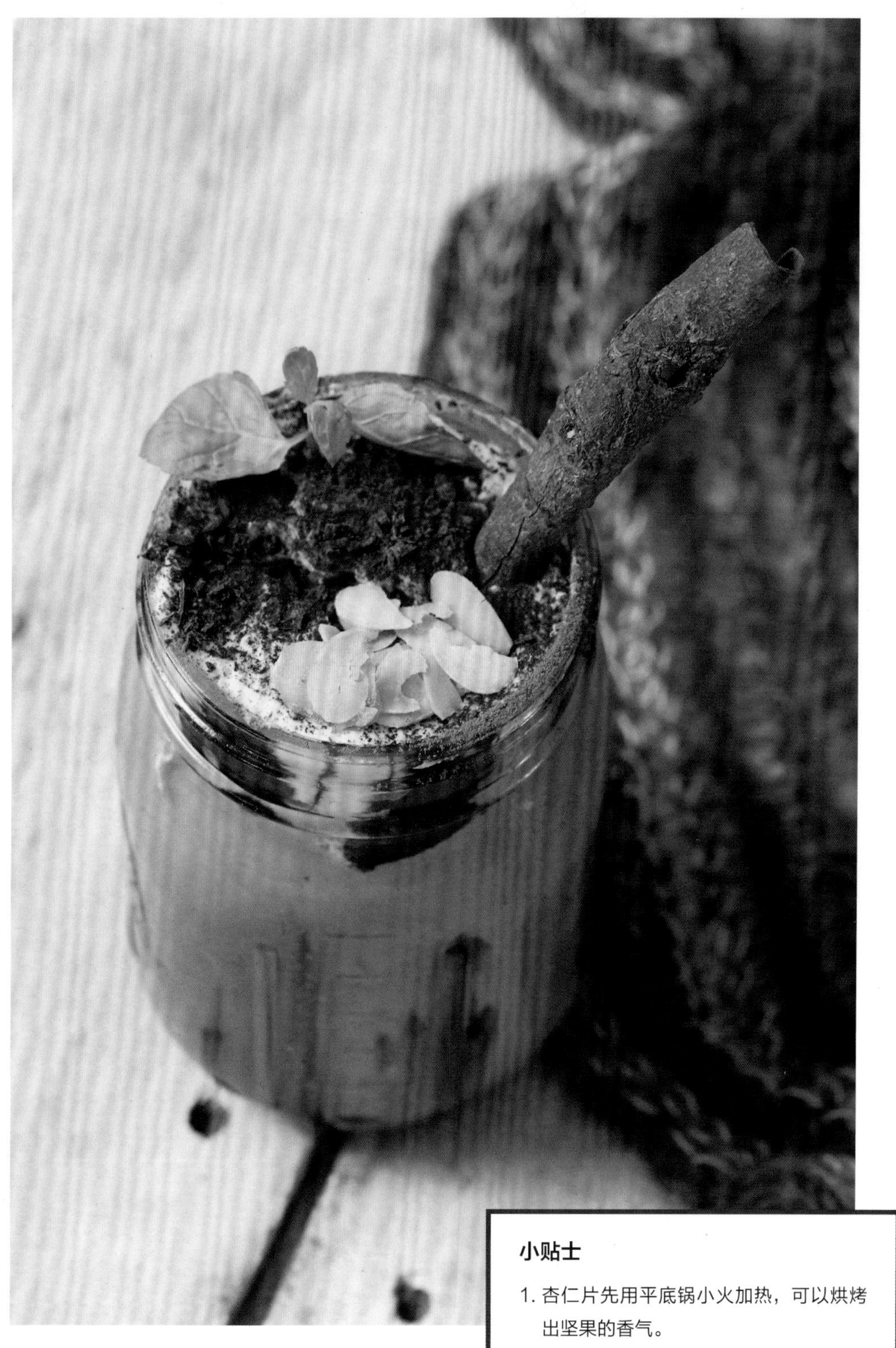

小贴士

1. 杏仁片先用平底锅小火加热，可以烘烤出坚果的香气。
2. 淡奶油选用动物淡奶油，不要选植物淡奶油。

番外篇　腊八节

一岁之末为“腊”，意为新旧交替，到了腊八节也意味着农历岁末了，新年的脚步越来越近。远方的游子啊，可缓缓归矣。

过了腊八就是年，一年一岁一团圆，每年的农历腊月初八为我们传统的腊八节。腊八节因腊日而来，是农历腊月最重大的节日，古人有祭祀祖先和神灵、祈求丰收和吉祥的习俗。如今喝腊八粥、泡腊八蒜仍是腊八节比较传统的习俗。喝腊八粥的习俗其实已有 1 000 多年的历史，早在宋代，每逢腊八这天，无论朝廷官员还是平常百姓都要做腊八粥，到了清代更是盛行。

泡腊八蒜是我国北方除了喝腊八粥之外的另一种有意思的习俗。在农历腊月初八的这天把大蒜瓣用米醋浸泡，放在凉爽有阳光的地方，到大年三十的时候开封，碧绿爽脆的蒜瓣配上饺子，这才是过年的感觉。

腊八粥

烹饪时间：约30分钟

无麸质　无乳制品　纯素

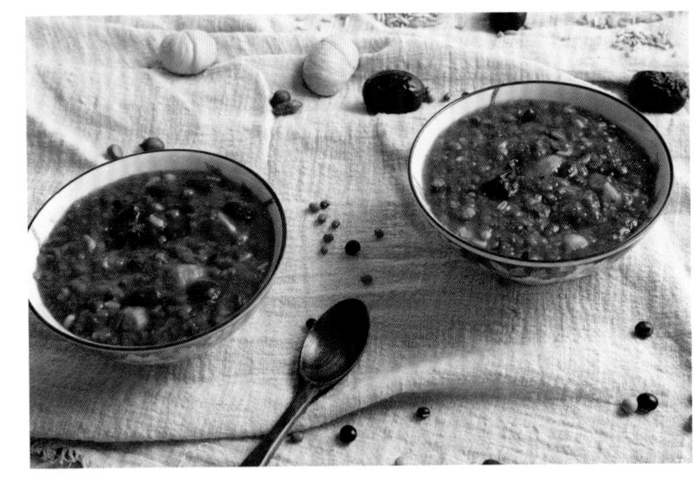

制作材料

主料：

糯米50克

大米30克

燕麦20克

黑米20克

高粱米20克

红豆10克

枸杞10克

莲子10克

红枣3个

板栗6个

花生20粒

黄豆20粒

调料：

冰糖30克

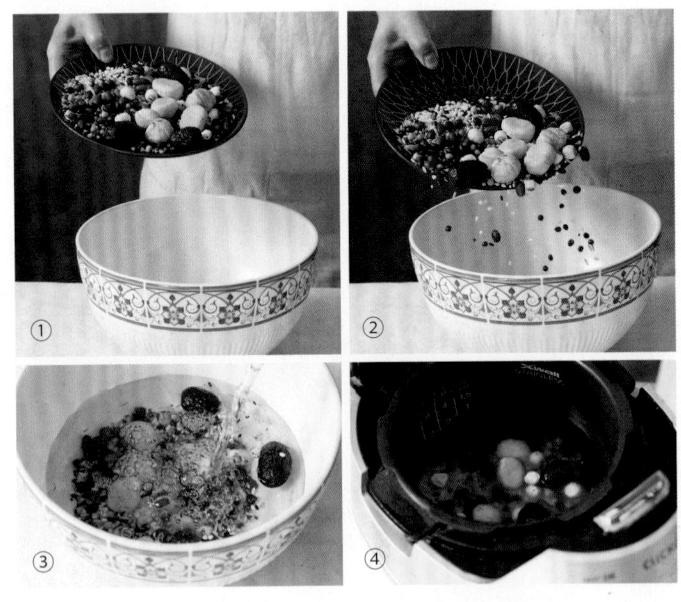

制作方法

1. 准备好腊八粥的所有材料，板栗去皮，清洗干净。
2. 将所有材料放入电饭锅内，用营养粥功能煮熟。
3. 喜欢吃甜的，可以加一些冰糖。

腊八蒜

烹饪时间：约 10 分钟

无麸质　无坚果　无乳制品　纯素

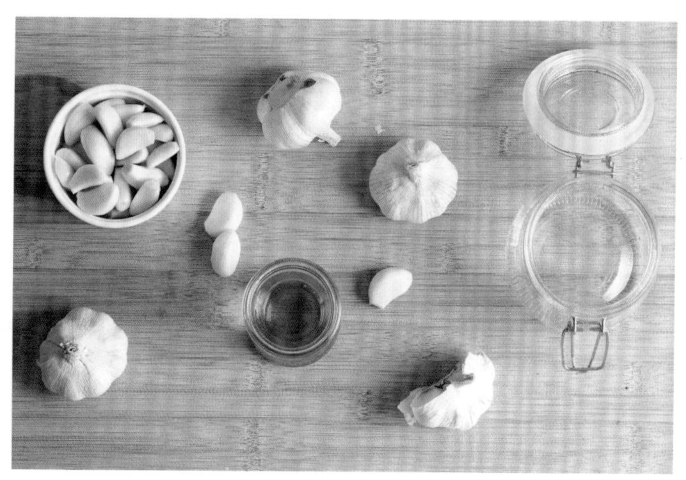

制作材料

主料：

蒜 300 克

调料：

米醋 300 毫升

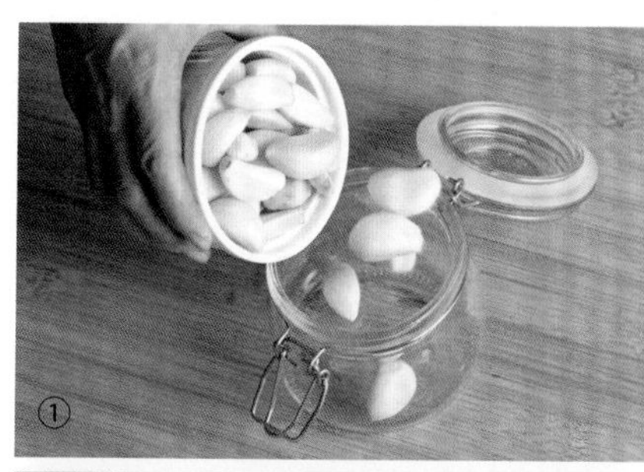

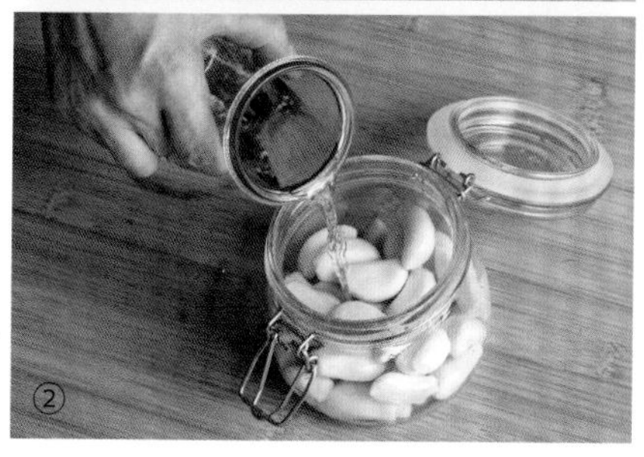

制作方法

1. 蒜剥去外皮，清洗干净，控干水分。将蒜放入密封罐。
2. 倒入米醋，米醋要没过蒜粒。
3. 盖上盖子，放到冰箱中或者阳台可以晒到阳光的地方保存。一周左右就能看到蒜明显地变绿，稍微晃一下继续浸泡。也可以每三四天晃动一下瓶子中的蒜，使其均匀变成翡翠色，大年三十就可以吃了。

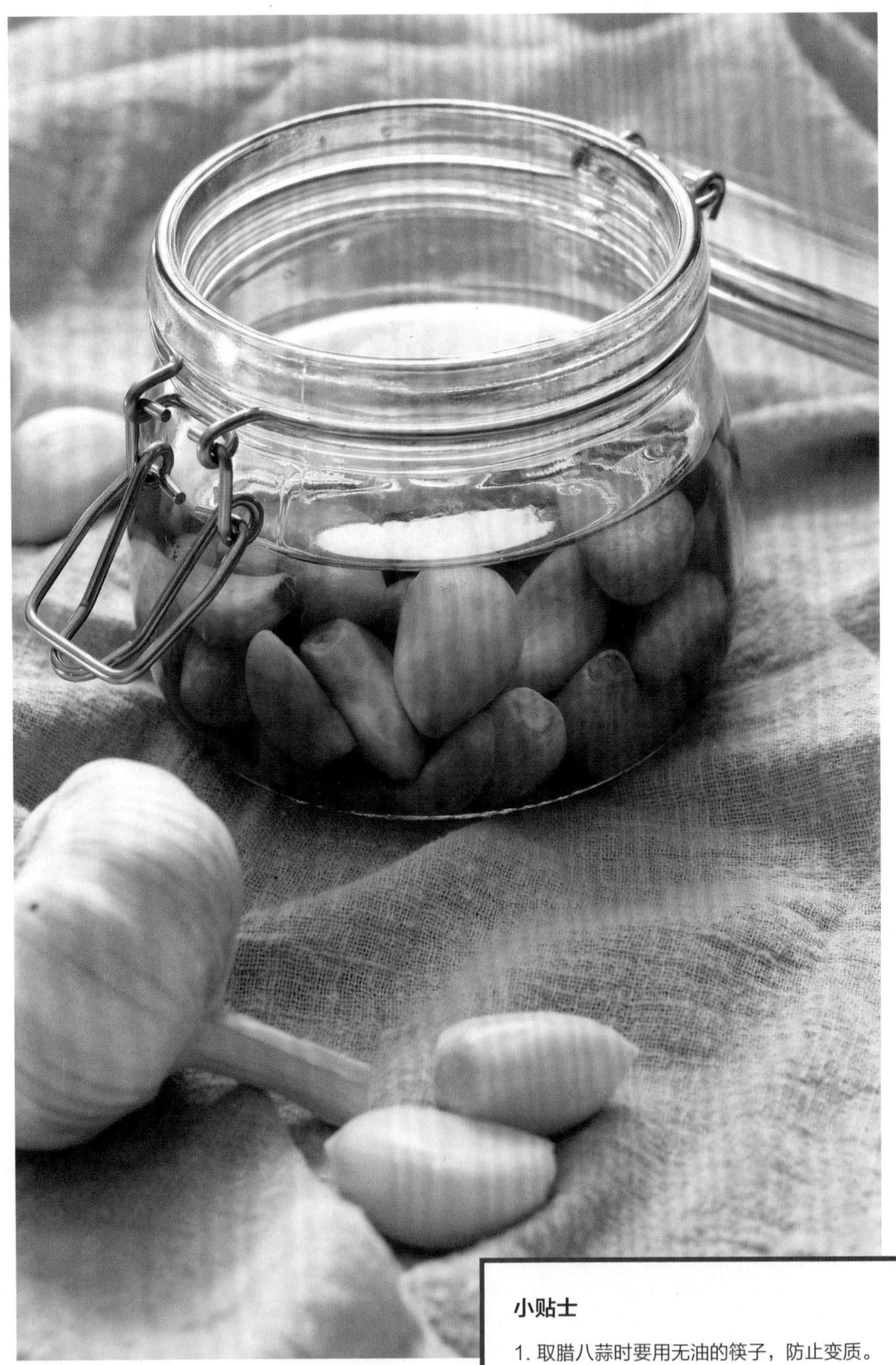

小贴士

1. 取腊八蒜时要用无油的筷子，防止变质。
2. 泡过腊八蒜的醋就是腊八醋，时间越长味道越好。